Chronische Schmerzen sind für jeden Betroffenen eine unge-
heure Belastung – aber es gibt einen Ausweg. Mit Hilfe einfacher
Achtsamkeitsübungen, die jeder in seinen Alltag integrieren kann,
ist es möglich, Schmerz und den damit verbundenen Stress
zu lösen. Klinische Studien haben gezeigt, dass Meditationen
bei Schmerzpatienten ebenso effektiv wirken wie klassische
Schmerzmittel und zudem die Selbstheilungskräfte des Körpers
fördern. Zudem reduzieren Achtsamkeitsübungen nervöse Unru-
hezustände, Depressionen und Schlaflosigkeit.
Dieses Buch basiert auf einem einzigartigen Meditationsprogramm, das von Vidyamala Burch entwickelt wurde. Sie selbst ist
aufgrund einer schweren Wirbelsäulenverletzung lange Jahre von
chronischen Schmerzen geplagt worden, die sie mit Hilfe ihrer
Übungen in den Griff bekam. Mittlerweile üben Zehntausende
mit ihrem Programm, und ihr neuartiger Ansatz wurde von füh-
renden Medizinern der Universitäten Oxford und London sowie
der University of Massachusetts Medical School gelobt.

Nur 10 bis 20 Minuten Übungen täglich über einen Zeitraum von
8 Wochen – und Schmerzen, Stress und Anspannung lassen deutlich nach.

Dr. Danny Penman ist ein preisgekrönter investigativer Journalist. Er arbeitete für die BBC, New Scientist und den Independent.
Derzeit schreibt er für die Daily Mail. Er praktiziert Meditation seit
über 30 Jahren.
Vidyamala Burch ist die Gründerin von Breathworks, einem
international arbeitenden Institut für Meditation und Achtsamkeit mit Trainern in 15 Ländern. Sie hat mit Hilfe der von ihr entwickelten Methode ihre chronischen Schmerzen überwunden.

Vidyamala Burch   Danny Penman

Schmerzfrei durch Achtsamkeit

Die effektive Methode zur Befreiung von Krankheit und Stress

Aus dem Englischen von
Maike und Stephan Schuhmacher

weareonefamily.net

Rowohlt Taschenbuch Verlag

Deutsche Erstausgabe
Veröffentlicht im Rowohlt Taschenbuch Verlag,
Reinbek bei Hamburg, Mai 2015
Copyright © 2015 by Rowohlt Verlag GmbH, Reinbek bei Hamburg
Die englische Originalausgabe erschien 2013 bei Piatkus,
An Imprint of Little, Brown Book Group, London unter dem Titel
«Mindfulness for Health. A Practical Guide to Relieving Pain,
Reducing Stress and Restoring Wellbeing».
Copyright © 2013 by Danny Penman und Vidyamala Burch
Redaktion Barbara Imgrund
Umschlaggestaltung ZERO Werbeagentur, München
Umschlagabbildung FinePic, München
Satz aus der Thesis PostScript in PageOne bei
Dörlemann Satz, Lemförde
Druck und Bindung CPI books GmbH, Leck, Germany
ISBN 978 3 499 62942 6

Bitte übernehmen Sie selbst die Verantwortung für Ihren Körper. Sollten Ihnen im Hinblick auf dieses Programm Zweifel kommen, so holen Sie sich Rat bei medizinischem Fachpersonal. Befinden Sie sich bereits in einer Physiotherapie oder sind Sie in einen Übungsplan eingebunden, so führen Sie diese parallel zu den Übungen in diesem Buch durch. Meditation ist kein Ersatz für eine medizinische Behandlung. Bitte verändern Sie keinesfalls die Medikamenteneinnahme, ohne vorher Ihren Arzt gefragt zu haben. Es ist gut möglich, dass Sie die Dosis verringern können; Sie sollten aber sicherstellen, dass dies stufenweise und geplant geschieht. Selbst wenn Sie die Einnahme nicht reduzieren können, wird Achtsamkeit Ihnen helfen, Ihr Leben wieder in Schwung zu bringen, indem sie Ihren Alltag bereichert und ihn neu strukturiert.

Es gibt eine Vielzahl von Möglichkeiten, Sie beim Lernen zu unterstützen, während Sie den Kurs in diesem Buch absolvieren. Über Breathworks können Sie sich einer Präsenzgruppe anschließen oder einer Onlinegruppe beitreten. Auch individuelle Begleitung und Unterstützung werden angeboten – weitere Einzelheiten finden Sie auf *www.breathworks.de*.

Für meine süße kleine Sasha May Penman.

Danny

Für alle bei Breathworks – in tiefer Dankbarkeit dafür, dass sie meine Vision teilen und sie Wirklichkeit werden lassen.

Vidyamala

Inhalt

Im Rhythmus d. Atems - Meditation S. 116

Die meditation der achtsamen
Bewegung
S. 136

Die meditation a. mitfühlenden
Akzeptierens
S. 163

Die Schatz des Freude
meditation S. 195

Vorwort von Mark Williams

Den Kern des Achtsamkeitstrainings bildet ein seltsames Paradoxon: Achtsamkeit bedeutet «Bewusstheit» – doch wenn ein Mensch unter zermürbenden Schmerzen leidet, wie sie im Gefolge einer chronischen Krankheit oder einer traumatischen Verletzung auftreten können, scheint er sich seines Leidens nur *allzu sehr* bewusst zu sein. Wie in aller Welt kann es dann helfen zu lernen, sogar noch bewusster damit umzugehen?

Vidyamala Burch und Danny Penman erklären in diesem schönen und einfühlsamen Buch, wie das geht. Sie beschreiben, dass ein ganz subtiler mentaler Prozess automatisch in Gang gesetzt wird, der eben den Schmerz und das Unbehagen, die wir doch eigentlich loswerden wollen, verstärkt. Gerade aber weil diese verstärkenden Faktoren automatisch greifen, ohne dass wir uns dessen bewusst sind, müssen wir das Licht unserer Aufmerksamkeit darauf werfen. Denn wenn das alles «im Dunkeln» abläuft, sind Sie verloren und bleiben mit Ihrem Schmerz allein. Aber wenn es Ihnen gelingt, den Scheinwerfer der Aufmerksamkeit auf Ihr Leiden zu richten, beginnt es sich aufzulösen.

Doch Vidyamala und Danny liefern uns nicht nur eine klare und auf dem neuesten Stand befindliche wissenschaftliche Erklärung für diesen Ablauf, sie geben Ihnen auch einen Führer an die Hand, der Ihnen Schritt für Schritt durch Ihr Leiden hindurchhilft. Das Herzstück stellt eine Reihe von kurzen Meditationsübungen dar, die Ihnen den nötigen Mut verleihen, sich dem Auge des Sturms zu nähern und es mit Wohlwollen und Neugier zu erkunden, sodass Sie immer deutlicher erkennen, wo die Automatismen Ihres Geistes das Ruder übernehmen wollen. Die Übungen helfen Ihnen, die förderlichen von den schädlichen Aktivitäten zu unterscheiden und einen

Geist, der oft schroff und unversöhnlich ist, «geneigt» zu machen, offen und mitfühlend zu sein – was, so seltsam es auch erscheinen mag, vieles von dem Leiden auflöst, das zuvor so unausweichlich erschien.

Ich habe das Privileg, Vidyamala und Danny schon viele Jahre zu kennen. Beide schreiben aus eigener Erfahrung: Sie wissen, was es heißt, unter Schmerzen zu leiden, die ihnen früher unerträglich vorkamen. Bei Vidyamala handelte es sich um die Folgen eines Hebeunfalls, dem fünf Jahre später ein Verkehrsunfall folgte. Danny verunglückte beim Paragliding. Im vorliegenden Buch berichten beide von diesen Erfahrungen und beschreiben, dass sie in der Falle sowohl akuter als auch chronischer Schmerzen saßen, aus der es kein Entrinnen zu geben schien. Beide fanden in der Achtsamkeits-meditation einen Weg, sich von ihrem Leiden zu befreien. Auf der Grundlage ihrer Erfahrung schrieb Vidyamala das Buch *Gut leben trotz Schmerz und Krankheit: Der achtsame Weg, sich vom Leid zu befreien*, und sie gründete Breathworks, eine Organisation für Menschen, die an chronischen Schmerzen, Krankheiten und Stress leiden. Durch ihre Schriften und ihre Arbeit in der Klinik und als Trainerin hat sie zahllosen Menschen geholfen. Nach seinem Unfall entdeckte Danny die Achtsamkeitsbasierte Kognitive Therapie (Mindfulness Based Cognitive Therapy, MBCT) und schrieb darüber in seinem Buch *Meditation im Alltag: Gelassenheit finden in einer hektischen Welt* – einem Buch, das vielen Menschen eine enorme Hilfe war.

Das vorliegende Buch enthält viele inspirierende Geschichten von Menschen, die bereits alle Hoffnung aufgegeben hatten, weil sie ihr Leben scheinbar für immer durch Krankheit, Unfall oder Trauma beeinträchtigt wähnten. Einige von ihnen sahen sich durch das moderne wissenschaftliche Verständnis von Schmerzen und die Belege dafür, dass Achtsamkeit einen radikal neuen und effektiven Umgang mit einem solchen Leiden vermitteln kann, dazu ermutigt, an Achtsamkeitskursen teilzunehmen. Doch obwohl die Wissenschaft den ersten Schritt anzustoßen vermag, ist sie vermutlich eher weniger geeignet, die Motivation aufrechtzuerhalten, wenn es hart auf hart kommt. Genau an diesem Punkt aber setzen die Philosophie, die der Achtsamkeit zugrunde liegt, und die Lehren von Jon Kabat-Zinn an, der sie als Erster im modernen Gesundheitswesen anwandte. Jon sagt oft: «Ganz gleich, an welcher Krankheit oder Verletzung man leidet – solange man noch atmet, ist mehr in Ordnung, als im Argen liegt.»

Nach diesem Verständnis von Krankheit besteht der achtsame Ansatz der Körper-Geist-Medizin darin, jeden von uns als mit starken Ressourcen begabt zu betrachten – derer er sich allerdings nicht bewusst ist, da niemand ihn dazu angeleitet hat, sie zu erkennen und zu kultivieren. Der Schmerz lässt sich nicht ignorieren oder fortwünschen. Aber unterhalb seines schrillen Gelärms existiert eine tiefe Ganzheit, die von Krankheit und Leiden unangetastet bleibt. Es ist eine Ganzheit, die wir uns wieder aneignen können, wenn wir uns dem Körper, der uns so schmählich im Stich zu lassen scheint, nur für einen Augenblick bewusst annähern, wenn wir aufmerksam in ihn hineinspüren und uns liebevoll mit ihm anfreunden.

Diesen Ansatz zu kultivieren, ist nicht ganz einfach, aber möglich. Es erfordert Geduld, Mut und die Bereitschaft, die Übungen zu absolvieren. Niemand kann Ihnen diese Arbeit abnehmen; gute und vertrauenswürdige Führer sind hierbei jedoch eine unschätzbare Hilfe. Vidyamala und Danny haben dieses Buch geschrieben, um Sie durch diesen Prozess zu leiten. Möge ihre Führung es Ihnen ermöglichen, die tief greifenden Vorzüge der Achtsamkeit zu entdecken, während die Praxis Sie Tag für Tag wieder mehr in Kontakt mit dem außergewöhnlichen Menschen bringt, der Sie bereits sind.

Professor Mark Williams
University of Oxford

Kapitel 1
Jeder Augenblick birgt eine neue Chance

Nachts scheinen Schmerzen stets schlimmer zu sein. Es ist vielleicht die Stille, die das Leiden verstärkt. Selbst wenn Sie die Maximaldosis an Schmerzmitteln genommen haben, kehren die Schmerzen bald mit aller Macht zurück. Sie möchten etwas tun, *irgendetwas*, um diesen Schmerz loszuwerden, doch alles, was Sie versuchen, scheint nichts zu bewirken. Bewegung tut weh. Nichtstun tut weh. Ignorieren tut weh. Aber es sind nicht nur die Schmerzen, die weh tun; Ihr Geist kann Schaden nehmen, während Sie verzweifelt einen Ausweg suchen. Bohrende und bittere Fragen können an Ihnen nagen: *Was, wenn ich nicht wieder gesund werde? Was, wenn es schlimmer wird? Ich komme damit nicht klar ... Bitte, es soll einfach aufhören ...*

Wir haben dieses Buch geschrieben, um Ihnen zu helfen, in Zeiten wie diesen mit Schmerzen, Krankheit und Stress umzugehen. Es wird Sie lehren, wie Sie Ihr Leiden allmählich reduzieren können, sodass Sie wieder anfangen können, aus dem Vollen zu schöpfen. Es mag Ihr Leiden nicht vollständig beseitigen, aber es wird dafür sorgen, dass es Ihr Leben nicht länger dominiert. Sie werden feststellen, dass es *tatsächlich* möglich ist, in Frieden zu sein und ein wahrhaft erfüllendes Leben zu genießen, auch wenn Krankheit und Schmerz unvermeidlich sind.

Wir wissen, dass dies möglich ist, denn wir haben beide schlimme Verletzungen erlitten und eine alte Meditationsform, die man «Achtsamkeit» nennt, verwendet, um unser Leiden zu lindern. Die in diesem Buch vorgestellten Techniken sind von Ärzten und Wissenschaftlern an Universitäten in der ganzen Welt erfolgreich erprobt worden. Achtsamkeit hat sich in der Tat als so effektiv erwiesen, dass Ärzte und auf Schmerzbehandlung spezialisierte Kliniken ihren Patienten heute unser Breathworks-Zentrum in Manchester empfehlen sowie Kurse, die von mit uns verbundenen Trainern in der ganzen Welt geleitet werden. Es vergeht kein Tag, an dem wir nicht Menschen helfen, in ihrem Leiden zum Frieden zu gelangen.

Dieses Buch und die begleitenden Übungen, die Sie unter www. rowohlt.de/schmerzfrei abrufen können, bieten Ihnen eine Reihe von einfachen Übungen an, die Sie in Ihren Alltag integrieren können, um Schmerzen, Angst und Stress deutlich zu reduzieren.[1] Sie bauen auf der Achtsamkeitsbasierten Schmerzbewältigung (Mindfulness-Based Pain Management, MBPM) auf, deren Wurzeln im bahnbrechenden Werk von Dr. Jon Kabat-Zinn vom Medical Center der University of Massachusetts zu finden sind. Das MBPM-Programm selbst wurde von Vidyamala Burch (der Koautorin dieses Buches) als Hilfsmittel entwickelt, um die Folgen zweier schwerer Unfälle besser verkraften zu können. Obwohl es ursprünglich darauf ausgelegt war, Schmerz und Leiden auf Körperebene zu mindern, hat es sich ebenfalls als eine effektive Technik zur Stressreduktion erwiesen. Tatsächlich haben viele klinische Versuche gezeigt, dass die wesentlichen Techniken der Achtsamkeitsmeditation zur Linderung von Angst, Stress und Depression ebenso effektiv sind wie Medikamente oder Psychotherapie.[2] Was Schmerzen angeht, haben klinische Versuche ergeben, dass Achtsamkeit genauso wirksam ist, wie es die gängigen rezeptpflichtigen Schmerzmittel sind, und einige Studien konnten sogar zeigen, dass sie genauso wirksam ist wie Morphium. Studien mit bildgebenden Verfahren erbrachten, dass Achtsamkeit die dem Schmerz zugrundeliegenden Gehirnwellenmuster beruhigen, dass sich diese Veränderungen mit der Zeit festigen und die Gehirnstruktur selbst dahingehend verändern, dass man den Schmerz nicht mehr mit der gleichen Intensität spürt. Und wenn er auftritt, beherrscht der Schmerz Ihr Leben nicht mehr so sehr wie früher.[3, 4] Viele Menschen berichten, ihr Schmerz habe in einem solchen Maße abgenommen, dass sie ihn kaum noch wahrnähmen.

Viele Schmerzkliniken empfehlen ihren Patienten heutzutage die Achtsamkeitsmeditation bei einer großen Bandbreite von Krankheiten wie etwa Krebs (auch zur Linderung von Nebenwirkungen der Chemotherapie), Herzkrankheiten, Diabetes und Arthritis. Sie wird darüber hinaus bei Rückenproblemen, Migräne, Fibromyalgie, Zöliakie und einer Reihe von Autoimmunerkrankungen wie Lupus oder multiple Sklerose eingesetzt. Auch bei Langzeitleiden wie dem chronischen Erschöpfungssyndrom und dem Reizdarmsyndrom ist die Achtsamkeitsmeditation wirksam, ebenso wie beim Veratmen von Wehen. Klinische Versuche zeigen zudem, dass Achtsamkeit auch Angst, Stress, Depression, Reizbarkeit und Schlaflosigkeit, die aus chronischen Schmerzen und Krankheit herrühren können, deutlich zu mindern vermag. Die Forschung findet ständig neue Beschwerden, die durch Achtsamkeit gelindert werden können.

DER NUTZEN DER ACHTSAMKEITSMEDITATION

Tausende von Fachleuten geprüfte wissenschaftliche Arbeiten beweisen, dass Achtsamkeit Schmerzen reduziert, das geistige und physische Wohlbefinden verbessert und im täglichen Leben hilft, mit Stress und Anspannung umzugehen. Hier einige der wesentlichsten Entdeckungen:

- Achtsamkeit kann Schmerz und die emotionale Reaktion auf Schmerz erheblich reduzieren.[5, 6] Jüngste Versuche legen nahe, dass das durchschnittliche Schmerz-Unbehagen-Niveau um 57 Prozent reduziert werden kann, während fortgeschrittene Meditierende von Linderung von bis zu 93 Prozent berichten.[7]
- Klinische Versuche zeigen, dass Achtsamkeit die Gemütslage

und die Lebensqualität bei chronischen Schmerzen hebt, so etwa bei Fibromyalgie[8] und Schmerzen im Lendenwirbelbereich[9], bei chronischen Funktionsstörungen wie dem Reizdarmsyndrom[10] und bei schweren Erkrankungen wie multiple Sklerose[11] und Krebs[12].

- Achtsamkeit verbessert das Arbeitsgedächtnis, die Kreativität, die Aufmerksamkeitsspanne und die Reaktionsgeschwindigkeit. Sie verstärkt zudem die mentale und physische Ausdauer und Belastbarkeit.[13]
- Meditation fördert emotionale Intelligenz.[14]
- Achtsamkeit ist ein starkes Gegenmittel gegen Angst, Stress, Depression, Erschöpfung und Reizbarkeit. Wer regelmäßig meditiert, ist nach kurzer Zeit glücklicher und neigt weniger dazu, unter psychischem Stress zu leiden.[15]
- Achtsamkeit ist bei der Behandlung von klinischen Depressionen mindestens ebenso wirksam wie Pharmazeutika oder psychologische Therapien. Ein strukturiertes Programm, das Achtsamkeitsbasierte Kognitive Therapie (Mindfulness-Based Cognitive Therapy, MBCT) genannt wird, gehört heute zu den bevorzugten Behandlungsmethoden, die vom National Institute for Health and Clinical Excellence in Großbritannien empfohlen werden.[16]
- Achtsamkeit vermindert Suchtverhalten und autodestruktive Verhaltensweisen. Dazu zählen der Missbrauch von illegalen Drogen und rezeptpflichtigen Medikamenten sowie exzessiver Alkoholkonsum.[17]
- Meditation verbessert die Gehirnfunktion. Sie vermehrt die graue Substanz des Kortex in jenen Bereichen, die mit Selbstwahrnehmung, Empathie, Selbstkontrolle und Aufmerksamkeit in Zusammenhang stehen.[18] Sie beruhigt Gehirnbereiche, in denen Stresshormone gebildet werden,[19] und baut jene Bereiche auf, die für eine positive Gestimmtheit sorgen

und lernfördernd sind.[20] Sie reduziert sogar das natürliche Ausdünnen bestimmter Gehirnbereiche beim Alterungsprozess.[21]

- Meditation stärkt das Immunsystem. Regelmäßig Meditierende müssen weitaus seltener wegen Krebs, Herzkrankheiten oder diverser Infektionskrankheiten ins Krankenhaus.[22]
- Achtsamkeit kann den Alterungsprozess der Zellen reduzieren, indem sie die Gesundheit und Widerstandsfähigkeit der Chromosomen fördert.[23]
- Meditation und Achtsamkeit kontrollieren den Blutzuckerspiegel bei Diabetes Typ II.[24]
- Meditation verbessert die Gesundheit von Herz und Kreislauf, indem der Blutdruck gesenkt und damit das Risiko von Bluthochdruck verringert wird. Achtsamkeit vermindert das Risiko, eine Herz-Kreislauf-Erkrankung zu entwickeln und an ihr zu sterben; wenn bereits eine solche Erkrankung vorhanden ist, senkt sie deren Schweregrad.[25]

Achtsamkeit löst Schmerzen und Leiden auf

Die Achtsamkeitsbasierte Schmerzbewältigung stützt sich auf althergebrachte Meditationstechniken, die bis vor kurzem im Westen weitgehend unbekannt waren. Üblicherweise konzentriert man sich dabei auf den Atem und darauf, wie er in den Körper ein- und aus ihm herausströmt (siehe Kasten auf Seite 25). Auf diese Weise können Sie Ihren Geist und Körper in Aktion erleben, Schmerzempfindungen bei der Entstehung beobachten und die Gegenwehr loslassen. Achtsamkeit lehrt Sie, dass Schmerz auf natürliche Weise zu- und abnimmt. Sie lernen, ihn sanft zu beobachten, statt sich von ihm gefangen nehmen zu lassen. Dabei geschieht etwas Bemerkenswertes: Der Schmerz beginnt von selbst wegzuschmelzen. Nach einer Weile gelangen Sie zu der tiefen Erkenntnis, dass Schmerz in zwei Erscheinungsformen auftritt: einer primären und einer sekundären. Diese beiden Erscheinungsformen haben unterschiedliche Ursachen, und indem Sie das begreifen, bekommen Sie Ihr Leiden viel besser unter Kontrolle.

Der primäre Schmerz rührt meist von einer Krankheit, Verletzung oder Schädigung des Körpers oder Nervensystems her. Sie können sich ihn als eine Art unverarbeitete Information vorstellen, die vom Körper zum Gehirn gesendet wird. Der sekundäre Schmerz folgt schnell auf den primären, ist jedoch oft viel stärker und quälender als dieser. Den sekundären Schmerz kann man als Reaktion des Geistes auf den primären Schmerz auffassen.

Die Schmerzintensität kontrollieren

Der Geist ist dazu in der Lage, die Schmerzempfindungen zu kontrollieren, die Sie bewusst spüren, sowie den Grad ihrer unangenehmen Auswirkung auf Sie.[26] Er verfügt über einen «Regler», der sowohl die Intensität als auch die Dauer der Schmerzempfindungen steuert. Das liegt daran, dass Ihr Geist nicht einfach nur Schmerz empfindet, sondern auch die Information, die dieser enthält, verarbeitet. Ihr Geist analysiert all die verschiedenen Empfindungen, um herauszufinden, welche Ursachen ihnen zugrunde liegen, um weitere Schmerzen oder Schädigungen des Körpers zu vermeiden. In der Tat zoomt der Geist Ihren Schmerz heran, um ihn genauer zu betrachten und eine Lösung für Ihr Leiden zu finden. Dieses Heranzoomen verstärkt den Schmerz. Während der Geist den Schmerz analysiert, sucht er auch nach Erinnerungen an Anlässe, zu denen Sie in der Vergangenheit ähnlich gelitten haben. Er sucht nach einem Muster, nach Hinweisen, die zu einer Lösung führen können. Das Dumme daran ist, dass Ihr Geist, wenn Sie bereits monate- oder jahrelang unter Schmerzen oder Krankheit gelitten haben, auf einen reichhaltigen Vorrat an schmerzhaften Erinnerungen zurückgreifen kann – aber nur auf wenige Lösungen. Und ehe Sie sich's versehen, wird Ihr Geist von beunruhigenden Erinnerungen überschwemmt. In solchen Gedanken an Ihr Leiden können Sie sich verfangen. Es mag dann so aussehen, als seien Sie schon immer krank und von Schmerzen geplagt gewesen, als hätten Sie nie eine Lösung gefunden und würden sie auch niemals finden. Das kann darauf hinauslaufen, dass Sie über den physischen Schmerz hinaus noch von Ängsten, Stress und Sorgen um die Zukunft geplagt werden: *Was wird geschehen, wenn es mir nicht gelingt, diesen Schmerz einzudämmen? Werde ich für den Rest meines Lebens so leiden? Wird es vielleicht immer schlimmer werden?*

Dieser Prozess läuft in Sekundenbruchteilen ab, bevor Sie sich dessen überhaupt bewusst werden. Jeder Gedanke baut auf dem vorigen auf, und daraus wird schnell ein Teufelskreis, der Ihr Leiden immer größer werden lässt. Und es kommt noch schlimmer, denn solcher Stress und solche Ängste wirken zurück auf den Körper und schaffen noch mehr Spannung und Stress. Dies kann die Krankheit bzw. die Verletzung verschlimmern und damit zu noch mehr Schmerzen führen. Es schwächt außerdem das Immunsystem und beeinträchtigt somit die Heilung. Auf diese Weise geraten Sie nur allzu leicht in eine Abwärtsspirale, die zu noch größerem Leiden führt.

Schlimmer noch: Solche Abwärtsspiralen können neuronale Pfade im Gehirn bahnen, die Sie für Leiden prädestinieren. In dem vergeblichen Bemühen, das Schlimmste zu vermeiden, beginnt Ihr Gehirn sich darauf einzustimmen, Schmerz schneller und mit größerer Intensität wahrzunehmen. Mit der Zeit wird das Gehirn tatsächlich *besser* im Aufspüren von Schmerz. Gehirnscans bestätigen, dass Menschen, die an chronischen Schmerzen leiden, mehr Gehirngewebe besitzen, das dem Wahrnehmen bewusster Schmerzempfindungen zuzuordnen ist.[27] Es ist beinahe so, als hätte das Gehirn die Lautstärke voll aufgedreht und wisse nun nicht mehr, wie es sie wieder leiser stellen kann.

Es ist wichtig zu betonen, dass sekundärer Schmerz *real* ist. Sie fühlen ihn wirklich. Er wird lediglich sekundärer Schmerz genannt, weil er eine Reaktion auf den primären Schmerz ist und intensiv bearbeitet wurde, bevor Sie ihn bewusst fühlen können. Aber genau diese Bearbeitung weist Ihnen auch einen Weg hinaus; es bedeutet, dass Sie lernen können, Kontrolle über den Schmerz zu erlangen. Aus diesem Grunde wird sekundärer Schmerz am besten als *Leiden* bezeichnet.

In der Praxis heißt das, dass Sie Schmerzen haben können, aber nicht *leiden* müssen. Haben Sie dies einmal in Ihrem Herzen verinnerlicht, so können Sie lernen, sich von Ihrem Leiden zu distanzieren, und anfangen, mit dem Schmerz tatsächlich auf andere Weise umzugehen. Achtsamkeit gibt Ihnen im Grunde die Kontrolle über Ihren Schmerz zurück.

Die positive Wirkung von Achtsamkeit auf den allgemeinen mentalen und physischen Gesundheitszustand wird durch ein breites Spektrum von wissenschaftlichen Studien belegt. Vielleicht sind Sie dennoch ein wenig skeptisch, was die Meditation angeht.[28] Mit diesem Wort assoziiert man womöglich eine ganze Kaskade von Stereotypen: buddhistische Mönche, Yoga-Kurse, Linsen, brauner Reis ... Bevor wir also fortfahren, möchten wir gern mit einigen Mythen aufräumen:

- Meditation ist keine Religion. Sie ist einfach eine mentale Übungsform, die – wie zahllose wissenschaftliche Versuche gezeigt haben – uns helfen kann, mit Schmerz, Krankheit, Angst, Stress, Depression, Reizbarkeit und Erschöpfung umzugehen.

- Meditation will Sie nicht dazu bringen, passiv zu bleiben oder sich Ihrem Schicksal zu ergeben. Im Gegenteil: Achtsamkeit stärkt die mentale und körperliche Widerstandskraft.
- Meditation will Sie nicht dazu verführen, eine lediglich aufgesetzte «positive» Haltung gegenüber dem Leben einzunehmen. Sie schafft vielmehr mentale Klarheit, die Ihnen hilft, das Leben zu genießen und Ihre Ziele zu erreichen.
- Meditation erfordert keinen großen Zeitaufwand. Das Programm in diesem Buch erfordert etwa 20 Minuten Übung am Tag. Viele Menschen finden, dass Meditation ihnen in Wirklichkeit mehr Zeit verschafft, als sie sie kostet, weil sie weniger Zeit damit verbringen, sich gegen Schmerzen, Krankheit und Stress zu wehren.
- Meditation ist weder schwierig noch kompliziert, auch wenn sie einige Bemühung sowie Beharrlichkeit voraussetzt. Sie können auf so ziemlich alles meditieren (siehe z.B. die Kaffeemeditation in Kapitel 3), und Sie können es praktisch überall tun – im Bus, im Zug, im Flugzeug oder selbst im hektischen Büro.

EINE EINFACHE ATEMMEDITATION

Meditation kann ganz einfach sein; man braucht keine Spezialausrüstung dafür. Die folgende Meditation umfasst die Grundtechnik und beansprucht nur wenige Minuten. Sie wirkt zutiefst entspannend.

1. Wenn Ihre Verfassung es erlaubt, setzen Sie sich aufrecht, aber entspannt auf einen Stuhl mit gerader Rückenlehne und stellen Sie die Füße mit der ganzen Sohle auf den Boden. Wenn

Sie nicht sitzen können, legen Sie sich auf eine Matte oder Decke oder auf Ihr Bett. Lassen Sie die Arme und Hände so locker wie möglich.

2. Schließen Sie sanft die Augen und richten Sie Ihre Aufmerksamkeit auf den Atem, wie er in Ihren Körper ein- und aus ihm ausströmt. Nehmen Sie die Empfindungen wahr, die die Luft auslöst, wenn sie durch Ihren Mund oder die Nase die Kehle hinab und in Ihre Lunge fließt. Spüren Sie, wie sich Brust und Bauch beim Atmen heben und senken. Lenken Sie Ihre Aufmerksamkeit auf die Stellen, wo die Empfindungen am stärksten sind. Bleiben Sie in Kontakt mit jedem Einatem und jedem Ausatem. Beobachten Sie den Atem, ohne zu versuchen, ihn auf irgendeine Weise zu verändern, oder zu erwarten, dass etwas Besonderes passiert.

3. Wenn Ihr Geist abzuschweifen beginnt, lenken Sie ihn sanft zurück auf den Atem. Versuchen Sie, sich nicht zu kritisieren. Der Geist schweift nun einmal ab. Das ist seine Natur. Zu bemerken, dass Ihr Geist abgeschweift ist, und ihn dann dazu zu ermutigen, wieder zur Sammlung auf den Atem zurückzukehren – das ist der Kern der Achtsamkeitsübung.

4. Ihr Geist wird sich am Ende beruhigen – vielleicht aber auch nicht. Wenn er ruhig wird, dann ist dies eventuell nur von kurzer Dauer. Ihr Geist ist womöglich voll von Gedanken oder starken Emotionen wie etwa Angst, Wut, Stress oder Liebe. Und auch sie können flüchtig sein. Was immer auch geschieht, beobachten Sie es einfach so gut wie möglich, ohne zu reagieren oder zu versuchen, etwas zu verändern. Kehren Sie mit Ihrer Aufmerksamkeit immer und immer wieder sanft zu Ihrem Atem zurück.

5. Nach einigen Minuten oder, wenn Sie wollen, auch längerer Zeit öffnen Sie langsam die Augen und nehmen Sie Ihre Umgebung wahr.

Achtsamkeit für gute Gesundheit

Dieses Buch arbeitet auf zwei Ebenen, die sich Woche für Woche entfalten. Das Hauptachtsamkeitsprogramm dauert acht Wochen, und jedem Schritt ist ein Kapitel gewidmet. Jede Woche sollten Sie an sechs Tagen jeweils zwei Meditationen durchführen. Diese beanspruchen jeweils nur zehn Minuten.

Sie werden außerdem ermutigt, mit einigen Ihrer unbewussten Gewohnheiten im Denken und Verhalten zu brechen. Sie können nämlich überraschend viel Leiden bergen, denn unser Denken und Fühlen wird oft durch den immer gleichen Umgang mit der Welt festgeschrieben. Das bloße Aufbrechen einiger Ihrer eingefleischten Gewohnheiten hilft Ihnen, Ihr Leiden aufzulösen. Gewohnheiten zu «brechen» – wir sprechen übrigens lieber davon, Gewohnheiten «loszulassen» –, funktioniert ganz unmittelbar. Es kann etwas so Einfaches sein, wie von einer Parkbank aus die Wolken zu betrachten oder zu warten, bis das Wasser im Kocher sprudelt und sich der Kocher selbst abschaltet, bevor man sich eine Tasse Tee oder Kaffee zubereitet (statt schon vorher hinzueilen, um ihn auszuschalten).

Sie sollten das Programm in diesem Buch am besten im Laufe der empfohlenen acht Wochen durchführen, aber wenn Sie mögen, können Sie diesen Zeitraum auch ausdehnen. Viele Menschen finden, dass Achtsamkeit ihnen so wohltut, dass sie sie ihr Leben lang weiter praktizieren. Sie betrachten Achtsamkeit als eine Reise, die ihnen fortlaufend ihr wahres Potenzial offenbart.

Es kann eine lange und fruchtbare Reise werden. Wir wünschen Ihnen dafür alles Gute.

Das nächste Kapitel erklärt die wissenschaftlichen Grundlagen von Achtsamkeit und auf welche Weise sie Schmerzen, Leiden und Stress auflöst und Wohlbefinden wiederherstellt. Es zu lesen, wird die Effektivität des ganzen Programms steigern. Wenn Sie sofort mit dem Pro-

gramm selbst beginnen wollen, steht Ihnen dies frei; Sie sollten dennoch bei Gelegenheit die Lektüre von Kapitel 2 nachholen. Sie vertieft die gesamte Erfahrung.

Auf der Website www.rowohlt.de/schmerzfrei finden Sie Audiodateien mit den Meditationsanleitungen, die Sie zur Durchführung des Programms benötigen. Damit Sie bestmögliche Ergebnisse erzielen können, empfehlen wir Ihnen, die Meditationen in den acht praktischen Kapiteln zuerst durchzulesen, um sich mit den Erfordernissen vertraut zu machen. Dann ist es am besten, wenn Sie die jeweilige Meditation durchführen, während Sie die entsprechende Audiodatei hören.

Kapitel 2
Widerstand verlängert das Leiden

Claire hatte lange auf den Computerbildschirm gestarrt, bevor sie den Kopf leicht zur Seite neigte. Sie wimmerte, als ein stechender Schmerz sich den Weg durch ihren Nacken bis hinunter in ihren linken Arm bahnte. Ihre Finger wurden taub und begannen zu pochen. Claires hübsche jugendliche Züge lösten sich auf, und sie sah plötzlich 20 Jahre älter aus. Sie streckte den Arm und begann anschließend, ihren Nacken zu reiben, um die Muskulatur zu lockern. Ihre Schultern und ihr Nacken hatten sich verkrampft, sodass ihr ganzer Oberkörper verspannt und verdreht wirkte. Sie griff nach einem Glas Wasser und schluckte zwei weitere Schmerztabletten.

Warum hört dieser Schmerz nicht einfach auf? Warum wirken die verdammten Schmerztabletten nicht mehr? Sie bringen überhaupt nichts. Ich habe das alles so satt.

Drei Jahre zuvor hatte Claire bei einem Autounfall zwei gebrochene Rippen, ein angebrochenes Handgelenk und ein Schleudertrauma davongetragen. Ihre Rippen und das Handgelenk waren nach drei Monaten vollkommen ausgeheilt, aber die Nachwirkungen des Schleudertraumas wollten einfach nicht verschwinden. Die Ärzte wussten keinen Rat. Mehrere Scans hatten gezeigt, dass ihr Nacken völlig wiederhergestellt war, aber der Schmerz blieb hartnäckig. Er wurde schlimmer, wenn sie zu lange in einer Haltung verharrte. Nach 20 Minuten schoss dann ein scharfer, stechender Schmerz ihren Nacken hinauf und hinunter. Wenn sie sich schließlich bewegte, fühlte sie sich steif, und ihr tat alles weh.

Claire fühlte sich, als würde sie in der Falle sitzen und wäre gebrochen. Ihr Arzt hatte ihr bereits mehrere Serien von Physiotherapie-behandlungen verschrieben, die jedoch keine Langzeitwirkung zeigten. Mittlerweile war sie gezwungen, ständig Schmerztabletten und entzündungshemmende Medikamente zu nehmen. Diese wirkten mehr oder weniger, doch oft fühlte sie sich danach ausgelaugt und betäubt. Sie waren gut gegen das anhaltende «Wundsein», hatten aber keinen Effekt auf die häufigen, scharf stechenden Schmerzen. Vor kurzem hatte ihr Arzt begonnen, ihr Antidepressiva zu empfehlen, die ihre Stimmung ein wenig heben sollten. Ihre Antwort war immer dieselbe: «Ich bin nicht deprimiert», erwiderte sie schneidend, «ich bin *wütend*, weil der Mann, der mich angefahren hat, mir mein Leben weggenommen hat. Ich habe früher die Nächte durchgetanzt. Jetzt kann ich kaum noch gehen!»

Erfahrungen wie die von Claire sind nicht auf Schleudertraumata beschränkt, sondern in einem ganzen Spektrum von Krankheiten weit verbreitet. Leiden wie Rückenschmerzen, Migräne, chronisches Erschöpfungssyndrom und Fibromyalgie können Schmerzen verursachen, lange nachdem die ursprünglichen Verletzungen geheilt sind und ohne dass Scans oder Tests die Ursachen dafür nachweisen könnten. Und selbst wenn es eine klare körperliche Ursache gibt, wie es bei Krankheiten wie Arthritis, Herzkrankheiten oder Krebs der Fall ist, kommt und geht der Schmerz ohne ersichtlichen Grund. Die Ärzte sehen sich dann gezwungen, langfristig Schmerzmittel zu verschreiben – nur haben diese wiederum Nebenwirkungen wie Gedächtnisverlust und Lethargie oder münden gar in eine Medikamentenabhängigkeit.

Claire und Millionen andere Menschen leben in einer Welt des Leidens, in der selbst die einfachste Aufgabe ihre Schmerzen verstärken kann. Dies führt oft zu Angst, Stress, Depression und Erschöpfung, wobei jede dieser Auswirkungen in einer Abwärtsspirale zu weiterem Leiden führt.

Wie neuere Forschungen aufgedeckt haben, werden solche Teufelskreise von psychischen Kräften angetrieben, die der Schmerz-wahrnehmung zugrunde liegen. Diese Erkenntnis eröffnet einen völlig neuen Ansatz für den Umgang mit Schmerz und Krankheit, der es möglich macht, Leiden zu transformieren. Diese zugrunde liegenden Kräfte zu verstehen, ist sehr wichtig, weil ein solches Wissen die Effektivität des Achtsamkeitsprogramms verstärkt.

Was ist Schmerz überhaupt?

Nach der allgemein üblichen Auffassung rührt Schmerz von einer Schädigung des Körpers her. Diese Sichtweise wurde im 17. Jahrhundert von dem französischen Philosophen René Descartes durch sein «Seilzug»-Modell veranschaulicht: So wie das Ziehen an einem Seil im Kirchturm die Glocke zum Klingen bringt, so sei eine Schädigung des Körpers ein Ziehen, das eine bewusste Wahrnehmung von Schmerz im Gehirn verursacht. Noch Jahrhunderte nach Descartes sahen die Ärzte das so. Man nahm an, dass die Schmerzintensität direkt proportional zum Grad der physischen Schädigung sei. Das würde bedeuten, dass alle Menschen, die die gleiche Verletzung erleiden, das gleiche Maß an Schmerz erfuhren. Wurden keine offensichtlichen physischen Ursachen für die Schmerzen, von denen ein Patient berichtete, gefunden, dann wurde er als Simulant oder eingebildeter Kranker eingestuft.

Seit den 1960er-Jahren geht man in der Wissenschaft von einem anderen Schmerzmodell aus, nämlich der von Ronald Melzack und Patrick Wall entwickelten «Kontrollschrankentheorie» (Gate-Control-Theory).[29] Diese beiden Forscher gehen davon aus, dass es «Schranken» im Gehirn und im Nervensystem gibt, die es uns dann, wenn sie offen sind, ermöglichen, Schmerz zu erfahren. Der Körper sendet gewissermaßen ständig einen leisen «Klangteppich» von Schmerzsignalen an das Gehirn, aber nur wenn die Schranken geöffnet sind, erreichen die Signale unseren bewussten Geist. Diese Schranken können sich auch schließen, und dann lässt der Schmerz nach oder verschwindet.

Das Öffnen und Schließen dieser Schmerzschranken ist ein ungemein komplexer Prozess. Die Einzelheiten dieser Theorie werden immer noch erforscht, aber es ist jetzt schon deutlich, dass Schmerz viel subtiler und komplexer ist als die traditionelle Vorstellung von Schadensmeldungen, die zum Gehirn gesendet und dann passiv gefühlt werden. Schmerz ist eine *Empfindung*, was bedeutet, dass das Gehirn eine Interpretation vornimmt, bevor der Schmerz bewusst gefühlt wird. Bei dieser Interpretation verbindet das Gehirn Informationen vom Geist ebenso wie vom Körper miteinander. In der Praxis bedeutet dies, dass die durch Ihren Geist fließenden Gedanken und Emotionen – sowohl die bewussten als auch die unbewussten – einen enormen Einfluss auf die Intensität Ihres Leidens haben. Die alten griechischen Philosophen haben Schmerz nicht ohne Grund als eine Emotion betrachtet.

DIE VIELEN GESICHTER VON SCHMERZ

Akuter Schmerz tritt kurzfristig auf und ist normalerweise eine direkte Reaktion auf eine Verletzung. Er ist Teil des dem Körper innewohnenden Alarmsystems, welches signalisiert, dass er angegriffen wird und Sie sich um den verletzten Bereich kümmern sollten. Normalerweise führt eine solche Verletzung zu einer Entzündung, einem Bluterguss oder einer Schwellung. Meist heilt dies innerhalb von maximal sechs Wochen ab, und der akute Schmerz verschwindet in diesem Zeitraum. Nahezu alle verletzten Gewebe sind innerhalb von sechs Monaten vollkommen ausgeheilt. Akuter Schmerz tritt auch ohne ersichtliche Verletzung auf, wie etwa Bauchweh, wenn man zu viel gegessen hat, oder Kopfschmerzen bei einem Kater.

Chronischer Schmerz ist die Art von Schmerz, die drei Monate oder länger andauert.[30] Das Wort «chronisch» wird häufig als «schwerwiegend» missverstanden, aber eigentlich bedeutet es «langfristig». Chronischer Schmerz entwickelt sich manchmal nach einer Verletzung und bleibt bestehen, selbst wenn das Gewebe abgeheilt ist – häufig ohne dass man erklären kann, warum. Manche chronische Schmerzen werden durch eine Schädigung verursacht, die bestehen bleibt; dies ist beispielsweise bei Arthritis oder Krebs der Fall. Chronischer Schmerz kann auch ohne ersichtliche Ursache oder besonderen Grund einsetzen. Wenn der Schmerz anhält, obwohl keine andauernde physische Schädigung vorliegt, dann wird er zu einem eigenständigen medizinischen Problem; man bezeichnet ihn dann häufig als chronisches Schmerzsyndrom.

Neuropathischer Schmerz tritt im Nervensystem auf; seine Ursache ist oft mittels der üblichen Untersuchungen nicht zu ergründen. Er kann von einer Schädigung der Nerven, der Wirbelsäule oder des Gehirns herrühren. Aber manchmal wird Schmerz auch dann empfunden, wenn keine Schädigung vorliegt oder wenn die Heilung einer Krankheit oder Verletzung erfolgreich abgeschlossen zu sein scheint. Eine Möglichkeit ist, dass die «Geräuschkulisse» im Nervensystem übermäßig verstärkt wird. Man vermutet, dass das der Fall ist, wenn das Nervensystem auf die Schmerzerfahrung reagiert, indem es seine Fähigkeit erweitert, Schmerzsignale zu verarbeiten – so wie ein Computer für eine wichtige Aufgabe zusätzlichen Speicher und mehr Schaltkreise aktiviert. Es beginnt somit, sich wie ein Verstärker zu verhalten, der auf «laut» festgestellt ist. Neuropathischer Schmerz kann außerdem in Form von ungewöhnlichen Empfindungen auftreten, etwa als ein Brennen oder elektrische Schläge, und das sogar in ampu-

tierten Gliedern. Manche Formen von Tinnitus (ein Klingeln oder
«weißes Rauschen» im Ohr) kann man auch als neuropathischen
Schmerz interpretieren.

Primäres und sekundäres Leiden

Leiden tritt auf zweierlei Ebenen auf. Zum einen gibt es die akuten
unangenehmen Empfindungen, die im Körper gefühlt werden – dies
nennt man «primäres Leiden». Man kann dies als «Rohdaten» verstehen, die zum Gehirn gesandt werden, etwa von einer Verletzung,
einer anhaltenden Erkrankung oder Veränderungen des Nervensystems aus (was, wie man annimmt, zumindest teilweise Leiden wie
dem chronischen Schmerzsyndrom und dem Phantomschmerzsyn-
drom zugrunde liegt). All dies wird durch das «sekundäre Leiden»
überlagert, das aus den Gedanken, Gefühlen, Emotionen und Erinnerungen besteht, welche mit Schmerz verbunden sind. Es kann
auch Angst, Stress, Sorgen, Depression und Gefühle der Hoffnungslosigkeit und Erschöpfung umfassen. Der Schmerz und das Unbehagen, die Sie tatsächlich empfinden, sind eine Verbindung von
primärem und sekundärem Leiden.

Diese Erkenntnis ist wichtig, weil sie einen Weg aus dem Leiden
aufzeigt. Wenn Sie nämlich lernen können, diese beiden Arten von
Leiden voneinander zu trennen, dann können Sie Ihren Schmerz
oder Stress erheblich verringern – oder gar eliminieren. Das liegt
daran, dass sekundärer Schmerz die Tendenz hat, sich aufzulösen,
wenn Sie ihn mit den mitfühlenden Augen des Geistes betrachten. Achtsamkeit erlaubt Ihnen, sich die einzelnen Elemente von
Schmerz vor Augen zu führen. Und sobald Sie das tun, setzt etwas
Bemerkenswertes ein: Ihr Leiden beginnt allmählich abzuklingen
und sich zu verflüchtigen wie Nebel an einem Sommermorgen.

Es ist wichtig zu verstehen, dass Ihr Leiden durchaus real ist, auch wenn die Schmerzempfindung im Gehirn produziert wird. Sie fühlen den Schmerz *wirklich*. Er existiert und kann tatsächlich überwältigend sein. Doch sobald Sie die dem Schmerz zugrunde liegenden Mechanismen verstanden haben, können Sie damit anfangen, seine Macht und den Einfluss, den er auf Sie hat, zu reduzieren.

SCHMERZ UND LEIDEN

Chronische Schmerzen nehmen allgemein zu und fordern der Gesellschaft einen gigantischen Tribut ab. Im Durchschnitt leidet heute einer von fünf Menschen in den Industrienationen an chronischen Schmerzen; eine aktuelle Erhebung in Großbritannien hat ergeben, dass 31 Prozent der Männer und 37 Prozent der Frauen an chronischen Schmerzen leiden.[31] Das entspricht etwa 20 Millionen Menschen in Großbritannien, von denen 7,8 Millionen an mäßigen bis heftigen Schmerzen leiden, welche seit mehr als sechs Monaten anhalten. Die Zahlen in den USA sind recht ähnlich, mit etwa 116 Millionen an chronischen Schmerzen leidenden Menschen, die geschätzte Kosten in Höhe von etwa 635 Milliarden Dollar jährlich verursachen – was mehr ist als die jährlichen Kosten für Krebs, Herzkrankheiten und Diabetes zusammengenommen.[32] Und das Problem wird wahrscheinlich noch ernster werden, da eine Bevölkerung, die immer älter wird, auch immer gebrechlicher wird. Bereits die Hälfte aller über 75-Jährigen leidet täglich unter Schmerzen.[33] Fettleibigkeit und eine bewegungsarme Lebensweise vergrößern dieses Problem, da sie zu körperlichen Verschleißerscheinungen führen.

Die häufigsten Ursachen für chronischen Schmerz sind Rückenprobleme, Arthritis, Verletzungen und Kopfschmerzen – dicht gefolgt von Krebs (und der damit verbundenen Chemotherapie),

Herzkrankheiten, Fibromyalgie, Zöliakie, Lupus, chronischem Erschöpfungssyndrom und Reizdarmsyndrom.

Und als wäre das nicht schon genug, können chronische Schmerzen zu klinisch relevanten Ausprägungen von Angst, Stress, Depression, Reizbarkeit, Wut und Erschöpfung führen. Eine Erhebung der British Pain Society hat beispielsweise erbracht, dass die Hälfte derer, die an chronischen Schmerzen leiden, in der Folge auch wegen Depressionen behandelt werden mussten.[34] Angesichts der Zunahme psychischer Probleme in der Gesellschaft wird die Normalverfassung eines Menschen in wenigen Jahrzehnten eher von chronischen Schmerzen, Angst, Stress und Depressionen als von stiller Zufriedenheit und Glück geprägt sein.

Um noch einmal auf Claire zurückzukommen: Hätte man sie gebeten, sich ihr Inneres ein wenig gründlicher anzusehen, dann hätte sie realisiert, dass es da nicht eine einzige «Sache» gab, die man mit dem Etikett «Schmerz» versehen konnte. Ihre Schmerzempfindung bestand aus einem «Bündel» unterschiedlicher Gefühle, die sich ständig veränderten, indem sie entweder stärker oder weniger intensiv wurden. Dazu gehörte eine unangenehme Grundverspanntheit der Muskeln und Sehnen im Nacken, die die Wirbel leicht verschoben und so die besonders heftigen Schmerzgefühle hervorriefen. Sie hatte auch stechende Schmerzen, die sich wie scharfe elektrische Stromstöße anfühlten und durch die Muskulatur bis hinunter in den Arm schossen. Und dann gab es diese Stellen einer «Taubheit» in ihrem linken Arm und ihrer linken Hand, die immer wieder in ein Kribbeln überging. All dies war das offensichtliche Schmerzempfinden, ihr primäres Leiden.

Aber es gab auch noch andere Gefühle – starke Emotionen und beunruhigende Gedanken, die ihr häufig durch den Kopf gingen, oft ohne ersichtlichen Grund. Stress, Sorgen und Erschöpfung waren zum Dauerzustand geworden. Sorgenvolle Gedanken nagten ständig an ihrer Seele: *Warum hört es nicht einfach auf? Die Ärzte haben bestimmt etwas übersehen. Vielleicht werde ich als Krüppel enden oder daran sterben. Scheuen sie sich womöglich, mir die Wahrheit zu sagen?* Solche Gedanken und Gefühle gärten ständig im Hintergrund vor sich hin. Und obwohl sie oftmals weniger offensichtlich waren als der nagende Schmerz, waren sie letztlich weitaus wichtiger, denn sie spielten eine wesentliche Rolle dafür, wie ihr Geist den nackten Schmerz empfand und interpretierte. Sie kontrollierten gewissermaßen die Intensität oder «Lautstärke» ihres Schmerzes. Dies war sekundäres Leiden, und Claire hatte reichlich davon.

Claires sekundäres Leiden hatte seine Wurzeln in den fünf Tagen, die sie nach ihrem Unfall im Krankenhaus verbracht hatte. Es waren die schlimmsten Tage ihres Lebens gewesen. Sie litt unter erheblichen Schmerzen und stand während der ersten 24 Stunden unter Morphium. Sie konnte gerade so mit dem physischen Schmerz umgehen. Viel schlimmer waren jedoch ihr Gefühlschaos, ihre Ängste und Sorgen um sich selbst und ihre Zukunft. Weder sie noch die Ärzte konnten die Folgen ihrer Nackenverletzung absehen. Würde sie eine Teillähmung davontragen? Würde sie den Rest ihres Lebens mit Schmerzen leben müssen? Da war außerdem noch diese mit Wut gepaarte Bitterkeit. Den Mann, der in ihren Wagen hineingefahren war, schien das alles nicht zu kümmern. Er konnte den Unfallort ohne Wunden oder Verletzungen verlassen. Er hatte getrunken, befand sich aber noch unter der gesetzlich erlaubten Promillegrenze. War er versichert? Es stellte sich heraus, dass er es nicht war. Jedes Mal, wenn Claire daran dachte, kochte die Wut in ihr hoch. Solche Gedanken und überwältigenden Gefühle schossen ihr ständig durch den Kopf. Es waren mentale Schmerzen, und sie waren genauso real und quälend wie ihre physischen Verletzungen.

Sie lag nachts in ihrem Krankenhausbett und weinte still vor sich hin. Ängste und Sorgen um ihre Zukunft zerfraßen sie, und ihr brummte der Kopf vor lauter Fragen nach dem «Was wäre gewesen, wenn?». Wenn sie doch bloß ein oder zwei Minuten später von zu Hause losgefahren wäre, dann wäre das alles nicht passiert. Sie hatte das Gefühl gehabt, dass schon etwas im Argen gelegen hatte, noch bevor sie das Haus verlassen hatte. Warum hatte sie bloß nicht einige Minuten gewartet?

Nach dem Unfall und der sich anschließenden monatelangen Physiotherapie gesellte sich der Liste eine neue Emotion hinzu: Depression. Claire weigerte sich zu glauben, sie sei depressiv, aber die Depression war trotzdem da und nagte im Hintergrund an ihr. Es war keine Depression, die alles verschlang, doch sie raubte ihr Energie und Lebensfreude. Mächtige Gefühle wie Angst, Furcht, Wut, Sorgen und Depressionen können die mentale Schmerzwahrnehmung verstärken. Auch andere Gefühle können einen unglaublich starken Effekt haben. Fühlen Sie sich abgespannt und überfordert, mürbe und angeschlagen, gestresst und ängstlich, so kann all dies Ihr Leiden vergrößern und Sie in eine Abwärtsspirale stürzen. Wie oft hat sich Ihr Leiden intensiviert, wenn Sie Angst hatten, gestresst, erschöpft oder traurig waren? Diese Gefühle wirken wie Verstärker in den Schmerzkreisläufen des Geistes. Sie können die Schleusentore zum Leiden öffnen.

Die Auswirkungen solcher Emotionen lassen sich mit einem Gehirnscanner beobachten. So haben zum Beispiel Studien an der Oxford University gezeigt[35], welch starken Einfluss schon leichte Angstgefühle auf Schmerz haben können. Wissenschaftler der Fakultät für Klinische Neurologie riefen bei einer Gruppe von Freiwilligen leichte Angstgefühle hervor, bevor sie ihren linken Handrücken mit einer heißen Sonde verbrannten. Während die Angst zunahm, konnte man die Gefühlswellen durch das Gehirn der Versuchspersonen branden sehen. Dies aktivierte Gehirnareale, die

die «Schmerzmatrix» bilden. Es war beinahe so, als würde das Gehirn der Versuchspersonen seinen Schmerzregler auf «laut» stellen, um bereits die «ersten leisen Noten» hören zu können, sodass die betreffende Person etwas unternehmen konnte, um sich zu schützen. Dies bedeutete, dass die ängstlichen Versuchspersonen tatsächlich weitaus mehr Schmerz und Leiden verspürten als die «nicht ängstlichen» Freiwilligen. Dieser zusätzliche Schmerz wurde ebenfalls auf den Gehirnscans sichtbar. Die Neurowissenschaftler aus Oxford bemerkten, dass Angst «jene Verhaltensreaktionen aktiviert, die dem schlimmsten anzunehmenden Fall entsprechen». Mit anderen Worten: Angst und mächtige «negative» Gefühle bereiten den Körper darauf vor, Schmerz schnell und in großer Intensität wahrzunehmen.

Aber auch das Gegenteil trifft zu. Wenn man Angst, Stress, Depression und Erschöpfung verringert, kann dies die Wahrnehmung von Schmerz vermindern oder gar vollkommen eliminieren. Dies ist einer der wichtigsten Mechanismen, durch die Achtsamkeit hilft, Leiden zu reduzieren. Achtsamkeit besänftigt die Wahrnehmung von Schmerz durch den Geist – im Wesentlichen das sekundäre Leiden –, indem sie diese durch ein Gefühl von Frieden und Ganzheit ersetzt und den Geist damit erfüllt.

Der Neurowissenschaftler Fadel Zeidan und sein Team an der Wake Forest University School of Medicine in den USA entschlossen sich, diese Auswirkungen zu untersuchen, und fertigten Scans an, die die Aktivität in bestimmten Gehirnbereichen abbildeten.[36] Sie machten sich dabei eine interessante Eigenheit der Gehirnanatomie zunutze. Jeder Teil des Körpers wird nämlich in einem spezifischen Teil des Gehirns widergespiegelt, den man den primären somatosensorischen Kortex nennt. Wenn also jemand mit einer Feder über Ihre Fußsohle streicht, dann leuchtet ein bestimmter Bereich des primären somatosensorischen Kortex auf. Haben Sie Schmerzen im unteren Rückenbereich, dann wird ein anderer Bereich aktiv.

Der Neurochirurg Wilder Penfield kartographierte diesen Gehirnbereich und erstellte eine «Karte», die den menschlichen Körper auf das Gehirn überträgt (siehe untenstehende Illustration). Dies nennt man den «kortikalen Homunkulus».

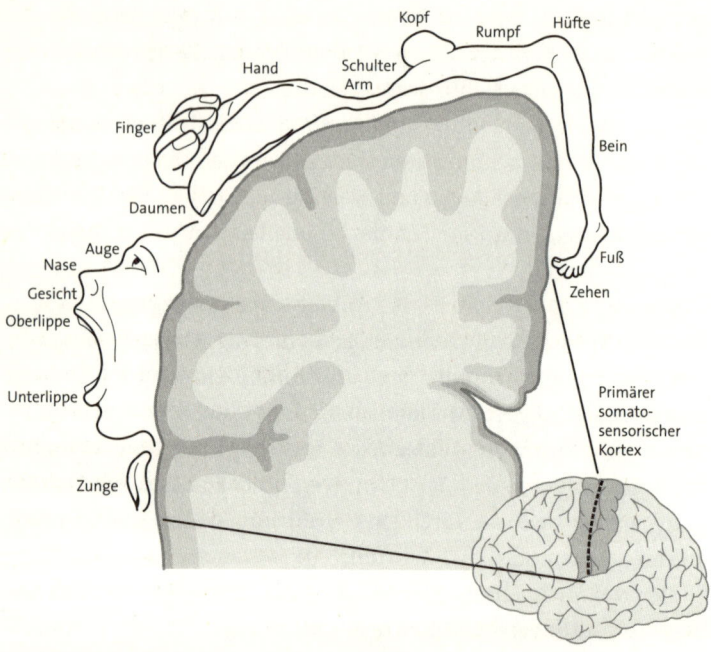

Fadel Zeidan und sein Team argumentierten: Wenn Achtsamkeit die Wahrnehmung von Schmerz beeinflusst, müsste dies am Grad der Aktivierung der entsprechenden Bereiche im primären somatosensorischen Kortex ablesbar sein. Um dies zu testen, untersuchte Zeidan die Schmerzwahrnehmung bei einer Gruppe von Studenten. Den freiwilligen Versuchspersonen wurde zuerst auf der Rückseite ihrer rechten Wade mit einem heißen Stück Metall eine Verbrennung zugefügt, während ihr Gehirn mit dem neuesten Scanner für funktionelle Kernspinresonanztomographie (fMRT) gescannt wurde. Danach wurden die Studenten aufgefordert zu bewerten, wie intensiv und unangenehm der Schmerz gewesen war. Wäre Schmerz Musik, dann entspräche die «Intensität» der Lautstärke und das «Unbehagen» dem Maß der davon hervorgerufenen Emotionen. Wie erwartet, leuchtete der Bereich der rechten Wade in ihrem primären somatosensorischen Kortex auf, als der Schmerz infolge der Verbrennung an der Wade sie durchfuhr.

Die Studenten erlernten anschließend die Achtsamkeitsmeditation, und das Experiment wurde wiederholt. Die Ergebnisse hätten beim zweiten Durchlauf kaum unterschiedlicher ausfallen können. Die Aktivierung des Bereichs für die rechte Wade im primären somatosensorischen Kortex hatte sich so sehr reduziert, dass sie nicht mehr nachweisbar war. Aber nicht nur das: Die Meditation hatte auch die Aktivität in jenen Hirnbereichen verstärkt, die mit der Verarbeitung von Emotionen und mit kognitiver Kontrolle in Beziehung stehen – Bereiche, in denen die Empfindungen von Schmerz interpretiert und eigentlich erst «aufgebaut» werden. Diese Gehirnregionen modulieren die Schmerzempfindungen und geben ihnen «Bedeutung», bevor sie bewusst gefühlt werden. Darüber hinaus wiesen erfahrene Meditierende (auf der Achtsamkeitsskala rangierten sie ganz oben) tendenziell verstärkte Aktivitäten in diesen Regionen auf und empfanden weniger Schmerz. Das bedeutet, dass sie dazu neigten, mehr Gehirnenergie für diese Bereiche aufzuwenden, um die schmerzrelevanten Informationen zu reduzieren – und damit praktisch seine «Lautstärke» herunterzudrehen.

Dr. Robert C. Coghill, ein Mitarbeiter von Zeidan, erklärt:

All diese Bereiche beeinflussen, wie das Gehirn aus den vom Körper kommenden Nervensignalen eine Schmerzerfahrung aufbaut. Entsprechend reduzierte sich der Schmerz in dem Maße, in dem diese Bereiche durch Meditation aktiviert worden waren. Einer der Gründe, weshalb Meditation bei der Schmerzlinderung so effektiv war, mag darin zu suchen sein, dass sie nicht nur an einer Stelle des Gehirns wirkt, sondern den Schmerz auf vielen Verarbeitungsebenen reduziert.

Und was geschah mit der bewussten Schmerzerfahrung der Studenten? Im Durchschnitt ließ sich eine 40-prozentige Minderung der Schmerzintensität beobachten und eine 57-prozentige Minderung des Schmerz-«Unbehagens». Das vielleicht Erstaunlichste daran war die Übungszeit, die nötig war, um eine derartige Schmerzlinderung zu erzielen: lediglich vier Übungssitzungen von jeweils 20 Minuten Dauer.

So bemerkenswert diese Ergebnisse auch waren, so bargen sie doch etwas noch weitaus Faszinierenderes. Die fortgeschritteneren Meditierenden litten um einiges weniger, als diese Durchschnittswerte erahnen lassen. Sie erfuhren eine Reduzierung der Schmerzintensität um 70 Prozent und des Unbehagens um 93 Prozent. Das heißt, dass der Schmerz kaum noch zu spüren war und sie kaum noch belastete. Insgesamt, so sagt Zeidan, bewirkt Achtsamkeit eine größere Schmerzreduktion als die gängigen Dosierungen von Morphium und anderen schmerzstillenden Medikamenten.

Die Fesseln des Schmerzes lockern

Man kann sekundäres Leiden als Widerstand gegen den Schmerz betrachten. Es ist vollkommen natürlich, gegen den Schmerz anzukämpfen und sich ihm mit aller Kraft zu widersetzen. Sie wollen ihn eliminieren, ihn in Grund und Boden stampfen, alles unternehmen, um ihn loszuwerden. Das ist durchaus verständlich. Aber was, wenn das genau die falsche Herangehensweise wäre? Was, wenn Sie in Ihrem Bemühen, den Schmerz zu eliminieren, stattdessen umso mehr Schmerz schaffen? Genau das ist die Lehre, die wir aus der Forschung von Zeidan und aus vielen anderen Studien ziehen. Und sie gilt nicht nur für Schmerz, sondern ebenso für viele andere Krankheitssymptome. Stress, Erschöpfung und Depression können alle erheblich schlimmer werden, wenn man sich gegen sie wehrt.

Doch wenn der Widerstand gegen den Schmerz ihn verschlimmern kann, so trifft das Gegenteil ebenso zu. Wenn Sie Ihren Schmerz akzeptieren, kann ihn das tatsächlich lindern – und womöglich werden Sie ihn sogar völlig los. Erlauben Sie uns, Ihnen diese scheinbar unerhörte Vorstellung zu erklären.

In den Neurowissenschaften hat man schon länger erkannt, dass Gegenwehr ein Problem nur noch vergrößert. Mit anderen Worten: Wenn Sie sich gegen die Botschaften wehren, die Ihr Geist und Körper Ihnen senden, werden Sie diese Botschaften so lange weiter empfangen (und fühlen), bis Sie sie akzeptieren. Dies gilt nicht nur für Botschaften des Schmerzes, sondern auch für Gedanken, Gefühle, Erinnerungen und Beurteilungen. Akzeptieren (oder fühlen) Sie diese Botschaften jedoch achtsam, so haben sie ihre Aufgabe erfüllt und neigen dann dazu, sich von selbst aufzulösen.

Die Achtsamkeitsmeditation erzeugt ein Gefühl von Sicherheit, von Raum, in dem Sie beginnen können, vorsichtig die nackte Empfindung des Schmerzes zu erforschen, und sie ist als solche das Vehikel, mittels dessen Sie die empfangenen Botschaften zu akzeptieren vermögen. Wenn Sie das dann tun, werden Sie oft feststellen, dass der Schmerz erheblich ab- oder zunehmen kann. Es kann lange Augenblicke der Normalität geben, nach denen der Schmerz dann plötzlich wieder aufflackert. Die Schmerzen können sich auch ganz unterschiedlich anfühlen. Manche sind heiß, andere kalt. Manche fühlen sich «beengend» an, andere pochen, während wieder andere scharf oder stechend sind. Nicht alle sind ganz und gar unangenehm. Die verschiedenen Empfindungen schwellen oft an und ab wie die

Wogen im Meer. Sie verändern sich ständig in der Ausprägung und Intensität. Indem Sie jede dieser verschiedenen Empfindungen von Augenblick zu Augenblick erforschen, werden Sie fähig, sie wie schwarze Wolken am Himmel zu akzeptieren: Sie können zusehen, wie die Empfindungen auftauchen, vorüberziehen und wieder verschwinden. Ihr Geist ist wie der Himmel, und die einzelnen Gedanken, Gefühle, Emotionen und Empfindungen sind wie verschiedene Arten von Wolken. Insofern lehrt Achtsamkeit Sie, das Wetter zu beobachten, ohne davon betroffen zu sein. Was auch immer geschehen mag, der Himmel – Ihr Geist – bleibt davon unberührt.

Es ist wichtig zu begreifen, dass achtsames Akzeptieren keine Resignation ist, kein bloßes Ergeben in Ihr Schicksal. Es bedeutet nicht, das Unannehmbare anzunehmen. Es ist einfach ein Annehmen der Situation, wie sie ist, zumindest für den gegenwärtigen Augenblick. Es ist eine Periode des Zulassens, des Loslassens, der Widerstandslosigkeit, in der Sie aufhören zu kämpfen. Und wenn der Kampf aufhört, tritt ein Gefühl von Frieden an seine Stelle. Sekundäres Leiden verschwindet dann allmählich. Nicht selten folgt dem auch das primäre Leiden. Wir können Ihnen das in allen Einzelheiten erklären. Wir können zahllose wissenschaftliche Untersuchungen zitieren, die diesen Punkt belegen. Wir könnten Ihnen sogar Scans Ihres eigenen Gehirns zeigen, wie es die Empfindungen von Schmerz aus all Ihren Gedanken, Gefühlen und Emotionen «aufbaut» – aber erst, wenn Sie die Kraft der Achtsamkeit für sich selbst erfahren haben, werden Sie wirklich daran glauben. Aus diesem Grunde spricht man von *Übung*. Es mag schwierig sein, den Schmerz anzunehmen. Doch es ist immer noch besser als die Alternative, die ein Leben in ständigem Leiden bedeutet.

Zahllose Teilnehmer an unseren Breathworks-Kursen haben dies für sich entdeckt. Claire war eine von ihnen. Sie stellte fest, dass sie, sobald ihr Nacken zu schmerzen begann, auch von Angst, Wut, Stress, Kummer, Hoffnungslosigkeit, Verzweiflung und Erschöpfung heimgesucht wurde. Sie fühlte also nicht nur die ursprünglichen unangenehmen Empfindungen in ihrem Nackenbereich, sondern wurde auch noch von zusätzlichem Leiden überschwemmt. Es war beinahe so, als wäre sie von einem Pfeil getroffen worden und würde, sobald sie darauf reagierte, von einem zweiten Pfeil getroffen. Nun musste sie den Schmerz zweier Pfeile ertragen – wobei der des zweiten Pfeils durch *Widerstand* gegen den ersten hervorgerufen wurde.

Ein solcher Widerstand ist eine vollkommen natürliche Reaktion. Und in der Tat ist er bei akuten und nicht bei chronischen Schmerzen möglicherweise die beste Reaktion, weil er ein starker Antrieb ist, sich außer Gefahr zu bringen. Was jedoch chronische Schmerzen und Krankheiten angeht, ist Widerstand oft genau die falsche Lösung, denn er verschlimmert das Leiden nur noch. Und dann kann es natürlich so aussehen, als hätten Sie nicht nur zwei Pfeile durchbohrt, sondern viel, viel mehr.

Die Empfindungen primären Leidens zu akzeptieren,
ermöglicht dem sekundären Leiden,
sich um sich selbst zu kümmern –
und allmählich zu verschwinden.

Claire entdeckte, dass sie dem Schmerz einige Tage oder gar Wochen lang Widerstand zu leisten vermochte. Sie konnte sich mit Alkohol, Zigaretten und Essen ablenken. Sie konnte den Schmerz mit starken Medikamenten unterdrücken. Wenn das nicht klappte, konnte sie den Schmerz ignorieren – zumindest für eine Weile. Aber all das hatte seinen Preis: den Rest ihres Lebens. Sie bemerkte, dass sie sich von allem, was das Leben lebenswert und kostbar macht, isoliert hatte, indem sie den Schmerz ignorierte und sich gegen ihn abschottete. Die Welt wurde zunehmend fahl und grau. Das Essen wurde geschmacklos und fade. Sie lachte oder weinte nicht mehr. Ihr Liebesleben war nicht mehr von Belang. All dies bedeutete, dass sie in dem Moment, da sie nicht mehr weiterkämpfen konnte, zusammenbrach und ausbrannte. Und so kehrte nicht nur der Schmerz zurück, sondern sie fühlte sich – nachdem all die Dinge sich in Luft aufgelöst hatten, die sie normalerweise am Leben geliebt hatte – mürbe und gebrochen. Kein Wunder, dass ihr Arzt ihr Antidepressiva verschreiben wollte.

Nach drei Jahren Kampf wandte sich Claire der Achtsamkeit zu – nicht weil sie glaubte, es würde helfen, sondern weil sie verzweifelt war. Und als sie anfing, ihre Schmerzempfindungen achtsam zu erforschen, begann etwas Bemerkenswertes und dem gesunden Menschenverstand scheinbar Widersprechendes zu geschehen. Es ließ nicht nur der Schmerz nach, sondern sie begann auch, all die guten Dinge wieder zu erfahren, die sie aus ihrem Leben verbannt hatte. Eine Tür zu einer Vielfalt von Emotionen, wie etwa Glück, Liebe, Mitgefühl, Empathie, aber auch Traurigkeit, öffnete sich für sie. Claire begriff, dass das Leben bittersüß ist und dass sie sich zunehmend zu entspannen und zu öffnen vermochte, wenn sie aufhörte zu erwarten, dass ihr Leben entweder himmelhoch jauchzend oder zu Tode betrübt sein müsse – aber sie bewahrte sich in ihrem Herzen eine ausgewogene Mischung aus beidem. Indem sie sich ihrem Dilemma stellte und ihm gegenüber sensibler wurde, wurde sie glücklicher und zentrierter und empfand größere Empathie mit anderen. Außerdem setzte ein Heilungsprozess ein.

Unser beider Geschichten

Uns beiden hat Achtsamkeit geholfen, mit Schmerz, Leiden und Stress nach schweren Unfällen umgehen zu lernen.

VIDYAMALA BURCHS GESCHICHTE

Ich war gerade 23 Jahre alt geworden, als ich in den Weihnachts-
ferien meine Eltern zu Hause in Wellington, Neuseeland, besuchte.
Am Neujahrsmorgen wurde ich früh von einem Freund durch ein
Klopfen am Fenster geweckt. Er wollte nach Auckland fahren, wo
ich auch lebte, und bot mir eine Mitfahrgelegenheit an. Noch
etwas verkatert von der Feier der Silvesternacht, schlüpfte ich
leise aus dem Haus, hinterließ meinen Eltern eine Nachricht und
schlief auf dem Beifahrersitz wieder ein.

Das Nächste, woran ich mich erinnern kann, ist, dass ich in einem
schrottreifen Auto gefangen war, Tims blutüberströmtes Gesicht
neben mir. Er war am Steuer eingeschlafen, und der Wagen war
gegen einen Telegraphenmast geprallt. Meine Schulter tat weh,
mein Genick tat weh, mein Arm tat weh … und mein Rücken
schmerzte wie verrückt. Genauso deutlich wie an den Schmerz
kann ich mich an die Geräusche im Auto erinnern. Im Hintergrund, hinter Tims Stöhnen, hörte ich noch etwas: mein eigenes
Schreien.

Im Krankenhaus sagte man mir, ich hätte ein gebrochenes
Schlüsselbein, ein Schleudertrauma, eine Gehirnerschütterung
und andere Verletzungen. Mit der Zeit erwiesen sich diese jedoch
als das kleinere Übel, denn eine Wirbelsäulenverletzung, die ich
mir sechs Jahre zuvor zugezogen hatte und die zwei größere
Operationen notwendig gemacht hatte, hatte sich durch den
Unfall verschlimmert. Es vergingen zwei weitere Jahre, bevor
eine Röntgenuntersuchung offenbarte, dass ich außerdem eine
Fraktur in der Mitte meiner Wirbelsäule hatte. Alle Chancen,
je ohne chronische Schmerzen leben zu können, waren dahin.
Schmerzen, die manchmal sehr intensiv werden konnten, wurden auf Jahre zum Dreh- und Angelpunkt in meinem Leben.
Einige Monate nach dem Unfall kehrte ich an meinen Arbeits-
platz als Cutterin zurück, aber meine Wirbelsäule war ein ein-

ziger Schmerz, und die Arbeit empfand ich sowohl physisch als auch emotional als belastend. Nach zwei Jahren des täglichen Kampfes erreichte ich einen Zustand völliger Erschöpfung und brach zusammen. Die Jahre, in denen ich meinen Körper vorangepeitscht und mich über ihn hinweggesetzt hatte, forderten ihren Tribut. Monatelang fand ich nicht einmal mehr die Kraft, aus dem Bett aufzustehen. Erschwerend kam noch hinzu, dass ich mit ernsthaften Komplikationen, darunter einer Blasenlähmung, auf die Intensivstation eingeliefert wurde. Dies war die schrecklichste Zeit meines Lebens, und diese Erfahrung zwang mich, innezuhalten und eine Bestandsaufnahme zu machen.

Den absoluten Tiefpunkt erreichte ich in einer langen Nacht im Krankenhaus. Ich fühlte mich dem Wahnsinn nahe und meinte, zwei Stimmen in mir sprechen zu hören. Die eine sagte: *Ich halte das nicht mehr aus. Ich werde verrückt. Bis zum Morgen halte ich das auf keinen Fall mehr aus.* Die andere erwiderte: *Du musst das aushalten. Du hast keine Wahl.* Sie hörten nicht auf zu streiten, und ich fühlte mich wie in einem Schraubstock, der jede Sekunde enger geschraubt wurde. Dann trat aus diesem Chaos plötzlich etwas Neues hervor. Ich spürte eine enorme Klarheit, und eine dritte Stimme sagte: *Du musst nicht bis morgen früh durchhalten. Du musst nur den gegenwärtigen Augenblick aushalten.*

Diese Erkenntnis verwandelte meine Erfahrung von Grund auf. Als mir klarwurde, dass wahr war, was die dritte Stimme sagte, öffnete sich die angespannte Enge zu einem weiten Raum. Ich wusste – nicht vom Kopf her, sondern in meinem Bauch –, dass das Leben sich nur von Augenblick zu Augenblick entfalten kann. Ich sah, dass der gegenwärtige Augenblick zu bewältigen war, und ich verspürte die Zuversicht, die dieses Wissen mit sich brachte. Die Angst wich, und ich entspannte mich.

Am nächsten Tag besuchte mich der Krankenhausgeistliche – ein überaus freundlicher Mann. Er saß an meinem Bett, hielt meine

Hand und führte mich durch eine Visualisierung, indem er mich aufforderte, mich an eine Zeit zu erinnern, in der ich glücklich gewesen war. Ich kehrte im Geiste zu Ferien zurück, die ich als sorgloser Teenager, von der Schönheit der hohen Berge begeistert, auf der Südinsel Neuseelands verbracht hatte. Dadurch kam ich zu der tief greifenden Erkenntnis, dass zwar mein Körper verletzt, mein Geist aber noch ganz war und ich Frieden erfahren konnte. So kostete ich zum ersten Mal jene stille mentale Klarheit, die mit Achtsamkeit einhergeht.

Ich begriff, dass ein großer Teil meiner Qual aus Angst vor der Zukunft herrührte – vor den zukünftigen Augenblicken des Schmerzes, die sich in meiner Vorstellung ins Unendliche erstreckten –, und nicht aus dem, was ich im gegenwärtigen Augenblick tatsächlich erlebte. Ich musste nicht nur mit dem Leiden des gegenwärtigen Augenblicks zurechtkommen, sondern hatte auch noch ein «Vorgefühl» meiner zukünftigen Schmerzen und Sorgen. Damit vervielfachte ich unnötigerweise meine Schmerzen. Ohne zu verstehen, was passiert war, wusste ich, dass dies der Durchbruch zu etwas Außergewöhnlichem war. Es war eine Baucherfahrung, die ihr Echo in meinen Gedanken und Gefühlen fand – und sie schmeckte nach Freiheit.

Ich verließ das Krankenhaus mit einer großen Sehnsucht danach, der Frage auf den Grund zu gehen, wie ich mit Hilfe meines Geistes mein Leiden lindern konnte. Ich begann, regelmäßig zu meditieren, und allmählich kam es zu einer Wende in meinem Leben; ich wurde viel glücklicher. Das hieß auch, dass ich sehr viel besser damit umgehen konnte, als die Dinge sich 1997 verschlechterten: Ich war teilweise querschnittsgelähmt, was auch eine Lähmung meines Darms zur Folge hatte, und ich brauchte Krücken und einen Rollstuhl, um mich fortzubewegen. Einige Jahre später war eine weitere große Operation nötig, um meine untere Wirbelsäule wieder aufzubauen. Dieses Mal war ich viel ruhiger, und als ich den Chirurgen nach einigen Jahren wieder aufsuchte, war er erstaunt, wie gut die neuen Metalleinsätze hielten. Dies lag daran, dass die Achtsamkeit mir geholfen hatte, mich um meinen Körper – und um meine neue metallene Wirbelsäule – zu kümmern, statt ihn zu überfordern, wie ich es zuvor getan hatte.

Als ich daran zurückdachte, wie sehr ich in meinen schlimmsten Zeiten gekämpft hatte, wusste ich, dass ich an die Öffentlichkeit gehen und anderen Menschen helfen wollte, die mit schweren Unfällen und Krankheiten zurechtkommen mussten. So beschloss ich, ein Achtsamkeitsprogramm zu entwickeln, das sich auf all das gründete, was ich gelernt hatte. Einer meiner Hauptlehrer war Dr. Jon Kabat-Zinn, der die Achtsamkeitsbasierte Stressreduktion (MBSR) entwickelt und am Medical Center der Universität von Massachusetts in den USA eine Stressreduktionsklinik gegründet hat. Jon brachte mir unglaublich viel bei und ermutigte mich, meinen Traum zu verwirklichen und die Organisation Breathworks ins Leben zu rufen, um Menschen, die unter chronischen Schmerzen und Krankheiten litten, Achtsamkeit zu lehren.

Bei Breathworks entwickelten wir das Achtsamkeitsbasierte Schmerzmanagement (Mindfulness-Based Pain Management, MBPM). Obwohl dieses Programm ursprünglich darauf abzielte, Menschen zu helfen, mit den Folgen von Unfällen und Krankheiten fertigzuwerden, ist es auch bei eher mentalen Leiden wie Stress, Angst und Depression äußerst wirksam. MBPM ist heute in vielen Zentren in Großbritannien und weltweit in über 15 Ländern Europas und Australasiens verfügbar. Breathworks ist inzwischen zu einer internationalen Organisation gewachsen, die lehrt und erforscht, wie man mit Hilfe von Achtsamkeit Schmerz, Krankheit und den damit einhergehenden Stress bewältigen kann.

Wenn ich auf das Mädchen zurückblicke, das ich 1977 war, als ich die erste Wirbelsäulenverletzung erlitt, ist mir, als wäre ein Wunder geschehen. Ich lebe heute trotz meiner Behinderung ein reiches und erfülltes Leben. Ich muss immer noch schmerzstillende Medikamente nehmen, aber in einer viel geringeren Dosierung als in der Zeit vor der Achtsamkeit, und ich bin nach wie vor auf Krücken und einen Rollstuhl angewiesen, um mich fortzubewegen (Achtsamkeit kann natürlich keine zerschmetterte Wirbelsäule reparieren). Aber ich habe meinen Frieden mit meiner Situation gemacht. Ich führe ein wundervolles Leben, das weitgehend frei von sekundärem Leiden ist. Achtsamkeit hat mir diese unbezahlbaren Geschenke gemacht, und indem ich dieses Buch zusammen mit Danny schreibe, hoffe ich, diese Techniken mit Ihnen teilen zu können.

DANNY PENMANS GESCHICHTE

Mein Leidensweg begann, als ich im Paraglider über die Cotswold Hills im Süden Englands flog. Eine plötzliche Windbö erfasste mich, ohne dass ich darauf vorbereitet war, und faltete meinen Paraglider zusammen. Einen Augenblick flog ich tatsächlich noch, dann stürzte ich neun Meter tief kopfüber auf den Hang. Ich erinnere mich noch, dass ich dabei mit großer Gelassenheit und Klarheit dachte: *Na, das bringt mich wahrscheinlich nicht um, aber es wird ganz schön weh tun.*

Als ich auf den Boden aufschlug, hörte die Welt auf, sich zu drehen. Ich fühlte mich wie von weichem Baumwollflaum umhüllt. Ich öffnete die Augen und begann, meinen Körper systematisch auf Verletzungen zu überprüfen. Ich vergewisserte mich, dass keine klebrige gelbe Flüssigkeit aus meinen Ohren oder Augen austrat (was ein Zeichen für eine Schädelfraktur gewesen wäre) und dass ich Finger und Zehen bewegen konnte. Als ich jedoch bei meinen Beinen ankam, wurde ich mit dem qualvollsten Schmerz, den man sich vorstellen kann, konfrontiert. Bald erkannte ich, weshalb: Die untere Hälfte meines rechten Beins war nach oben durch mein Knie in den Oberschenkel gerammt worden. Ich konnte sogar die Konturen meines gebrochenen Schienbeins erkennen, die sich unter meiner Jeans abzeichneten. Ich geriet schnell in einen Schockzustand, und mein Körper wurde von unkontrollierbaren Krämpfen geschüttelt.

Als ich dort am Hang lag, fiel mir eine Meditationsform ein, die man uns an der Highschool zur Beruhigung vor einem Examen beigebracht hatte. Im Laufe der Jahre hatte ich sie ab und zu angewandt, um mit den Belastungen des Alltags besser fertigzuwerden, aber ich hatte sie niemals bei echtem physischem Schmerz und Leiden angewandt. Ich wusste, dass diese Meditation zur Linderung von Schmerzen eingesetzt wird, und als ich völlig verzweifelt so dalag, beschloss ich, es einfach mal damit zu versuchen.

Ich zwang mich, langsam und tief zu atmen und mich auf die Empfindungen zu konzentrieren, die mein Atem auslöste, während er in meinen Körper ein- und wieder aus ihm ausströmte. Ich stellte mir vor, ich befände mich in einem schönen Garten und atmete seinen Frieden und seine Ruhe ein. Schritt für Schritt, Atemzug für Atemzug, schien sich der Schmerz von mir zu entfernen. Er fühlte sich weniger «persönlich» an, beinahe so, als sähe ich ihn im Fernsehen oder wie durch einen feinen Nebel, statt ihn direkt zu erleben.

Als ich im Krankenhaus ankam, zeigte sich, wie schwer verletzt ich wirklich war – und wie gut die Meditation als Schmerzmittel gewirkt hatte. Der Schienbeinkopf beziehungsweise das untere Kniegelenk war in sechs Teile zerbrochen, das Schien- und das Wadenbein waren in sechs Hauptfragmente und mehrere kleinere Bruchstücke zersplittert. Außerdem waren Muskeln, Sehnen, Bänder und Knorpel erheblich beschädigt.

Es stellte sich heraus, dass drei größere Operationen notwendig sein würden, um mein Bein wiederherzustellen. Ich benötigte außerdem eine neuartige Vorrichtung, einen externen Taylor-Ringfixateur, der chirurgisch für sechs bis acht Monate außen an meinem Bein befestigt wurde, um die Schäden zu beheben. Der aus vier um meinen Unterschenkel angebrachten Ringen bestehende Rahmen sah aus wie eine Kreuzung aus einem Märklin-Baukasten und einem mittelalterlichen Folterinstrument.

Vierzehn Metallspeichen und zwei Stifte verbanden diese Ringe mit den Knochensplittern in meinem Bein. Die Speichen und Ringe des Rahmens waren alle unabhängig voneinander beweglich und ermöglichten den Chirurgen den Zugriff auf Knochenfragmente in meinem Bein. Der Taylor-Ringfixateur ersetzt im Wesentlichen den traditionellen Krankenhausstreckverband mit seinen Platten und Schrauben, der normalerweise zum Einsatz kommt, um gebrochene Knochen zu fixieren.

Das Leben mit dem Rahmen war unerträglich. Damit zu schlafen, erwies sich als schier unmöglich, und die Schmerzen infolge der Verletzungen ließen sich nur mit starken Medikamenten eindämmen, die mir Kraft nahmen und mich betäubten. Ich fühlte mich hundeelend (von der Angst, der Reizbarkeit und dem hochgradigen Stress ganz zu schweigen). Es war offensichtlich, dass so «positiv» zu denken wie möglich nicht ausreichen würde, um eine derart traumatisierte Verfassung zu bessern. Deshalb beschloss ich, einen anderen Weg zu suchen, um den Schmerz zu bewältigen und meine Heilungschancen zu maximieren.

Dank meiner einschlägigen Erfahrung beschloss ich, es mit Meditation als Behandlung zu versuchen. Schon bald stieß ich auf die Arbeiten von Mark Williams, einem Professor für klinische Psychologie an der britischen Oxford University. Er und seine Kollegen an den Universitäten von Cambridge, Toronto und Massachusetts hatten über 20 Jahre lang die phänomenale Kraft der Meditation bei der Behandlung von Angst, Stress, Schmerzen, Erschöpfung und sogar ausgewachsenen Depressionen erforscht. Auf dieser Grundlage hatten sie eine wirkungsvolle Therapie entwickelt: die Achtsamkeitsbasierte Kognitive Therapie (MBCT).

Ich entschied mich, es mit Achtsamkeitsmeditation zu versuchen, um die Folgen meines Unfalls zu bewältigen. Das simple Meditationsprogramm funktionierte erstaunlich gut. Meine Schmerzen ließen allmählich nach, und ich konnte die Schmerzmitteldosierung um zwei Drittel senken. Außerdem entwickelte ich einen immer zufriedeneren Blick auf mein Leben, der mich meine Verletzungen eher als etwas Vorübergehendes betrachten ließ, das allmählich nachlassen würde, und nicht als etwas, das mich an Krücken und Rollstuhl fesseln würde.

Meiner Überzeugung nach war Achtsamkeit der Hauptgrund dafür, dass ich mich sehr viel schneller erholte, als üblich ist: Der Taylor-Ringfixateur wurde nach nur 17 Wochen entfernt (im Gegensatz zu den sonst üblichen sechs bis acht Monaten). Meine Fortschritte haben die Ärzte zweifellos in Erstaunen versetzt. Kurz nach meiner letzten Operation flachste ich mit dem Chirurgen Mark Jackson vom Bristol Royal Infirmary, dass meine Verletzungen vielleicht doch nicht so schwer gewesen waren, wie ich gedacht hatte. Er sah mich entgeistert an und sagte: «Ihr Bein gehört zu den ‹Top Five› der Beinverletzungen, die ich mit dem Taylor-Ringfixateur behandelt habe – womöglich war es noch übler zugerichtet als alle anderen.»

Im Jahr 2008, mit 42 Jahren, fing ich wieder mit dem Laufen an und wanderte den gut 1000 Kilometer langen South West Coast Path die britische Südwestküste entlang. Ich habe keine Ahnung, wie lange mir das Glück hold sein wird. Meine Verletzungen tun manchmal noch weh, aber sie rauben mir nicht mehr das Leben oder halten mich davon ab, aus dem Vollen zu schöpfen. Achtsamkeit ist kein Wundermittel: Sie ist vielmehr eine wirksame Therapie, die Schmerzen und Leiden auflöst. Sie ermöglicht Ihrem Körper, sich selbst zu heilen und mit Angst, Stress und Depression fertigzuwerden, die eine schwere Krankheit oder Verletzung so häufig begleiten. Heute nehme ich jeden Tag an, wie er kommt, und absolviere die einfachen Geistes- und Körperübungen aus dem Breathworks-Programm.

Kapitel 3
Einführung ins Achtsamkeitsprogramm

Die acht letzten Kapitel dieses Buches sind dem Achtsamkeitsprogramm gewidmet. Jedes dieser Kapitel entspricht einer Woche in
diesem Programm. Jeder Schritt wird Ihr Leiden allmählich lindern
und Ihren Geist zur Ruhe kommen lassen. Viele Menschen stellen
fest, dass ihre Schmerzen bereits von der ersten Woche des Programms an nachzulassen beginnen, doch es kann auch etwas länger
dauern. Was Sie an Stress, Angst oder Depression empfinden, wird
sich ebenfalls allmählich auflösen und Ihnen das Gefühl vermitteln,
wieder heil und voller Energie zu sein.

Jedes Kapitel besteht aus zwei Hauptteilen. Der erste ist das
Meditationsprogramm an sich, das täglich 20 Minuten dauert; Sie
finden die Meditationsanweisungen als Audiodateien im Internet
(www.rowohlt.de/schmerzfrei). Ausführliche Anleitungen zu jeder
dieser Übungen finden Sie in den grauen Kästen in jedem Kapitel.
Das ermöglicht es Ihnen, das ganze Buch durchzulesen und dann
Woche für Woche zum eigentlichen Meditationsprogramm zurückzukehren. Wenn Sie das ganze Buch zuerst durchlesen, ist es am
besten, jedes Wochenkapitel noch einmal zu wiederholen, bevor
Sie mit dem Programm der entsprechenden Woche beginnen. Jedes
Wochenprogramm baut auf der Weisheit von Jahrhunderten auf,
und einige der Lektionen können so subtil sein, dass es von Vorteil
ist, wenn Sie sie noch einmal auffrischen.

Den zweiten Teil des Programms stellen die täglichen Gewohnheitsbrecher dar, die allmählich Ihre negativen Denk- und Verhal-
tensgewohnheiten beseitigen werden. Gewohnheiten können in
erheblichem Maße Schmerzen, Leiden und Stress zementieren; sie

aufzulösen, wird daher die Wirksamkeit des ganzen Achtsamkeitsprogramms verstärken. Die Gewohnheitsbrecher machen meistens Spaß; sie sind darauf ausgelegt, Glück und Neugier in Ihnen neu zu entfachen, während zugleich das sekundäre Leiden dahinschmilzt. Ein typischer Gewohnheitsbrecher kann ein Spaziergang im Park sein, bei dem Sie Ihre Umgebung bewusst aufzunehmen versuchen, oder das Warten darauf, dass das Wasser im Kocher wirklich kocht und der Kocher sich abschaltet, bevor man sich eine Tasse Kaffee oder Tee aufgießt (statt ungeduldig herbeizueilen, um den Kocher vorzeitig auszuschalten). Versuchen Sie dies mit Ihrer ganzen Aufmerksamkeit zu tun – mit vollkommener Achtsamkeit.

Am besten meditieren Sie an sechs Tagen in der Woche. Es spielt keine Rolle, welche Wochentage Sie auswählen. Wenn Sie einmal ein oder zwei Tage nicht dazu kommen, versuchen Sie die Meditation einfach an den folgenden Tagen nachzuholen. Nach Beendigung des Wochenprogramms fahren Sie dann mit dem Programm der nächsten Woche fort. Wenn es Ihnen lediglich gelingt, an vier oder noch weniger Tagen in der Woche zu meditieren, dann sollten Sie dieses Wochenprogramm nach Möglichkeit wiederholen. Achtsamkeit zieht ihre Kraft aus der Wiederholung, daher ist es wichtig, so oft wie empfohlen zu meditieren. Doch das Leben kann sehr geschäftig sein; kritisieren Sie sich also nicht dafür, «versagt» zu haben, wenn Sie vielleicht einen Teil des Programms nicht absolvieren konnten. In der Meditation gibt es kein Versagen – es kann manchmal eben nur etwas länger dauern, das ganze Programm zu absolvieren, als Ihnen lieb ist. Wenn Sie auf halbem Weg im Programm nicht weiterkommen, dann gilt auch hier: Kritisieren Sie sich nicht. Nehmen Sie den Faden einfach wieder auf, wenn Sie sich dazu in der Lage sehen. Wenn seit den letzten Meditationen mehrere Wochen oder gar Monate vergangen sind, fangen Sie lieber wieder bei Woche 1 an. Wenn dies geschieht, denken Sie daran, dass Sie nicht versagt haben. Es ist für jedes Achtsamkeitsprogramm absolut normal, dass man hin und wieder pausiert oder mehrere «Fehlstarts» hinlegt. Etlichen Menschen, die man «Meister der Achtsamkeit» nennt, ist es so ergangen. So paradox das auch erscheinen mag, aber «Versagen» und «Abbrechen» können per se wichtige Lektionen sein. Mitgefühl, insbesondere sich selbst und den Schwierigkeiten gegenüber, mit denen Sie sich konfrontiert sehen, ist ein zentraler Aspekt von Achtsamkeit. Vermeiden Sie deshalb, sich selbst zu schelten, wenn Sie das Gefühl haben, dass Sie sich nicht genug Mühe geben.

ZUSAMMENFASSUNG DER WOCHENPROGRAMME

Woche 1 führt in die Körperscan-Meditation ein. Wie der Name bereits andeutet, lädt diese Meditation Sie dazu ein, mit Ihrer Bewusstheit durch den Körper zu gehen und sich auf die Empfindungen zu konzentrieren, die Ihnen auffallen. Diese einfache Meditation verdeutlicht den Unterschied zwischen «an eine Empfindung *denken*» und «eine Empfindung direkt *erleben*». Sie hilft Ihnen, zwischen dem primären und dem sekundären Leiden zu unterscheiden. Ihr Verhältnis zu Schmerz und Krankheit wird sich dadurch tiefgreifend verändern. Deshalb legt der Körperscan die Grundlage für alles Übrige im Programm. Diese Meditation ist darüber hinaus äußerst wirksam zum Stressabbau.

Woche 2 führt in die einfache Im-Rhythmus-des-Atems-Meditation ein. Diese wird Ihnen helfen, sich Ihrer Gedanken, Gefühle und Emotionen dann, wenn sie entstehen, stärker bewusst zu werden und davon abzulassen, sich gegen sie zu wehren. Sie werden erkennen, dass viele Ihrer Gedanken und ein großer Teil Ihres Verhaltens im Autopilotmodus funktionieren. Bei den meisten Ihrer Leiden handelt es sich im Grunde um eine gewohnheitsmäßige Reaktion auf mentale und körperliche Auslöser. Die Auslöser können Sie nicht verhindern, aber Sie können Ihre Reaktion darauf verändern. Die Im-Rhythmus-des-Atems-Meditation unterstützt Sie hierbei. Sie wird Sie lehren, wie Sie Ihr Leiden loslassen und beginnen können, das Leben wieder in vollen Zügen zu leben. Diese Fertigkeit allein kann bereits Ihr Leben verändern. Die Sammlung auf den Atem hat noch weitere Vorzüge: Sie löst langsam Angst, Stress und Depression auf und fördert die körperliche Heilung, indem sie den Parasympathikus oder «besänftigenden» Teil des Nervensystems stimuliert.

Woche 3 ist der Einführung in die Meditation der Achtsamen Bewegung gewidmet. Schmerzen und Krankheit haben großen Einfluss auf die allgemeine Fitness, Flexibilität und die Fähigkeit, die Aufgaben des Alltags zu bewältigen. Das versteht sich zwar von selbst, aber der menschliche Körper ist nun einmal auf Bewegung ausgelegt – wenn Sie also nicht möglichst aktiv bleiben, kann das zu einer großen Bandbreite von sekundären Gesundheitsproblemen führen. In der dritten Woche lernen Sie einige sehr sanfte Bewegungsübungen, die speziell für das Breathworks-Programm entwickelt wurden. Diese hauptsächlich auf Yoga und Pilates beruhenden Übungen werden den Prozess der Untätigkeit stoppen und sogar umkehren und Ihnen helfen, wieder Zuversicht und Mut aufzubauen. Die Betonung liegt bei diesen Übungen auf der *Qualität* der Bewusstheit bei der Ausführung der Bewegungen; sie zielen nicht in erster Linie darauf ab, die körperliche Fitness zu stärken (auch wenn sie ebenfalls diese Wirkung haben). Woche 3 ermutigt Sie zudem, Ihrem Körper ein gewisses Maß an Achtsamkeit, Freundlichkeit und Verständnis entgegenzubringen, während Sie Ihren alltäglichen Aktivitäten nachgehen. Auch dies wird es Ihnen ermöglichen, den Unterschied zwischen primärem und sekundärem Leiden zu erspüren, und Ihre Schmerzen weiter reduzieren.

Woche 4 unterstützt Sie dabei, sich Ihren Schwierigkeiten zu stellen, anstatt ihnen aus dem Wege zu gehen. In den meisten Bereichen unseres Alltags neigen wir dazu, die Gedanken, Gefühle,

Emotionen und Empfindungen, die wir schwierig oder beunruhigend finden, zu vermeiden oder zu ignorieren. In Woche 4 werden Sie aufgefordert, mit Hilfe der Meditation des mitfühlenden Akzeptierens eine andere Einstellung dazu zu entwickeln. Diese ermutigt Sie, sich vorsichtig Ihren Schwierigkeiten zu stellen und die Dinge zu akzeptieren, die Sie nicht ändern können (primäres Leiden), sowie diejenigen zu reduzieren oder zu überwinden, bei denen dies möglich ist (sekundäres Leiden). Diese Akzeptanz ist eine Periode des Zulassens, des Seinlassens, eine Zeit, Ihrem «Versagen» und Ihren Schwierigkeiten liebevoll zu begegnen. Sie werden überrascht sein, wie sehr der Schmerz allein schon dadurch nachlässt, dass Sie sich selbst und Ihren Problemen Wärme, Mitgefühl und ein wohlwollendes Verständnis entgegenbringen.

Woche 5 schenkt Ihnen die Werkzeuge, mit deren Hilfe Sie die angenehmen Erfahrungen zutage fördern können, die häufig durch Leiden überdeckt werden. In der vorangegangenen Woche wurden Ihre Sinne neu erweckt, sodass Sie die reale Welt in all ihrer bittersüßen Schönheit erfahren können. Woche 5 baut mit der Schatz-der-Freude-Meditation auf dieser Fähigkeit auf. Es kann sehr transformierend sein, wenn Sie Ihre ganze Aufmerksamkeit auf solch einfache Freuden wie die Wärme Ihrer Hände oder den Geschmack Ihrer Lieblingsspeise richten. Es ist zwar wichtig, Schmerzen und Leiden zu reduzieren, aber es ist ebenso unerlässlich, dass Sie das Leben wieder lieben lernen.

Woche 6 baut mit der Meditation des weiten Herzens auf den vorangegangenen zwei Wochen auf. Dadurch kultivieren Sie eine zuversichtliche, zugewandte und weitherzige Bewusstheit, die Schmerzen und Leiden auflöst. Dieses Gefühl einer erweiterten Perspektive wird Ihnen helfen, in größerer Harmonie mit der Welt zu leben, statt nur auf sie zu reagieren und sich ständig in der Defensive zu fühlen. Dies hat erhebliche Auswirkungen auf

Ihren Umgang mit Schmerzen. Es hilft Ihnen, nicht mehr gegen sich selbst und die Realität Ihrer Schmerzen, Ihres Leidens und des Stresses anzukämpfen, indem Sie lernen, mehr Mitgefühl sich selbst gegenüber zu haben. Wenn Sie dies umsetzen, wird sich der Raum mit einem Gefühl des Friedens und der Ruhe füllen. Dies ist ein Grundpfeiler des Achtsamkeitsbasierten Schmerzmanagements.

Woche 7 baut auf der vorangegangenen Woche auf, indem Sie das vermehrte Gefühl, freundlich und mitfühlend sich selbst gegenüber zu sein, nach außen auf andere Menschen ausdehnen. Sie mögen fragen, wozu das gut sein soll, denn Sie sind es ja, der leidet. Aber Sie sind mit anderen Menschen verbunden, ob Sie das nun spüren oder nicht. Wir sind soziale Wesen. Wenn wir uns isoliert fühlen, vergrößert dies Schmerzen, Leiden und Stress, doch die Verbundenheitsmeditation löst das Gefühl der Isolation auf, das diese Erfahrungen so oft begleitet. Sie hilft Ihnen, mit sich selbst und anderen in Frieden zu leben – ganz gleich, wie physisch isoliert Sie sein oder sich fühlen mögen.

Woche 8 markiert den Anfang vom Rest Ihres Lebens. Sie wiederholt den gesamten Kurs und hilft Ihnen, ein Achtsamkeitsprogramm zu entwerfen, das Sie langfristig beibehalten können. Sie werden sanft daran erinnert, dass Sie zwar keine Kontrolle darüber haben, was in Ihrem Leben geschieht, dass Sie aber sehr wohl die Wahl haben, wie Sie darauf reagieren.

Zeit und Raum für Meditation

Die Meditationen in diesem Programm nehmen jeweils lediglich zehn Minuten in Anspruch und sollten idealerweise zwei Mal täglich geübt werden. Es bleibt Ihnen überlassen, wann Sie sie durchführen, aber es hat sich bewährt, sie an den Anfang und das Ende des Tages zu legen. Die meisten Menschen finden den frühen Morgen, gleich nach dem Aufstehen, am besten. Andere gute Zeiten sind gleich nach der Heimkehr von der Arbeit oder vor dem Abendessen. Das mag bedeuten, dass Sie morgens etwas früher aufstehen und, wenn Sie das tun, auch etwas früher zu Bett gehen müssen, damit die Übung nicht auf Kosten Ihres Schlafes geht. Aber nur Sie selbst kennen Ihren natürlichen Rhythmus von Wachheit, Müdigkeit und Leiden; daher bleibt es Ihnen überlassen, die für Sie beste Zeit auszusuchen. Regelmäßigkeit ist ebenfalls wichtig. Sie beugt dem Verschieben vor und gestattet Ihnen, Ihren Tag effizienter einzuteilen. Im Verlauf des Kurses mögen Sie Ihre Sitzungen vielleicht ein wenig verlängern, etwa indem Sie am Morgen oder Abend zwei Meditationen nacheinander üben. Aber achten Sie darauf, dass Sie zu beiden Tageszeiten mindestens zehn Minuten praktizieren, damit die Regelmäßigkeit gewahrt bleibt.

Wenn Sie überlastet, hektisch oder gestresst sind, ist es gut, sich daran zu erinnern, dass Sie unter diesen Umständen wahrscheinlich keine Zeit für die Meditation haben. Selbst wenn Ihnen Zeit zur Verfügung stünde, hätten Sie diese wahrscheinlich bereits für etwas anderes eingeteilt. Sie werden daher Zeit für die Meditation *schaffen* müssen. Die meisten Menschen finden, dass Meditation tendenziell mehr Zeit freisetzt als kostet, weil ihr Leben dadurch mehr in Fluss kommt und sie weniger Zeit mit Leiden verbringen. Manche Menschen befürchten, Meditation sei eine «egoistische» Maßnahme – wohl, weil sie meinen, sie müssten eigentlich mehr Zeit mit ihrer Familie verbringen oder härter arbeiten. Sollte das bei Ihnen der Fall sein, so sollten Sie Ihre Meditationszeit als etwas betrachten, das sowohl Ihnen als auch Ihrer Familie und Ihren Freunden zugutekommt. Das ist weder egoistisch noch Zeitverschwendung. Ganz im Gegenteil: Die Meditation wird Ihnen helfen, die Kontrolle über Ihr Leben und Leiden zurückzugewinnen, und ist einfach die vernünftigste und praktischste Umgehensweise mit Ihrem Schmerz, Ihrer Krankheit oder mit Stress. Eine andere Sichtweise der Achtsamkeit ist, sie als mentales Training zu betrachten. Viele Menschen verbringen eine Menge Zeit damit, ihren Körper zu trainieren, aber die meisten widmen sich niemals ihrer «mentalen Fitness». Meditation ist ein Fitnessprogramm für den Geist.

Am besten meditiert man in einem angenehmen und ruhigen Raum. Das kann auch eine stille Ecke in Ihrem Heim sein. Sich inmitten von Unordnung und Durcheinander hinzusetzen, wird der Entwicklung Ihrer inneren Klarheit nicht gerade förderlich sein, während ein sauberer und aufgeräumter Raum Ihnen helfen kann, eine kontemplativere Geisteshaltung zu kultivieren. Vielleicht mögen Sie ja einige Blumen oder anderen Schmuck in diesem Bereich platzieren, womöglich einige Bilder oder ein symbolträchtiges Objekt aus der Natur, wie etwa einen Stein oder ein Stück Treibholz. Außerdem ist es sinnvoll, das Telefon auszuschalten, auf «Stumm» zu stellen oder die Rufumleitung zur Mailbox zu aktivieren. Lassen Sie am Ende auch die anderen Bewohner Ihres Heims wissen, dass Sie während der Übungszeit ungestört sein möchten. Viele finden das ein bisschen peinlich, weil sie befürchten, die anderen könnten ihre Meditationspraxis etwas seltsam finden. In Wirklichkeit werden Ihre Familie und Ihre Freunde jedoch froh sein, dass Sie Ihr Leiden lindern und wieder Kontrolle über Ihr Leben finden können.

Und welche Ausrüstung benötigen Sie? Einen MP3-Player, um die Audiodateien mit den Meditationsanleitungen anzuhören, einen ruhigen Platz zu Hause, einen Stuhl zum Sitzen oder einen Teppich zum Liegen und bei Bedarf eine Decke, die Sie sich über Beine und Füße legen, damit Ihnen nicht kalt wird. Das ist alles, was Sie benötigen.

Manche Menschen meditieren lieber in einer Gruppe. Wenn das bei Ihnen der Fall ist, können Sie sich einem örtlichen Breathworks-

Kurs anschließen oder einen Onlinekurs besuchen (eine internationale Liste anerkannter Breathworks-Trainer und -Kurse finden Sie auf www.breathworks-mindfulness.org.uk).

Wie soll ich sitzen?

Viele Menschen denken, wenn sie das Wort «Meditation» hören, an einen gelenkigen jungen Menschen, der mit verschränkten Beinen auf dem Boden sitzt. Auch wenn einige Menschen auf diese Weise meditieren können, ist diese Haltung für die meisten doch äußerst unbequem. In einer solchen Position zu sitzen, ist für die Meditationspraxis nicht notwendig. Es ist lediglich die traditionelle Sitzposition der Meditierenden im Osten. Es ist daher am besten, wenn Sie die Meditationen in diesem Buch auf einem Stuhl mit gerader Lehne sitzend ausführen. Sollten Sie das schwierig oder unbequem finden, können Sie eine der weiter unten aufgeführten Positionen einnehmen.

Versuchen Sie, Ihre aktuelle körperliche Verfassung zu akzeptieren und sich den gegebenen Umständen anzupassen. Vielleicht ist die liegende Position für Sie die beste. Oder Sie mögen lieber kniend oder im Schneidersitz meditieren. Wählen Sie eine Position, die Ihre Muskeln so wenig wie möglich beansprucht und einen wachen, aber entspannten Geisteszustand fördert. Experimentieren Sie so lange, bis Sie eine der Meditation zuträgliche Haltung gefunden haben. Versuchen Sie immer daran zu denken, sich selbst so freundlich und verständnisvoll zu behandeln, wie es Ihnen möglich ist. Achtsamkeit ist kein Wettkampf. Sie werden nichts davon haben, wenn Sie sich zu einer harten und unbequemen Position zwingen.

Womöglich müssen Sie die von Ihnen gewählte Position im Laufe der Wochen und Monate variieren. Das ist nicht ungewöhnlich. Es kann auch sein, dass Sie die Position im Verlauf einer einzigen Meditation verändern müssen. Auch dies ist nichts Ungewöhnliches, besonders wenn Sie körperlich eingeschränkt sind. Selbst erfahrene Meditierende müssen sich von Zeit zu Zeit bewegen. Wenn Sie sich bewegen, versuchen Sie dies in die Meditation zu integrieren und es so achtsam wie möglich zu tun.

Wir machen Ihnen im Folgenden einige Vorschläge zur Wahl einer Meditationsposition. Einige der Beschreibungen kommen Ihnen vielleicht allzu detailliert vor, doch es steht eine Absicht dahinter. Wenn Sie «nur» meditieren, um Stress zu reduzieren oder um Ihre mentale Gesundheit und das Wohlbefinden zu steigern, ist die grundlegende Haltung nicht so wesentlich. Doch die meisten Menschen mit chronischen physischen Gesundheitsproblemen unterliegen Einschränkungen, die man behutsam umschiffen muss, wenn auch nur zeitweilig. Unsere Beschreibungen sollen dafür sorgen, dass Sie den größtmöglichen Nutzen aus der Meditation ziehen können, statt Ihre Zeit damit zu verbringen, gegen das Unbehagen anzukämpfen. Unter www.breathworks-mindfulness.org.uk oder http://franticworld.com finden Sie zudem Videos über die einzelnen Meditationspositionen.

Sitzen auf einem Stuhl

Wählen Sie einen Stuhl mit gerader Rückenlehne. Ein Esszimmerstuhl aus Holz wäre ideal. Wenn Ihre Wirbelsäule stark genug ist, versuchen Sie, drei bis vier Zentimeter von der Stuhllehne entfernt zu sitzen. Dies lässt Ihrer Wirbelsäule die Freiheit, ihre natürliche Krümmung beizubehalten, und schafft das Gefühl von Offenheit im Brustkorb. Es wird auch Ihre Wachheit und emotionale Intelligenz fördern. Sollte Ihr Rücken nicht stark genug sein, können Sie sich einige Kissen in den Rücken stopfen, um ihn zu stützen. Versuchen Sie, eine so aufrechte Position einzunehmen, wie es Ihnen möglich ist. Ihre Füße sollten dabei flach auf dem Boden stehen. Wenn Ihre Beine den Boden nicht ganz erreichen, dann legen Sie ein festes Kissen unter die Füße, damit Sie einen stabilen Kontakt zum Boden haben (siehe Abbildung).

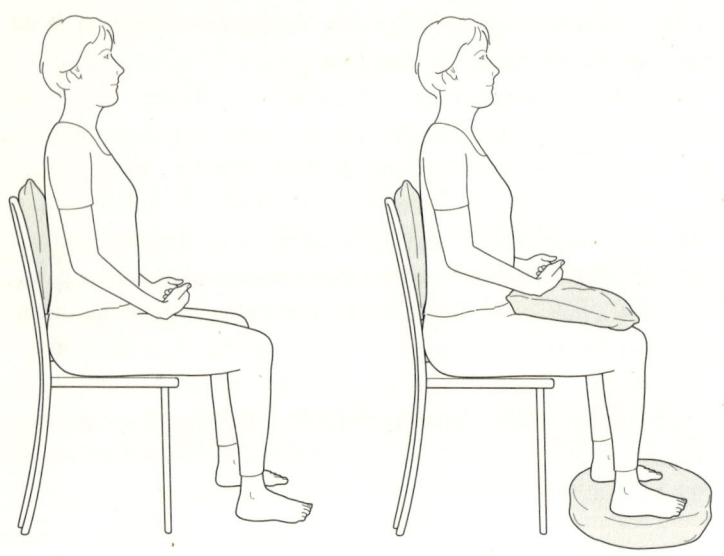

Das Becken aufrichten

Welche Sitzhaltung Sie auch einnehmen möchten – auf einem Stuhl, kniend oder mit gekreuzten Beinen auf dem Boden –, der Schlüssel zu einer bequeme Haltung liegt in der Winkelstellung Ihres Beckens. Das Becken bildet den Anker für den ganzen Oberkörper, und seine Ausrichtung beeinflusst die Ausrichtung von Kopf, Hals und Wirbelsäule (siehe die folgenden Illustrationen in diesem Abschnitt). Wenn Sie eine Haltung finden, in der das Becken gut ausgerichtet und aufrecht ist, wird die Wirbelsäule ihrer natürlichen

S-Krümmung folgen können. Dies erlaubt es dem Kopf, leicht über dem oberen Ende der Wirbelsäule zu ruhen, und dem Hals, lang und entspannt zu sein, wobei das Kinn ein wenig nach innen eingezogen ist. Ein Gefühl von Offenheit entsteht so auf ganz natürliche Weise. Ein ausbalanciertes Becken ermöglicht den Beinen zudem, «nach außen» gen Boden zu klappen, und schafft somit eine minimale Beanspruchung in den großen Muskeln von Oberschenkeln und Hüften.

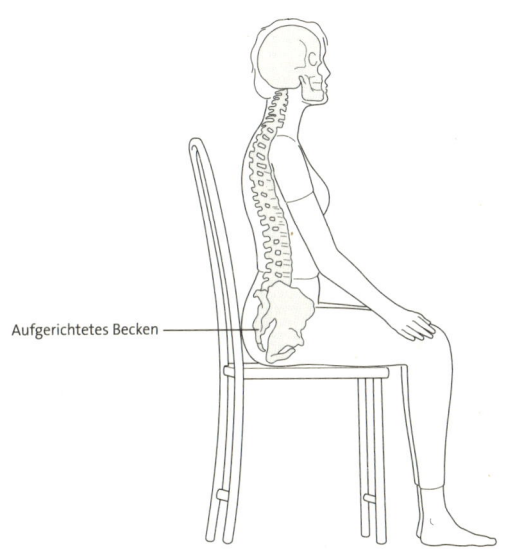

Aufgerichtetes Becken

Eine gute Möglichkeit herauszufinden, ob Ihr Becken aufrecht genug ist, besteht darin, es einige Male nach vorn und nach hinten zu kippen (siehe Abbildungen a und b auf Seite 68, um den Ruhepunkt zu finden, an dem das Becken ausbalanciert ist. Sie können auch versuchen, Ihre Hände unter die Pobacken zu legen, während Sie sitzen, und die Sitzhöcker erspüren – die knochigen Spitzen, die tief in den

Hinterbacken liegen und das Gewicht des Körpers in der aufrechten Sitzhaltung tragen. Wenn das Becken aufgerichtet ist, liegt das Hauptgewicht auf diesen Knochen statt auf den fleischigen Teilen des Pos oder dem Schambein vorn. Damit Sie eine solche ausbalancierte Position erreichen, müssen Sie womöglich die Höhe Ihres Sitzes anpassen.

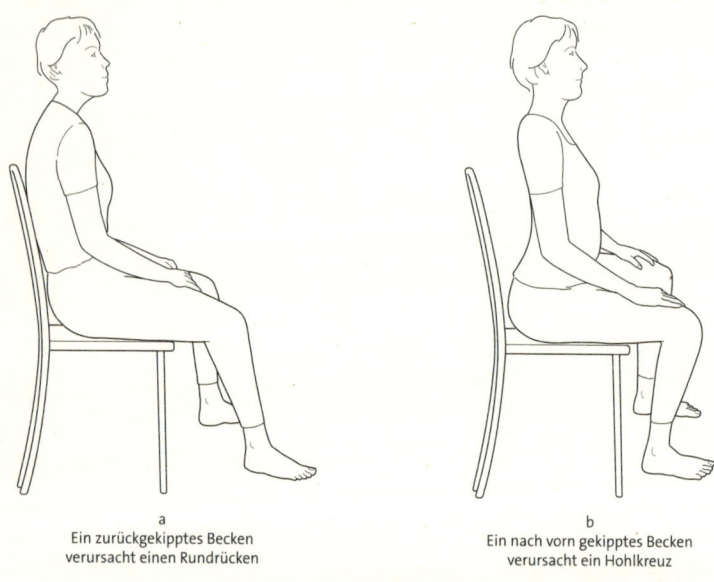

a
Ein zurückgekipptes Becken
verursacht einen Rundrücken

b
Ein nach vorn gekipptes Becken
verursacht ein Hohlkreuz

Außerdem ist es wichtig, dass Sie Ihre Hände in der richtigen Höhe halten. Sie können sie auf einem Kissen ruhen lassen oder sich eine Decke umlegen, damit die Schultern offen und breit bleiben können, statt im Laufe der Meditation nach unten zu sinken (siehe Abbildungen c und d).

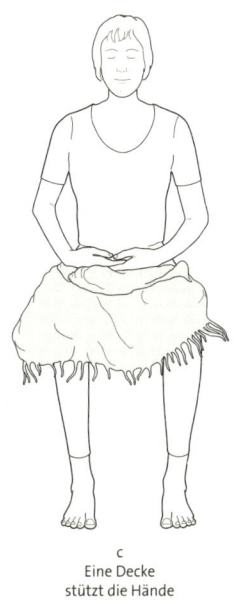

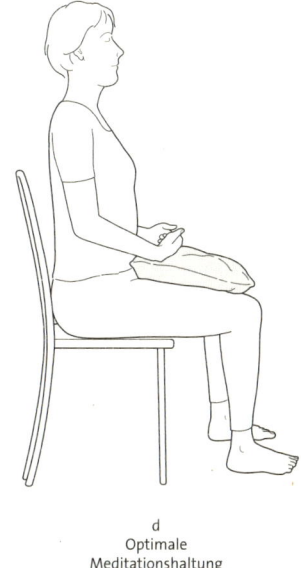

c
Eine Decke
stützt die Hände

d
Optimale
Meditationshaltung

Auf dem Boden knien

Einige Menschen mit Rückenproblemen finden es bequemer, auf dem Boden zu knien. Es ist oft leichter, das Becken anzupassen, sodass es aufrecht ausgerichtet ist, wenn die Oberschenkel sich in einem weniger spitzen Winkel befinden als die 90 Grad, die beim Sitzen auf einem Stuhl entstehen. Das Knien auf dem Boden kann etwas härter für Knie und Fußgelenke sein – probieren Sie einfach aus, was sich für Sie am besten anfühlt.

Beim Knien ist es wichtig, die richtige Höhe und Stabilität zu finden. Vielleicht möchten Sie sich eine Meditationsbank, einige Meditationskissen, ein Luftkissen oder Yogablöcke kaufen (siehe «Medien und Hilfsmittel» auf Seite 269). Andernfalls können Sie auch etwas Festes und Stabiles, wie etwa ein großes Buch mit einem Kissen darauf, zur Polsterung verwenden (siehe Abbildung e). Ihr «Sitz» sollte weder zu weich sein, weil er sonst instabil wäre, noch zu hart, weil er sonst unbequem würde. Wenn er zu hoch ist, wird Ihr Becken dazu neigen, nach vorn zu kippen, und der Rücken ins Hohlkreuz fallen; ist er zu niedrig, könnte Ihr Becken nach hinten rollen und Rücken und Schultern runden. Beide Extreme schaffen eine unvorteilhafte Haltung und können Nacken- und Rückenschmerzen oder ganz allgemein ein Gefühl von Anstrengung verursachen.

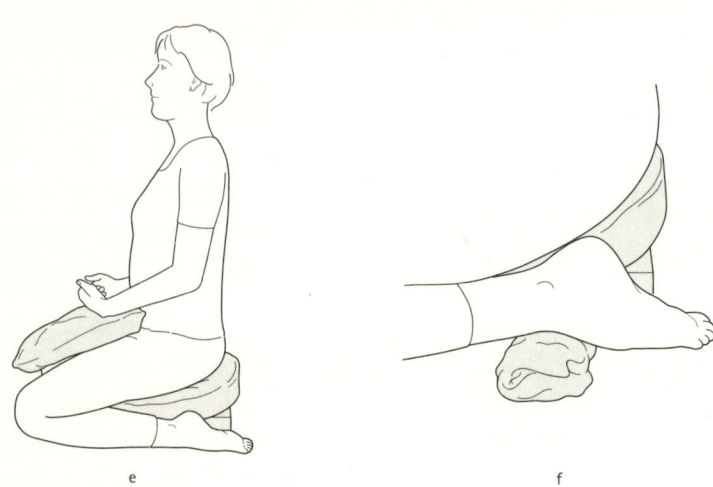

e   f

Wenn Sie beim Knien eine Überlastung der Fußknöchel verspüren, versuchen Sie die Gelenke zu entlasten, indem Sie sie mit aufgerollten Socken oder etwas Ähnlichem stützen. Spielen Sie mit dem, was Sie zur Verfügung haben, und probieren Sie, was am bequemsten ist (siehe Abbildung f).

Mit verschränkten Beinen sitzen

Wenn es für Sie bequem ist, sollten Sie unter allen Umständen mit verschränkten Beinen auf dem Boden sitzen. Wenden Sie dabei dieselben Prinzipien wie für die anderen Haltungen an: Stellen Sie sicher, dass Ihr Becken aufgerichtet ist, sodass Ihre Wirbelsäule ihrer natürlichen Krümmung folgen kann, ohne zusammenzusacken oder in ein Hohlkreuz zu fallen. Stützen Sie Ihre Arme entweder mittels eines Kissens oder einer Decke, um die Anstrengung für die Schultern und den Hals so gering wie möglich zu halten (wie in Abbildung e).

Das Sitzen mit verschränkten Beinen erfordert in der Praxis große Gelenkigkeit und ist nur dann zu empfehlen, wenn Sie bequem in dieser Position sitzen können, ohne den Körper zu belasten. Für Menschen mit chronischen Schmerz- oder Gesundheitsproblemen ist es häufig nicht geeignet. Daher sind das Sitzen auf einem Stuhl oder das Knien auf dem Boden im Allgemeinen die erstrebenswertesten Meditationspositionen – es sei denn, wie gesagt, dass Sie sehr gelenkig sind.

Liegen

Die Körperscan-Meditation wird im Allgemeinen im Liegen durchgeführt, aber diese Position ist auch für andere Meditationsformen bestens geeignet, wenn Sie es unbequem finden, auf einem Stuhl zu

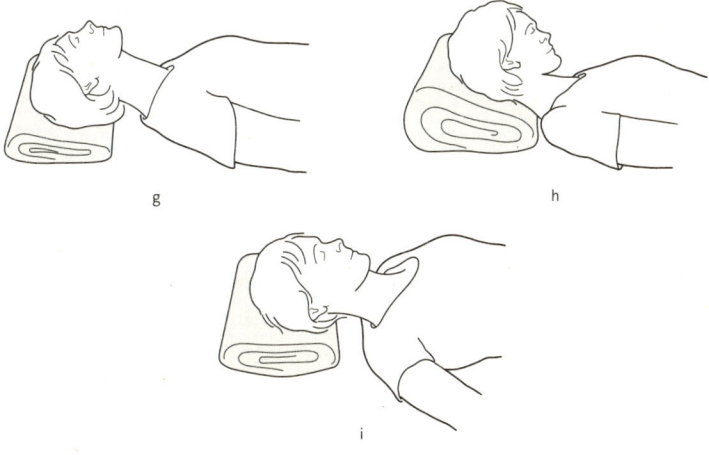

g   h

i

sitzen. Auf einer Matte auf dem Boden zu liegen, wäre ideal. Manchmal ist es besser, das Bett zu vermeiden, da Sie es unbewusst mit Schlaf assoziieren und deshalb vielleicht schläfrig werden. Ist das Bett jedoch der einzige Ort, an dem Sie es bequem haben, dann sollten Sie sich unbedingt dafür entscheiden.

Stellen Sie sicher, dass Ihr Kopf bequem liegt und dabei der Hals eine neutrale Position einnimmt: Verwenden Sie ein festes Kissen oder eine zusammengefaltete Decke als Stütze. Experimentieren Sie, um eine Lage zu finden, die weder zu niedrig ist und dabei die Vorderseite des Halses überdehnt (siehe Abbildung g) noch zu hoch und dabei den Nacken überdehnt (Abbildung h). Die optimale Position (Abbildung i) wäre, wenn die Stirn etwas höher liegt als das Kinn und der Nacken durch seine natürliche Krümmung entlastet ist.

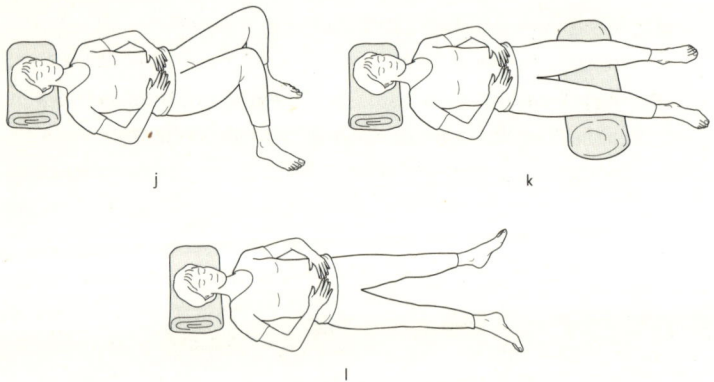

j

k

l

Um eine zu große Beanspruchung Ihres Rückens zu vermeiden, winkeln Sie die Knie an, sodass die Fußsohlen auf dem Boden stehen (siehe Abbildung j). Alternativ können Sie eine Nackenrolle, eine zusammengerollte Decke oder ein Kissen unter die Unterschenkel und Knie legen (siehe Abbildung k). Ansonsten liegen Sie einfach mit ausgestreckten Beinen da (siehe Abbildung l).

Wann beginnen Sie mit dem Programm?

Falls Sie sich fragen, wann Sie mit der Übung beginnen sollen – warum nicht gleich jetzt? Der gegenwärtige Augenblick ist die Zukunft, die Sie sich letztes Jahr, letzte Woche oder gestern versprochen haben ... Jetzt ist der einzige Augenblick, den Sie je haben werden.

Wenn Sie jetzt nicht beginnen können, warum praktizieren Sie dann nicht in Ihrer nächsten Pause die Kaffee-Meditation und entscheiden dann, wann Sie beginnen wollen?

DIE KAFFEE-MEDITATION

Kaffee und Tee sind Getränke, die uns jeden Tag zur Verfügung stehen, was sie zum idealen Gegenstand für eine Meditation macht. Sie können diese Meditation machen, um den Geist ruhig werden zu lassen, bevor eine Entscheidung ansteht, oder um einfach einen Moment achtsamer Bewusstheit zu erfahren. Wiederholen Sie diese Meditation, wann immer Sie mögen, und üben Sie sie mit allen möglichen Getränken.

- Wenn Sie das Getränk selbst zubereiten, betrachten Sie das Kaffeemehl (oder die Teeblätter). Sehen Sie ganz genau hin. Lassen Sie Ihre Augen für einige Augenblicke jede Einzelheit aufsaugen. Beobachten Sie, wie das Licht vom Kaffeemehl oder den Teeblättern zurückgeworfen wird.
- Geben Sie nun das heiße Wasser hinzu. Was hören Sie? Was riechen Sie? Wenn Sie in einem Café oder an einem Imbissstand Ihr Getränk kaufen, nehmen Sie alle Geräusche und Gerüche wahr. Hören Sie das Klirren von Tassen? Das Zischen von Wasser? Das Geplauder der Kunden? Versuchen Sie, sich direkt auf die Sinneserfahrungen einzustimmen, statt die Erfahrung mental mit Worten zu beschreiben.

- Wenn Sie Milch und Zucker hinzufügen, schauen Sie zu, wie sie sich auflösen. Verändert sich der Geruch? Konzentrieren Sie sich auf den feinen Unterschied der Aromen.
- Nehmen Sie einen Schluck. Bei Kaffee kennt man mehr als 30 verschiedene Geschmäcker, bei Tee noch viel mehr. Finden Sie heraus, ob Sie einige davon wahrnehmen können. Gibt es bittere, süße, saure Aromen?
- Widerstehen Sie der Versuchung hinunterzuschlucken. Schlucken Sie erst nach einigen Augenblicken oder wenn Sie spüren, dass Ihre Geschmacksknospen gesättigt sind. Wie fühlt sich das an? Wie fühlen sich Mund und Kehle an, wenn Sie einatmen? Heiß? Kalt? Oder heiß gefolgt von kalt?
- Wiederholen Sie die vorigen beiden Schritte mit einem weiteren Schluck Ihres Getränks. Fahren Sie damit fünf Minuten lang fort oder bis Sie ausgetrunken haben.

Wie fühlen Sie sich? Anders als normal? Hat das Getränk besser geschmeckt, als wenn Sie es im üblichen Tempo getrunken hätten?

Kapitel 4
Woche 1: Wildpferde

«Nach meinem Unfall war das Elend jahrelang Normalität», sagte Mike. «Ich war Schweißer auf einer Schiffswerft. Das ist nicht so wie früher, als es harte Arbeit unter freiem Himmel war. Heutzutage ist es eine Hightech-Tätigkeit, die in überdachten Trockendocks ausgeführt wird. Der Stahl wird von Lasern geschnitten, und es gibt ausgeklügelte Gerüstbrücken, die die Bauteile festhalten, während geschweißt wird. Das war das Problem. Ich bin über die Jahre so außer Form geraten und steif geworden, dass ich geradezu auf einen Unfall gewartet habe.»

Mike schweißte gerade eine Stahlplatte an einem Frachter, als er sich umdrehte, um über die Schulter zu blicken. Er fühlte einen heftigen Ruck in seinem unteren Rückenbereich. Obwohl es weh tat, dachte er nicht mehr daran, bis er eine Stunde später in die Kaffeepause ging. Sein ganzer unterer Rückenbereich war mittlerweile völlig steif geworden. Wenige Stunden später bereitete ihm jede Bewegung qualvolle Schmerzen. Sogar das Atmen tat weh. Es war der Beginn eines fünfjährigen Leidenswegs, in dessen Verlauf er von Spezialist zu Spezialist und von Schmerzklinik zu Schmerzklinik überwiesen wurde.

Vor dem Unfall hatte Mike sich immer weiter von seinem Körper entfernt. Er war fast nur noch ein Transportmittel, das sein Gehirn umhertrug. Das war nicht weiter verwunderlich. Seine Arbeit und sein Leben im Allgemeinen hatten ihn dazu verführt, seinen Körper und dessen Bedürfnisse zu vergessen.

Mike verrichtete hochqualifizierte Arbeit, bei der Spezialmaschinen und -ausrüstung zum Einsatz kamen. Für seine Arbeit brauchte er seinen Kopf ebenso sehr wie seinen Körper. Die Bandbreite an

Bewegungen, die sein Körper zu absolvieren hatte, war im Laufe der Jahre allmählich immer mehr zusammengeschrumpft. Er begann zu verkalken, obwohl der geistige Anspruch seiner Arbeit stark zugenommen hatte. Er war zunehmend gestresst und hatte oft das Gefühl, in seiner Arbeit zu ertrinken. Mike war zu einem Rädchen in einem riesigen Getriebe geworden.

Sie können leicht so viel Zeit innerhalb des eigenen Kopfes verbringen, dass Sie die Tatsache vergessen, einen Körper zu haben. Sie verbringen so viel Zeit mit Denken, dass die äußere Welt genauso gut aufhören könnte zu existieren. Denken, Grübeln, Vergleichen und Urteilen können so viel von Ihrer Zeit auffressen, dass Sie beginnen, Ihr Körpergefühl zu verlieren. Dies wird noch verstärkt durch den ständigen On-Modus einer Welt des Fernsehens, Radios, Internets, der Smartphones und sozialen Medien, die uns mit der Außenwelt verbinden – aber nicht mit unserem Inneren.

Womöglich haben Sie unbewusst begonnen, sich von Ihrem Körper zu distanzieren. Vielleicht hat sich in Ihrem Herzen das Gefühl breitgemacht, dass Sie ihn nicht besonders mögen. Dieses Gefühl kann noch stärker werden durch die schönen Bilder, mit denen Zeitschriften, Filme und Fernsehen uns überschwemmen. Im Vergleich mit diesen Bildern ist Ihr Körper möglicherweise nicht so schlank oder stark, wie Sie ihn sich wünschen. Er ist vielleicht nicht so groß oder schön oder attraktiv, wie Sie möchten. Und Tag für Tag erfahren Sie, dass er nicht mehr so jung ist, wie er es einmal war. In Ihrem Herzen könnte es deshalb die Tendenz geben, Ihren Körper so weit wie möglich zu ignorieren. Diese Tendenz verstärkt sich noch, wenn Sie einige Jahre lang unter chronischen Schmerzen leiden. Aller Wahrscheinlichkeit nach haben Sie Ihren Schmerz zu einem Dämon gemacht, den Sie sich um jeden Preis vom Leib halten müssen. Und es mag auch ein Gefühl von Angst mit im Spiel sein – dass Ihr Körper eines Tages den Dienst versagen könnte. Die meisten von uns gestehen sich nicht ein, dass wir alle eines Tages sterben werden.

Eine solche Spaltung zwischen Geist und Körper scheint zunächst nicht von Bedeutung zu sein, aber darunter verbirgt sich ein elementares Problem: der Verlust einer lebenswichtigen Fertigkeit. Sie sind nun womöglich nicht mehr in der Lage, die verschiedenen Gefühle, die der Geist mit den Empfindungen von Lust, Schmerz und Leiden verbindet, zu «justieren». Wenn Sie also einen Unfall oder eine ernste Erkrankung haben, ist es ungefähr so, als wäre ein rostiges Ventil zu den Schmerzzentren des Gehirns geöffnet worden, das nicht wieder geschlossen werden kann. Ihre Empfindungen können sich wie eine alte, kaputte Dusche benehmen, die abwechselnd einen Schwall kochend heißen und eiskalten Wassers ausstößt. Dies ist mehr als alles andere eine treibende Kraft hinter dem sekundären Leiden, das wir im zweiten Kapitel erörtert haben. Und es vervielfacht den Schmerz, den Sie gerade spüren, ins Unendliche.

Sie haben einen Körper, ob Sie nun wollen oder nicht, und wenn Sie ihn ignorieren oder verleugnen, dann häufen Sie hausgemachte Probleme an. Sie können Ihren Körper nicht ewig ignorieren. Er wird schließlich Ihre Aufmerksamkeit einfordern, und sei es nur durch die natürlichen Zipperlein und Schmerzen des Alters. Deshalb besteht der erste Schritt des Achtsamkeitsprogramms darin, behutsam wieder Kontakt mit Ihrem Körper aufzunehmen. Wenn Sie dies tun, wird Ihr Leiden allmählich abnehmen. Das Erste, was Schritt für Schritt verschwindet, ist Ihre mentale Qual und der damit einhergehende Stress. Dann wird Ihr sekundäres Leiden sich langsam auflösen. Wenn Sie die weiteren Wochenprogramme absolvieren, werden Sie schließlich auch ein Nachlassen des primären Leidens erfahren – der nackten physischen Empfindungen, die das Gehirn in die viszeralen Schmerzempfindungen einbaut.

In diesem Stadium lässt sich unmöglich sagen, ob Ihr Schmerz vollkommen verschwinden wird oder nicht. Aber beinahe jeder, der aus gesundheitlichen Gründen Achtsamkeit praktiziert, erfährt eine deutliche Reduzierung des Schmerz- und Stressniveaus. Und nahezu jeder fühlt sich wieder mit dem Leben verbunden. Das Leben wird ganz einfach wieder lebenswert.

Und genau das hat auch Mike gelernt: «Ich dachte, es sei normal, sich miserabel zu fühlen», sagte er. «Wegen der Schmerzen begann ich viel zu trinken und hatte ständig einen Kater. Also dachte ich, es sei normal, wenn man sich schlecht fühlt und dazu noch Kopfschmerzen hat. Ich hatte keine Ahnung, dass es mir möglich sein könnte, das Leben wieder zu genießen. Ich hatte völlig vergessen, wie es ist, lebendig zu sein. Das ist es, was Achtsamkeit mir gegeben hat. Der größte Teil meiner Schmerzen ist verschwunden, aber noch wichtiger ist, dass ich meine Freude am Leben wiedergefunden habe.»

DIE ÜBUNGEN FÜR WOCHE 1

- 2 Mal pro Tag für 10 Minuten Körperscan-Meditation (siehe Seite 85, Audiodatei 1 auf www.rowohlt.de/schmerzfrei).
- Gewohnheitsbrecher: Gehen Sie jeden Tag in die Natur (siehe Seite 97).

Der Körperscan

Der Körperscan setzt den Prozess der Reintegration von Geist und Körper in Gang. Dies ist äußerst wichtig für die Unterscheidung von primärem und sekundärem Leiden und letztlich für die Linderung der Schmerzen, die Sie tatsächlich haben. Mit dem Körperscan beginnt außerdem der Prozess des Stressabbaus und der Linderung aller Ängste oder Depressionen, die Sie haben.

Die Meditation lädt Sie ein, Ihre Aufmerksamkeit sanft durch einen Bereich Ihres Körpers nach dem anderen wandern zu lassen und mit größtmöglicher Objektivität zu beobachten, was Sie dort vorfinden. Es geht darum, jeden Bereich eine Weile im Fokus Ihrer Aufmerksamkeit zu halten, bevor Sie ihn wieder loslassen und sich dem nächsten zuwenden. Sie werden ermuntert, dieser Meditation mit einer Aufmerksamkeit zu begegnen, die von Ruhe und Wissbegier geleitet ist. Versuchen Sie, alle vorgefassten Meinungen darüber, was Sie fühlen «sollten», über Bord zu werfen und einfach zu beobachten, was Sie vor Augen haben. Sie werden Bereiche vorfinden, die taub sind; andere Bereiche mögen brennen oder pochen. Sie entdecken womöglich ein heftiges Stechen oder einen dumpfen Schmerz. Es ist auch nichts Ungewöhnliches, Bereiche voll ruhiger Neutralität zu entdecken oder ein Gefühl pulsierenden Lebens.

Versuchen Sie zu spüren, ob die Empfindungen an einer Stelle unverändert bleiben oder ob sie sich von Augenblick zu Augenblick verändern. Sie werden womöglich erstaunt darüber sein, dass Ihr Schmerz kein «stabiler» Feind ist, sondern eher «fließt». Wenn möglich, versuchen Sie, ein Gefühl für die Gedanken und Emotionen zu bekommen, die diese Empfindungen begleiten. Häufig sind es Angst, Wut und Kummer, die vielleicht noch von furchtsamen, gestressten und deprimierten Gedanken begleitet sind. Sie mögen jedoch auch Erleichterung und ein Gefühl von Frieden und Glück vorfinden. Worauf auch immer Sie stoßen, versuchen Sie es auf keinen Fall zu beurteilen. Versuchen Sie einfach nur zu beobachten, so gut es geht. Dabei werden Sie bemerken, wie Ihr Leiden und der Stress allmählich aufweichen und zu schwinden beginnen. Nach einer Weile werden Sie entdecken:

Entspannung ist Ihr natürlicher Seinszustand,
wenn Sie aufhören, Spannung aufzubauen.

Versuchen Sie, sich selbst gegenüber so freundlich und verständnisvoll wie möglich zu sein. Wenn Sie Angst vor dem haben, was Sie vorfinden könnten, dann erinnern Sie sich daran, dass Sie sich ja nicht kopfüber in die Meditation stürzen müssen. Verhalten Sie sich wie ein Forscher. Gehen Sie zentimeterweise voran und nur so weit, wie es Ihnen möglich ist. Meditation ist weder ein Marathon noch ein Sprint. Sie sollte vielmehr ein netter Bummel sein, der Sie dazu anhält, Ihr eigenes Tempo einzuschlagen.

Denken Sie daran, dass Sie Ihre Position jederzeit verändern können, um sich Erleichterung zu verschaffen, wenn irgendwelche Empfindungen zu unangenehm werden. Entscheiden Sie bewusst, wie Sie reagieren wollen. Sie können versuchen, die Haltung zu verändern, oder Sie können sich in den Schmerz hinein entspannen. Beobachten Sie, ob das Ein und Aus des Atems eine Auswirkung auf den Schmerz hat. Häufig hilft der Atem, Leiden aufzulösen. Vergessen Sie nicht, dass es Ihnen stets freisteht, alles zu tun, was nötig ist, damit Sie es bequem haben. Sie werden viel mehr von der Übung profitieren, wenn Sie entspannt sind und nicht gegen Schmerz oder Unbehagen ankämpfen müssen.

Im Laufe der Meditation werden Sie merken, dass sie Ihnen eine besondere Konzentration auf den Atem abverlangt. Dies ist ein Thema, das sich durch das gesamte Programm zieht. Der Atem ist nicht nur die Quelle des Lebens, sondern auch ein empfindliches Barometer für alle möglichen Emotionen oder physischen Empfindungen, die Sie fühlen, ohne dass sie die Schwelle Ihres Bewusstseins überschreiten. Mit etwas Übung können Sie lernen, den Atem als Frühwarnsystem zu nutzen, das es Ihnen ermöglicht, Leiden und Stress zu erspüren und zu entschärfen, bevor sie zu einem Problem werden. Die schlichte Beobachtung des Atems – wobei Sie dafür sorgen, dass er so natürlich wie möglich fließt – kann Schmerzen, Leiden und Stress auflösen, ohne dass Sie darüber hinaus noch mehr tun müssten.

Um ein Gefühl dafür zu bekommen, welch große Wirkung diese Aufmerksamkeit hat, versuchen Sie Folgendes: Ballen Sie eine Faust und achten Sie auf das, was dabei mit dem Atem geschieht. Sie werden wahrscheinlich feststellen, dass Sie den Atem anhalten und eine Anspannung im Oberbauch spüren. Lassen Sie jetzt Ihren Atem wieder fließen, und atmen Sie in die Empfindungen der geballten Faust hinein. Merken Sie, dass Ihre Faust ebenfalls etwas loslässt?

Die meisten Menschen halten automatisch den Atem an, wenn sie Schmerzen, Stress oder Unbehagen empfinden. Die Gewohnheit, den Atem zu blockieren, kann sich auch als flache Atmung oder Hyperventilation manifestieren. Eine derart gestörte Atmung löst das mentale Alarmsystem aus, das wiederum Anspannung und Stress im Körper aufbaut. Der Geist nimmt diesen Anstieg an Anspannung und Stress wahr und wird noch alarmierter. Auf diese Weise kann gestörte Atmung einen belastenden Teufelskreis sekundären Leidens auslösen, der dazu noch Angst und Stress schürt. Doch umgekehrt funktioniert die Sache ebenfalls: Atmet man in den Schmerz oder in beunruhigende Gefühle hinein, so können diese dadurch aufgelöst werden. Daher ist es möglich, Achtsamkeit und Atembewusstheit zu nutzen, um diesem Teufelskreis die Kraft zu nehmen. Ihr Stresslevel senkt sich dann schnell ab und mündet in einen Zustand des Friedens.

Achtsamkeit wirkt auch noch auf einer tieferen und eher physiologischen Ebene. Wenn Sie auf den Atem achten und er ruhiger wird, wird er ganz von selbst auch tiefer und rhythmischer. Sie beginnen außerdem, den hinteren Lungenbereich und Brustkorb in die Atmung einzubeziehen. Wenn Sie auf natürliche Weise atmen, bewegt sich im Grunde Ihr ganzer Rückenbereich. Zusammen mit den Bewegungen in Brustkorb und Bauch und in Anbetracht der Tatsache, dass so bei jedem Atemzug die inneren Organe massiert werden, wird dies als «Ganzkörperatmung» bezeichnet. Die Ganzkörperatmung wirkt auf natürliche Weise beruhigend.[37] Sie stimuliert den Parasympathikus, der wiederum Hormone in den Körper ausschüttet, um Anspannung und Stress zu reduzieren und Heilung zu fördern. Dies erzeugt wiederum tiefsitzende Gefühle des Friedens und der Entspannung, die zu einer noch tieferen Ganzkörperatmung führen. Dieser förderliche Kreislauf stellt außerdem ein äußerst wirksames Gegenmittel gegen Schmerzen, Leiden, Stress und Angst dar.

Ein zentraler Punkt in der Ganzkörperatmung ist das Gewahrwerden der Bewegung des Zwerchfells, das tief im Körper liegt, und zwar unterhalb der Lunge und quer durch den Körper von einer Seite zur anderen und von vorn nach hinten.

Beim Einatmen weitet sich das Zwerchfell und flacht sich im Innern des Körpers ab, was dazu führt, dass die Lunge sich mit Luft

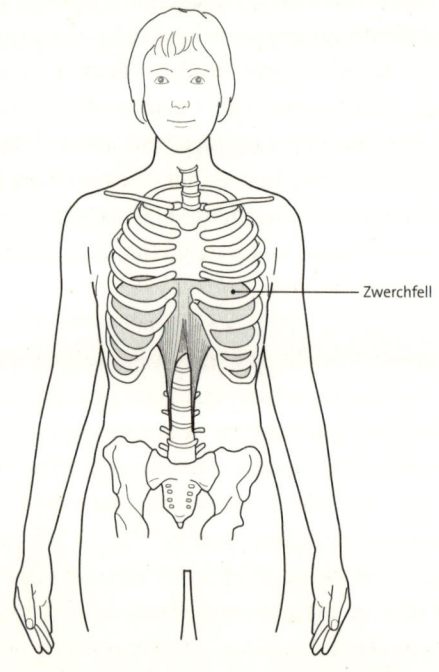

Zwerchfell

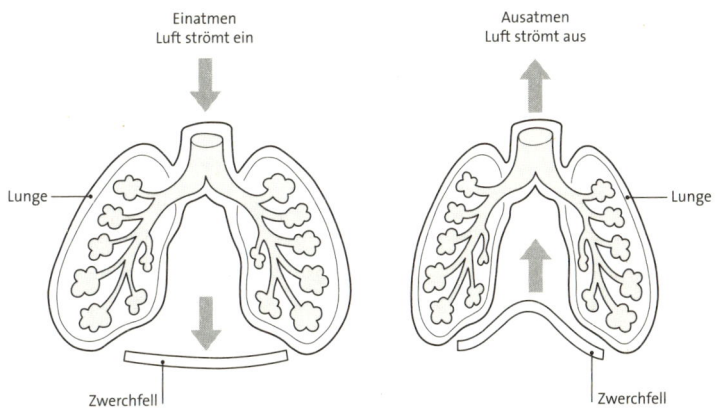

Einatmen
Luft strömt ein

Ausatmen
Luft strömt aus

Lunge

Lunge

Zwerchfell

Zwerchfell

füllt. Beim Ausatmen entspannt sich das Zwerchfell und veranlasst dadurch die Lunge, sich zu leeren und die verbrauchte Luft auszustoßen (siehe Abbildung oben).

Wenn Sie den Körperscan durchführen, werden Sie dazu ermuntert, den Atem in den verschiedenen Körperbereichen zu spüren und dann um den jeweiligen Bereich herum loszulassen, während Sie mit der Aufmerksamkeit durch die verschiedenen Körperbereiche wandern. Sie werden möglicherweise feststellen, dass Sie schnell wieder den Atem anhalten und flacher atmen, sobald Sie an Stellen gelangen, die verspannt sind oder schmerzen. Wahrscheinlich ist das schon eine ziemlich hartnäckige Gewohnheit bei Ihnen geworden. Das ist normal, kritisieren Sie sich also nicht dafür. Lösen Sie diese Spannung stattdessen jedes Mal, wenn Sie sie bemerken, durch ein sanftes inneres Lächeln auf. In die Erfahrung von Schmerz oder Stress hineinzuatmen – indem Sie den Atem in Ihrer Vorstellung in den unangenehmen Bereich hineinlenken –, arbeitet auf ganz natürliche Weise der Gewohnheit des Atemanhaltens entgegen. Dann ist es ungemein erleichternd, einfach loszulassen und sich in den Ausatem hinein zu entspannen. Im Verlauf weniger Atemzüge wird Ihre Anspannung allmählich nachzulassen beginnen. Dasselbe gilt auch für emotionalen Stress. Angst, Stress oder depressive Gestimmtheit gehen oft mit einer verkrampften Atmung einher. Ruhe und Frieden entstehen auf natürliche Weise, wenn Sie sich dieser Neigung bewusst werden und dann einfach in die emotionale Anspannung hineinatmen.

Mit der Zeit werden Sie lernen, tiefer und natürlicher zu atmen. Oft berichten Schmerzpatienten, dass diese Fähigkeit, auf neue Weise zu atmen, ihr Leben tiefgreifender verändert habe als alles andere.

Wenn Sie sich eingehender mit der Physiologie des Atmens beschäftigen möchten, lesen Sie bitte auf www.breathworks-mindfulness.org.uk oder http://franticworld.com nach.

Praktische Hinweise

Für die Körperscan-Meditation benötigen Sie lediglich zehn Minuten; Sie sollten sie an sechs Tagen in der Woche jeweils zwei Mal pro Tag üben. Die besten Zeiten sind morgens und abends (oder auch am Nachmittag). Außerdem ist es vorteilhaft, die Meditation jeden Tag zur selben Zeit durchzuführen. Es ist wichtig, eine Routine zu entwickeln, denn diese wird Ihnen an jenen Tagen zugutekommen, an denen es Ihnen an Energie oder Enthusiasmus mangelt. Die meisten Menschen finden es hilfreich, zunächst die Meditationsanleitung auf Seite 78 durchzulesen, bevor sie die eigentliche Übung durchführen, während sie Audiodatei 1 anhören. Wenn Sie mehr Erfahrung damit haben, möchten Sie vielleicht andere Versionen des Körperscans ausprobieren (diese sind auf der Website www.breathworks-mindfulness.org.uk verfügbar).

Es ist hilfreich, sich die praktischen Ratschläge zur Meditation ins Gedächtnis zu rufen. Sie lässt sich am besten in einer warmen und stillen Umgebung durchführen. Und denken Sie daran, dafür zu sorgen, dass niemand Sie stört. Informieren Sie beispielsweise Familienmitglieder darüber, wann Sie meditieren. Außerdem sollten Sie alle Telefone stummschalten oder auf Rufumleitung stellen.

Es ist völlig normal, zu Beginn eines Achtsamkeitsprogramms Widerstand zu verspüren. Sie mögen plötzlich haufenweise neue und dringlichere Dinge entdecken, um die Sie sich kümmern müssen. Womöglich haben Sie ein schlechtes Gewissen, weil Sie sich Zeit zum Meditieren nehmen. Sollte dies der Fall sein, dann erinnern Sie sich daran, dass es *Ihre* Zeit ist, die zu *Ihrer* Heilung und Kräftigung bestimmt ist. Und denken Sie daran, dass alle anderen um Sie herum ebenfalls von Ihrer Heilung profitieren werden. Wenn der Widerstand weiter anhält, dann rufen Sie sich ins Gedächtnis, was andere herausgefunden haben: Achtsamkeit schenkt tendenziell mehr Zeit, als sie kostet.

Das ist der Fall, wenn Sie mit vielen Gewohnheiten im Denken und Verhalten brechen, die ja einen großen Teil des Tages in Anspruch nehmen. Diese Gewohnheiten zwingen Sie, immer wieder dieselben Verhaltensweisen abzuspulen. Wenn Sie sich der Abläufe in Ihrem Körper und Geist bewusster werden, beginnen Sie zu erkennen, wie sehr Ihr Leben vom Autopiloten gesteuert wird. Jetzt haben Sie die Möglichkeit, aus der Tretmühle auszusteigen und Ihre Zeit für andere Dinge zu nutzen. Im Verlauf des Mediationsprogramms werden Sie feststellen, dass Sie zu Hause wie auch am Arbeitsplatz effizienter werden.

DIE KÖRPERSCAN-MEDITATION

Audiodatei 1

Diese Woche werden Sie eine Körperscan-Meditation kennenlernen, die sich besonders auf die Atemempfindungen konzentriert, während Sie Ihr Bewusstsein durch den ganzen Körper wandern lassen.

Vorbereitung

Nehmen Sie eine möglichst bequeme Haltung ein. Vielleicht möchten Sie sich mit einer leichten Decke zudecken, damit Ihnen warm und behaglich ist.

Die meisten Menschen führen den Körperscan am liebsten im Liegen aus, aber wenn das für Sie unbequem ist, dann können Sie auch auf einem Stuhl sitzen oder sogar stehen. Sollten Sie während der Meditation besonderen Schmerz oder Unbehagen empfinden, dann verändern Sie ruhig Ihre Position. In der Anleitung zur Meditation wird von einer liegenden Position ausgegangen. Wenn Sie sie in einer anderen Haltung ausführen, dann passen Sie die Anweisungen bitte entsprechend für sich an.

Geben Sie Ihrem Körper Zeit, sich so weit wie möglich auf dem Bett oder dem Boden zu entspannen. Legen Sie die Arme parallel zum Körper ab und lassen Sie die Hände ganz sanft auf dem Bauch ruhen.

Lassen Sie Ihre Schultern flach auf dem Boden ruhen, während Sie Ihr Gesicht entspannen und die Augen schließen (sofern Ihnen das angenehm ist) und die Hände locker sind.

Strecken Sie die Beine aus. Wenn Sie ein Problem im unteren Rückenbereich haben, dann können Sie gern ein Kissen unter jedes Knie legen, um die Belastung in diesem Bereich zu reduzieren. Sie können die Knie auch anwinkeln und die Fußsohlen hüftbreit auseinander flach auf den Boden aufstellen. Nehmen Sie die Position ein, die für Sie am bequemsten ist.

Während Sie sich in dieser Position einrichten, können Sie Ihren Körper vollkommen der Schwerkraft überlassen, indem Sie Ihr Gewicht nach unten in den Boden abgeben?

Der Scan

Beginnen Sie sich auf die Bewegungen des Atems unter Ihren Händen einzustimmen. Spüren Sie, wie sich Ihre Bauchdecke beim Einatmen etwas hebt und beim Ausatmen etwas absenkt? Achten Sie darauf, den Atem weder zu verändern noch zu beeinflussen; lassen Sie Ihre Aufmerksamkeit vielmehr in der natürlichen Bewegung des Atems verweilen. Und was ist mit dem Brustbereich? Spüren Sie die Rippen, die sich mit jedem Einatem ausdehnen und mit jedem Ausatem zusammenziehen? Nehmen Sie Ihre Lunge wahr, die sich mit jedem Atemzug im Brustkorb füllt und leert?

Zwischen dem Brustkorb und dem Bauch gibt es einen großen Muskel, der Zwerchfell heißt und sich quer durch den Körper von einer Seite zur anderen und von vorn nach hinten erstreckt. Beim Einatmen dehnt sich das Zwerchfell aus und flacht sich nach unten ab. Beim Ausatmen entspannt es sich wieder, um unterhalb der Lunge in der Form eines Regenschirms oder Fallschirms zu ruhen. Vom Augenblick der Geburt an bis zum Tod bewegt sich das Zwerchfell unablässig und übt einen leichten Druck auf die inneren Organe aus, während es sich innerhalb des Körpers ausdehnt – was bewirkt, dass der Bauch sich nach außen wölbt. Wenn das Zwerchfell sich beim Ausatmen im Inneren wieder entspannt, lässt der Druck auf die inneren Organe nach, und der Bauch sinkt wieder ein. Können Sie ein Gefühl für diese Bewegung unter Ihren Händen entwickeln, während diese auf dem Bauch ruhen? Versuchen Sie der Bewegung zu folgen, ohne sie in irgendeiner Weise zu beeinflussen.

Spüren Sie womöglich auch eine Art Echo des Atems in Ihrem Beckenboden? Dies ist der rautenförmige Bereich zwischen dem Anus hinten und den Harnorganen vorn sowie zwischen den Pobacken zu beiden Seiten. Das Echo des Atems ist kaum wahrnehmbar; machen Sie sich daher keine Gedanken, wenn Sie dort überhaupt nichts spüren können. Doch mit der Zeit werden Sie vielleicht empfänglich für eine sehr subtile Erweiterung und Öffnung des Beckenbodens beim Einatmen und ein Zusammenziehen und Anspannen beim Ausatmen, wobei der gesamte Becken-bodenbereich weich und entspannt ist. Dies ist keine physische oder muskuläre Bewegung. Es ist eher eine Art passive Aufnahmebereitschaft, vergleichbar der Dünung des Ozeans.

Gehen Sie nun mit Ihrer Aufmerksamkeit zu den Gesäßbacken. Wenn Sie feststellen, dass sie angespannt sind, dann werden Sie auch feststellen, wie leicht es ist, die Anspannung zu lösen, sobald Sie sich ihrer bewusst werden, sodass die Pobacken weich auf dem Bett oder dem Boden zu liegen kommen.

Wenden Sie Ihre Aufmerksamkeit nun dem unteren, dem mittleren und dem oberen Rückenbereich zu, und folgen Sie in Gedanken den natürlichen Kurven und Formen des Rückens.

Versuchen Sie nun, den Atem im ganzen Rückenbereich des Körpers wahrzunehmen. Wenn sich das Zwerchfell im Körper bewegt, so ist der Rückenbereich ebenso involviert wie die Vorderseite. Erforschen Sie, was Sie beim Atmen in Ihrem Rücken spüren. Was fällt Ihnen auf? Vielleicht nehmen Sie sogar ein Echo des Atems im unteren Rückenbereich wahr. Wenn Sie im unteren Rückenbereich Schmerzen haben oder Unbehagen empfinden, können Sie ihn durch den Atem massieren – einen Atem, der voller Sanftheit und Freundlichkeit ist, der den unteren Rücken in Zärtlichkeit wiegt. Reagieren Sie auf Ihre eigenen Beschwerden, wie Sie es bei einem geliebten verletzten Menschen täten.

Können Sie die Bewegung der Rippen am Rücken spüren? Wie sie sich beim Einatmen ausdehnen und beim Ausatmen zusammenziehen? Vielleicht möchten Sie einen Augenblick bedenken, dass Rippen und Lunge sowohl Kontakt zum Rückenbereich als auch zur Vorderseite Ihres Körpers haben. Das ist möglicherweise eine neue Vorstellung für Sie, aber wenn Sie sich der Bewegung des Atems im Rückenbereich des Körpers bewusst werden, wirkt das auf natürliche Weise beruhigend. Können Sie das spüren?

Gehen Sie nun mit der Aufmerksamkeit zu den Schultern weiter, die in Richtung Bett oder Boden absinken und so vollkommen gestützt werden. Können Sie Ihre Arme von den Schultern aus leicht nach außen fallen lassen? Richten Sie die Aufmerksamkeit nun auf die Oberarme, die Ellenbogen, die Unterarme und die Hände. Und gehen Sie mit ihr weiter in die Finger hinein. Verweilen Sie dort einige Momente.

Nun gehen Sie mit der Aufmerksamkeit wieder zu den Armen und lassen sie von dort in die Kehle, den Nacken und die Seiten des Halses fließen. Lassen Sie Ihre Aufmerksamkeit zum Schädel und zum Gesicht weiterwandern. Können Sie Ihren Kopf schwer werden lassen, sodass er ganz von dem Kissen, auf dem er ruht, getragen wird?

Und was bemerken Sie in Ihrem Gesicht? Wenn Sie dort Anspannung entdecken: Ist es natürlich für Sie, sie im Lichte der Aufmerksamkeit loszulassen und das Gesicht weich werden zu lassen? Weiche Lippen, weiche Zunge, entspannte Wangen, entspannte Augen.

Gelingt es Ihnen, den hinteren Rachenraum und den oberen Kehlbereich locker zu lassen und den Atem frei ein- und ausfließen zu lassen? Können Sie Ihren Kiefer etwas hängen lassen, sodass die obere und untere Kauleiste sich nicht berühren? Dies hilft womöglich, diesen Bereich etwas zu lockern und für den Atemfluss empfänglicher zu machen.

Lenken Sie Ihre Aufmerksamkeit nun durch den Körper abwärts zu den Hüften und lassen Sie die Beine sanft nach außen fallen. Lassen Sie Bett oder Boden das gesamte Gewicht der Beine tragen, ob sie nun ausgestreckt oder angewinkelt sind. Vertrauen Sie das Gewicht Ihrer Beine der Schwerkraft an und lassen Sie Ihre Aufmerksamkeit in die Vorderseite, Rückseite und die Seiten der Oberschenkel fließen.

Und jetzt lassen Sie Ihre Aufmerksamkeit hinab zu den Knien fließen ... zu den Unterschenkeln ... den Fußknöcheln ... den Fußsohlen ... zum Spann. Können Sie Ihre Aufmerksamkeit bis in die Zehen lenken? Was spüren Sie dort? Fühlt es sich vielleicht intensiv an oder eher dumpf oder taub? Es spielt keine Rolle. Was eine Rolle spielt, ist, dass Sie bewusst wahrnehmen.

Weiten Sie Ihre Aufmerksamkeit jetzt auf den gesamten Körper aus: die Beine ... den Rumpf, vorn, hinten und an den Seiten ... die Arme, den Hals und den Kopf.

Spüren Sie den Atem im ganzen Körper, wie er sich beim Einatmen sanft ausdehnt und beim Ausatmen zusammenzieht? Sollten Sie irgendwo Schmerzen oder Unbehagen empfinden, können Sie diese Bereiche durch den sanften Rhythmus des natürlichen Atems massieren und streicheln lassen – indem Sie den Atem mit Zärtlichkeit und Freundlichkeit erfüllen?

Wenn Sie mit der natürlichen Atmung im natürlichen und kontinuierlichen Fluss der Bewegung im Körper verweilen, werden Sie vielleicht feststellen, dass sich die Wahrnehmungen ständig verändern. Was Sie für «Schmerz» oder «Unbehagen» halten, sind eigentlich wechselnde Empfindungen, die von Augenblick zu Augenblick entstehen und wieder vergehen. Sie erfahren diesen Fluss jeweils nur in einem Augenblick. «Schmerz» oder «Unbehagen» sind nicht so stabile Zustände, wie wir oftmals denken. Entwickeln Sie ein Gefühl dafür, dass Empfindungen flüssig sind wie der Atem, während Sie im atmenden Körper verweilen, in einem Gefühl von Veränderung und Fluss in Ihrem ganzen Körper, von Augenblick zu Augenblick, während Sie den Atem sanft, zärtlich und freundlich sein lassen.

Abschluss

Und nun beenden Sie diesen kurzen, atembasierten Körperscan. Öffnen Sie die Augen und bewegen Sie sich sanft und vorsichtig. Vielleicht möchten Sie jetzt für sich die Absicht äußern, diese flüssigere und geschmeidigere Aufmerksamkeit für Ihren Körper mitzunehmen, wenn Sie sich allmählich wieder Ihren alltäglichen Aktivitäten zuwenden. Lassen Sie ab jetzt einen freundlichen sanften Atem alles durchdringen, was Sie tun, ganz gleich, womit Sie sich gerade beschäftigen.

Hektische Gedanken

Hat Ihnen der Körperscan geholfen, Ihren Geist zu besänftigen, sodass er ruht wie ein stiller Weiher? Oder haben Sie festgestellt, dass Gedanken durch Ihren Geist rasten wie ein wild gewordener Stier? Nahezu bei jedem Menschen wandert der Geist während der Meditation hierhin und dorthin. Das ist vollkommen normal. Das ist die Natur des Geistes. Steffen musste sich das wiederholt ins Gedächtnis rufen: «Ich erinnerte mich daran, dass der Meditationslehrer gesagt hatte, es gehe bei der Achtsamkeit nicht um Erfolg oder Versagen. Zu bemerken, dass der Geist abgeschweift ist, ist bereits ein Zeichen dafür, dass die Achtsamkeit Wurzeln schlägt. Das ist eine Lektion, die ich immer und immer wieder aufs Neue lernen musste.»

Wie Steffen sagt: Der Augenblick, in dem Ihnen bewusst wird, dass Sie abgeschweift sind, ist ein Moment voller Achtsamkeit. Er ist ein Anzeichen dafür, dass Sie den Autopilotmodus hinter sich lassen und sich auf einen besonneneren Geisteszustand zubewegen – einen Geisteszustand, der Ihnen ermöglicht, die Welt klarer zu sehen und effektiver zu reagieren. Mit einiger Übung werden diese «magischen Momente» voller Bewusstheit häufiger und fügen sich zu einem Bewusstheitsfluss zusammen. Dies hilft, Leiden aufzulösen, indem die Schmerznetzwerke des Gehirns besänftigt werden. Während die Schmerzkreisläufe sich beruhigen, werden Sie sich auch des Lebens, wie es sich zeigt, bewusster, statt immer in der Vergangenheit festzustecken oder sich in Phantasien über die Zukunft zu ergehen. Das wiederum dämpft das Gefühl, in einer Flutwelle aus Stress und Angst zu ertrinken.

Wenn Ihr Geist abschweift, versuchen Sie, Ihre Aufmerksamkeit – so gut es geht – wieder auf den Körper und den Atem zurückzulenken. Seien Sie dabei so verständnisvoll wie möglich. Ihr Geist *wird* immer wieder abschweifen. Es bringt gar nichts, ihn für etwas zu bestrafen, was in seiner Natur liegt. Versuchen Sie stattdessen, *mit* Ihrem Geist zu arbeiten. Versuchen Sie, ihn durch ein Gefühl der Neugier wieder zu Körper und Atem zurückzulocken. Ermutigen Sie ihn zu erkunden, was in dem kontinuierlichen Lebensfluss durch Ihren Körper zu finden ist. Diesen Ansatz können Sie sich gut vorstellen, indem Sie die beiden Methoden nebeneinanderstellen, wie im Mittleren Westen Nordamerikas wilde Pferde gezähmt werden.

Geduld und der wilde Mustang

Eine Methode, einen wilden Mustang zu zähmen, besteht darin, seinen Geist zu brechen. Man kann ihn gewaltsam zwingen, sich zu unterwerfen, indem man ihn an einen Pfosten bindet, ihm Zaumzeug anlegt und so lange mit Gewalt an den Zügeln reißt, bis er sich dem Willen des Trainers beugt. Dies funktioniert zwar irgendwie, aber das Pferd wird dabei launisch und argwöhnisch.

Eine sanftere Methode ist jene, für die Monty Roberts steht – der «Pferdeflüsterer», der wilde Pferde trainiert, indem er sich auf ihre Sprache einlässt. Er zähmte einst ein wildes Mustangfohlen in den Great Plains.[38] Der Mustang war stark, und wenn Monty Gewalt angewandt hätte, wäre er in einen ungleichen Kampf verwickelt worden. Stattdessen ließ er den Hengst also laufen und laufen, während er ihm auf seinem eigenen Pferd folgte. Er ließ den Mustang überall hinlaufen, wohin er wollte. Schließlich wurde dieser langsamer und akzeptierte seine Gegenwart. Da brach Monty die Verfolgung ab und ritt in die entgegengesetzte Richtung. Aus Neugier folgte ihm das wilde Pferd. Innerhalb von zwei Tagen gewann Monty das Vertrauen des Tieres, und wenig später saß ein Reiter auf seinem Rücken.

Wenn Ihr Geist sich wie der freie Geist eines Mustangs benimmt, versuchen Sie eine ähnliche Methode wie Monty anzuwenden. Wenn Sie Ihren Geist mit Gewalt ruhigstellen wollen, wird er wild ausschlagen und bocken. Dieser Kampf wird Sie nur ermüden. Wenn Sie Ihren Geist jedoch umherschweifen lassen und ihm mit Ihrer Bewusstheit folgen, wird er von selbst ruhiger werden. Ihr Geist kämpft nur dann, wenn Sie sich ihm widersetzen. Sind Sie geduldig und richten Ihre Aufmerksamkeit auf die Gegenwehr des Geistes, dann wird er ruhig werden. Sodann können Sie sich wieder auf Ihren Atem – oder den Körper – fokussieren, und der Geist wird auf Ihr Objekt der Meditation neugierig werden. Er wird sich genau wie der wilde Mustang verhalten, der sich auf natürliche Weise zähmen ließ, bis er sanft und ruhig war, dabei jedoch wach und lebendig.

Ihr Geist kann sich aus einem weiteren Grund weigern, zur Ruhe zu kommen, besonders wenn Ihr Körper während der Meditation schmerzt oder sehr gestresst ist. Es ist vollkommen natürlich für den Geist, unangenehme Empfindungen im Körper zu vermeiden. Er wird unablässig versuchen, Ihre Aufmerksamkeit abzulenken. Er wird in der Tat wahrscheinlich alles in seiner Macht Stehende unternehmen, um den unangenehmen Empfindungen *keine* Aufmerksamkeit zu schenken. Der Fachbegriff dafür ist «Aversion». Wenn Sie anfangen, den unangenehmen Empfindungen Aufmerksamkeit zu schenken, und Ihr Geist sich wie ein wilder Mustang aufführt, beobachten Sie doch einmal, wie Ihr Geist arbeitet. Achten Sie darauf, wie Ihre Gedanken von Thema zu Thema hüpfen. Beobachten Sie, wie Ihr Geist beunruhigende Erinnerungen heraufbeschwört, sie in die Zukunft extrapoliert und dadurch Angst, Stress und Traurigkeit hervorruft. Beobachten Sie für einen kurzen Moment einfach die sich entwickelnden Muster. Versuchen Sie, sie zu benennen, wie etwa «Grübeln», «Sorgen» oder «schmerzvolle Gedanken». Nachdem Sie Ihren Gedanken eine Weile zugeschaut haben, locken Sie Ihren Geist sanft wieder zum Atem zurück und fahren mit der Meditation fort.

Weitere mögliche Erfahrungen

Gelegentlich kann der Körperscan bewirken, dass Sie sich erst einmal schlechter anstatt besser fühlen. Das ist ebenfalls ein gutes Zeichen. Eine gute Betrachtungsweise wäre, Ihren Schmerz als schwere Einkaufstasche zu sehen, die Sie lange Zeit mit sich herumschleppen. Wenn Sie die Einkäufe absetzen, was fühlen Sie dann zuerst? Ein Gefühl der Erleichterung, aber häufig geht es auch mit einigen Schmerzen einher, wenn Sie die Hände aus der Klammerposition entspannen und dehnen. Das liegt daran, dass Ihre Muskeln, Sehnen und Bänder auf ihre eigene Weise entspannen und loslassen, wobei sie wieder ihre natürliche Position einnehmen. Dadurch nimmt Ihr Leiden eine Weile tatsächlich zu. Dies kann auch beim Körperscan passieren. Wenn Sie sich entspannen, muss Ihr Körper sich an die Abwesenheit von Anspannung und Stress anpassen. Haben Sie jahrelang unter Schmerzen, Anspannung und Stress gelitten, dann kann Ihr Körper eine Weile brauchen, bis er wieder zu seinem gesunden, ausgewogenen Normalzustand zurückgekehrt ist. Nach einiger Zeit, wenn Ihr Körper seinen Normalzustand wieder angenommen hat, wird der Schmerz allmählich nachlassen – oftmals in beträchtlichem Maße.

Einschlafen

Jeannine bemerkte, dass sie nach der Meditation müde wurde. Claire schlief häufig mittendrin ein. Dies sind keine «Probleme», sondern tatsächlich Anzeichen für einen höheren Bewusstseinszustand. Es bedeutet nämlich, dass Ihr Körper und Geist sich wieder verbinden. Wenn Sie jahrelang gelitten haben, ist es nur natürlich, erschöpft zu sein. Aber erst wenn der Stress nachzulassen beginnt, kann die Erschöpfung an die Oberfläche treten. Sollte dies bei Ihnen der Fall sein, dann kritisieren Sie sich unter keinen Umständen. Beglückwünschen Sie sich vielmehr, dass Sie Ihr Schlafdefizit etwas ausgeglichen haben, und meditieren Sie dort weiter, wo Sie aufgehört haben. Wenn Sie sich nach der Meditation schläfrig fühlen, versuchen Sie, diesen Umstand zu akzeptieren, und gehen Sie etwas früher zu Bett. Mit der Zeit wird sich ein Gefühl neuer Energie in Ihrem Leben bemerkbar machen. Falls Sie sonst unter Schlaflosigkeit leiden, können Sie diese Schläfrigkeit während der Meditation auch zu Ihrem Vorteil nutzen. Wenden Sie den Körperscan einfach beim Zubettgehen an, damit Ihr Nachtschlaf besser wird.

In Panik geraten

Toby hatte das entgegengesetzte Problem. Er empfand beim Körperscan gelegentlich Angst oder gar Panik: «Ich war es nicht gewohnt, ruhig und still zu sein. Es war sehr unangenehm, ging aber bald vorüber.» Toby lernte, dass sich ein Gefühl der «Erdung» einstellte, wenn er seinen Ausatem verlangsamte und sein Körpergewicht in den Boden hinein entspannte. Das gab ihm das beruhigende Gefühl, dass er in Sicherheit war. Außerdem rief er sich mental in Erinnerung, dass solche Gefühle nach kurzer Zeit wieder vorübergehen.

ATEMBEWUSSTHEIT IM TÄGLICHEN LEBEN

Halten Sie einmal pro Stunde inne und seien Sie für einige Augenblicke still. Gehen Sie mit Ihrer Aufmerksamkeit in Ihren Körper und lassen Sie sie bei den physischen Empfindungen des Atems verweilen. Wenn Sie bemerken, dass Sie Ihren Atem anhalten, versuchen Sie ihn loszulassen. Sie können auch Bewusstheit in die Atmung lenken, während Sie Ihre alltäglichen Aufgaben erledigen. Jedes Mal, wenn Sie merken, dass Sie vor Schmerz oder Unbehagen den Atem anhalten, üben Sie, mit Sanftheit und Zärtlichkeit in diese Empfindungen hineinzuatmen, dabei den Atem weicher werden zu lassen und jede Anspannung, die Sie spüren, loszulassen.

Als Mike dies übte, wurde ihm etwas klar, das ebenso einfach wie tiefgründig war. Er bemerkte, dass der Atem sich ständig veränderte – etwas, was sein Geist immer interessanter fand. Er war fasziniert davon, dass sich der Atem wie ein fortwährender Fluss von Bewegung und Empfindungen anfühlte. Er war in der Lage, dies in Beziehung zu seinem Schmerz und Unbehagen zu setzen. Auch diese veränderten sich ständig – sie waren von einem Augenblick zum anderen niemals dieselben. Auf diese Weise veränderte er seine Beziehung zum Schmerz: Statt ihn als einen statischen Feind anzusehen, der besiegt werden musste, ließ er die Umgebung des Schmerzbereichs weicher werden und erfuhr den Schmerz als einen Prozess sich verändernder Empfindungen.

«Viele Menschen verkrampfen sich, wenn sie Schmerzen haben», sagt Mike. «Sie haben Angst vor ihnen und versuchen, sie zu vermeiden. Aber Sie sollten keine Angst haben, wenn es Ihnen irgend möglich ist. Man braucht schon einigen Mut, sich seinen Schmerz anzuschauen, aber wenn Sie es tun, dann werden Sie erkennen, dass er weder steinhart noch von Dauer noch unveränderlich ist. Er ist wie der Atem und alles Übrige im Leben: Er verändert sich von Moment zu Moment. Häufig ist er gar nicht so schlimm, wie Sie befürchtet haben. Als ich genauer hinsah, begann der Schmerz sich aufzulösen. Manchmal war es auf unerwartete Weise angenehm. Ich empfand Wärme, Prickeln und eine Form von Muskelanspannung, die sich so anfühlten, als hätte ich gerade einige gesunde Übungen absolviert.»

Der Akt, dem Schmerz in ruhiger Akzeptanz einfach nur zuzusehen, kann eine Verwandlung Ihres Leidens in Gang setzen. Dies hilft Ihnen, eine andere Beziehung zur Schmerzempfindung aufzubauen. Wie wir in Kapitel 2 gesehen haben, können Sie die Schmerzempfindung mit flüchtigen Wetterzeichen am Himmel vergleichen. Manchmal gibt es einen gewaltigen Sturm. Zu anderen Zeiten ziehen Wolken an einem ansonsten sonnigen Tag auf. Das Wetter mag sich ändern, der Himmel bleibt jedoch bestehen. Mike begann seinen Geist mit dem Himmel gleichzusetzen und seine Schmerzen mit dem Wetter. Schmerz ist wie das Wetter, immer wechselhaft. Und manchmal steht nicht ein Wölkchen am Himmel.

Gewohnheitsbrecher: Gehen Sie jeden Tag in die Natur

Die Natur ist bestens dazu geeignet, Stress abzubauen und für gute Laune zu sorgen. Sie rückt die Dinge zurecht und beruhigt selbst die sensibelsten Nerven. Deshalb ist es der Gewohnheitsbrecher dieser Woche, jeden Tag etwas Zeit in der Natur zu verbringen und sich dabei der verschiedenen Gefühle und Empfindungen des Atems in Ihrem Körper bewusst zu werden. Sie können in einen kleinen Park oder ein Naturschutzgebiet in Ihrer Nähe fahren oder, wenn Sie unternehmungslustiger sind, in die Berge oder ans Meer. Wichtig ist nur, dass Sie alles in der Umgebung so achtsam wie nur möglich aufsaugen. Wenn Sie ans Haus gefesselt sind, dann sehen Sie aus dem Fenster und saugen den Blick durch das Fenster auf die gleiche Weise auf oder stellen sich vor, Sie seien draußen in der Natur.

Wenn Sie am Ort Ihrer Wahl angelangt sind, lassen Sie die Szenerie einige Minuten auf sich einwirken. Was sehen, hören und riechen Sie? Schmeckt die Luft nach etwas? Wie fühlen sich die Erde, das Gras und die Baumrinde an? Sind sie rau, glatt, weich oder glitschig? Wenn Sie sich sicher fühlen, zum Beispiel auf einer Parkbank, schließen Sie die Augen und konzentrieren Sie sich auf die Geräusche. Nehmen Sie die verschiedenen Geräusche in sich auf. Können Sie den Wind hören? Oder womöglich die verschiedenen Motorengeräusche von Autos in der Ferne? Hören Sie Insekten, Vogelgesang oder das Huschen kleiner Tiere wie etwa Eichhörnchen? Lauschen Sie dem Kommen und Gehen jedes einzelnen Geräuschs. Wechseln Sie im Geiste zwischen ihnen hin und her.

Spüren Sie das Gewicht Ihres Körpers auf der Parkbank oder der Unterlage? Können Sie Ihr Gewicht der Schwerkraft überlassen, sodass Sie das Gefühl haben auszuruhen? Vermögen Sie die Bewegung des Atems in Ihrem ganzen Körper wahrzunehmen – vorn, hinten und an den Seiten? Spüren Sie, wie der Atem sich ständig verändert, so wie es auch die Geräusche tun? Können Sie von Augenblick zu Augenblick auch Empfindungen von Schmerz oder Unbehagen kommen und gehen lassen? Finden Sie heraus, ob Sie sowohl Ihren Körper als auch Ihre Umgebung fließender erleben können.

Wenn es Ihnen Ihr Körper erlaubt, machen Sie einen kleinen Spaziergang. Spüren Sie zu den Fußsohlen hin und achten Sie auf die Bewegung Ihrer Muskeln und Gelenke. Spüren Sie das leichte Schwingen Ihrer Gliedmaßen. Denken Sie jedoch daran, dass es Ihre Absicht ist, achtsam zu gehen, und nicht, sich körperlich zu verausgaben.

Üben Sie diesen Gewohnheitsbrecher möglichst jeden Tag in dieser Woche, zumindest aber an sechs Tagen. Verbringen Sie jedes Mal so viel Zeit in der Natur, wie Sie möchten; es sollten aber mindestens zehn Minuten sein. Wenn Sie feststellen, dass Sie es nicht schaffen, jeden Tag hinauszugehen, dann versuchen Sie es wenigstens einmal in der Woche und verbringen dann nach Möglichkeit eine Stunde im Freien. Die Natur wird es Ihnen reichlich lohnen.

Kapitel 5

Woche 2: Sie sind nicht Ihre Gedanken

An der kanadischen Westküste, etwas außerhalb von Vancouver, führt eine Hängebrücke über den Capilano River. Sie ist 70 Meter hoch, ziemlich schmal und schwingt in beunruhigendem Maße im Wind. Im Jahr 1974 stellten die Forscher Donald Dutton und Arthur Aron eine junge und hübsche Studentin mitten auf die Brücke. Ihre Aufgabe war es, vorbeigehende Männer zu bitten, einen Fragebogen auszufüllen. Am Ende der Befragung gab die junge Frau den Männern jeweils ihre private Telefonnummer und sagte, sie würde sich glücklich schätzen, diese Studie nach Feierabend ausführlicher mit ihnen besprechen zu können. Mit diesem psychologischen Experiment hatte es mehr auf sich, als auf den ersten Blick ersichtlich war. Denn es war in Wirklichkeit eine Untersuchung darüber, wie unsere Interpretation körperlicher Empfindungen – wie etwa Herzrasen – beeinflussen kann, was wir denken und fühlen und wie wir uns verhalten.

Es stellte sich nämlich heraus, dass die Hälfte der Männer von der Capilano Bridge die junge Frau am folgenden Abend anriefen, während das nur ein Achtel derjenigen tat, die auf einer stabileren Brücke befragt wurden. Das lag daran, dass die Männer auf der Capilano Bridge ihre schwitzenden Hände, erhöhte Herzschlagfrequenz und die zitternden Knie für sexuelle Attraktion gehalten hatten – Angst wurde mit Begehren verwechselt. Im Fachjargon wird dies *misattribution of arousal* (Fehlzuschreibung von Erregung) genannt. Und es hat sich gezeigt, dass viele unserer Körperempfindungen und Emotionen auf diese Weise fehlinterpretiert werden können.

Duttons und Arons Experimente offenbaren etwas Interessantes über unser Innenleben: Wir erfahren eine körperliche Empfindung nicht einfach so, als wäre sie eine objektive «Sache», die für sich allein steht, sondern wir schreiben ihr unsere eigene «Bedeutung» zu, sodass sie Teil unserer emotionalen Landschaft wird. Sie beeinflusst sogar die Gedanken, die uns durch den Kopf gehen. Das liegt daran, dass Gedanken, Körperempfindungen und Emotionen alle aufs Engste miteinander verknüpft sind. Sie geben sich gegenseitig Rückmeldung – oftmals auf überraschende Weise und in ziemlich anstrengende Richtungen. So zeigen Studien beispielsweise, dass Angst, Stress, Depression und Erschöpfung physischen Schmerz bewirken können, dass wir sensibler auf diesen reagieren und ihn damit weitaus unangenehmer machen, als er sein müsste. Diese Ergebnisse sind nicht nur von akademischem Interesse, weil sie Ihnen nämlich einen Weg aus dem Leiden weisen. Denn wenn Sie Ihren Stress und emotionalen Schmerz mittels Achtsamkeit lindern können, dann können Sie auch Ihr körperliches Leiden erheblich reduzieren. Hier lernen Sie, wie das geht.

Emotionale Teufelskreise

Eine Emotion zu erleben, ist ein Prozess, der aus mehreren Schritten besteht. Nehmen Sie zum Beispiel Angst. Wenn wir eine Bedrohung spüren, schlägt unser Herz schneller, und der Körper spannt sich an, um uns darauf vorzubereiten, dass wir entweder kämpfen, fliehen oder erstarren. Dies ist die unbewusste Kampf-oder-Flucht-Reaktion – und sie funktioniert auf ziemlich eigentümliche Weise. Die Entscheidung, zu kämpfen, zu fliehen oder zu erstarren, wird nämlich ebenso vom Körper wie vom Gehirn getroffen. Wenn der Körper beispielsweise Gefahr wahrnimmt, steigt die Frequenz des Herzschlags an, und der ganze Körper wird in Bereitschaft versetzt.

Das Gehirn registriert dann die Körperreaktion – ein wild schlagendes Herz beim Überqueren einer schwingenden Brücke zum Beispiel – und löst eine emotionale Reaktion aus. Uns wird jetzt die Emotion bewusst, der wir einen Namen geben, wie etwa «Angst», «Wut», «Sorgen», «Liebe» und so weiter. Dieser Prozess läuft in einem solchen Tempo und so nahtlos ab, dass die einzelnen Schritte ein und dasselbe zu sein scheinen. Daher werden wir uns in der Praxis der Emotion bewusst, während die Körperreaktionen im Hintergrund weiter ablaufen. Wir neigen dazu, eher die Angst, Liebe oder Wut wahrzunehmen als den ihnen zugrunde liegenden Hormonschub und den erhöhten Blutdruck. Das erscheint uns logisch, bis wir bemerken, dass wir unsere Körperreaktionen manchmal falsch interpretieren und ihnen ein falsches Etikett aufkleben, wie es bei dem Capilano-Experiment deutlich wurde.

Die Interpretation, die der Verstand vornimmt, ist gewöhnlich die ganze Zeit korrekt – es sei denn, Sie haben jahrelang unter chronischen Schmerzen, Krankheit oder Stress gelitten. In diesem Fall ist Ihr Gehirn darauf eingestimmt, jedes kleinste Anzeichen von Schmerz sofort aufzuspüren. Sie sind auf der Hut vor jeder Andeutung von Schmerz, damit Sie Schritte unternehmen können, um das Schlimmste zu vermeiden. In der Praxis bedeutet das, dass Ihr Gehirn, sobald es etwas entdeckt, das wie Schmerz aussieht, seinen Sinnesverstärker zur näheren Betrachtung voll aufdreht und den Körper außerdem auf Aktion vorbereitet. Diese Stressreaktion bewirkt dann eine Anspannung im Körper, was jegliche Schmerzen, Krankheiten und Verletzungen nur noch verschlimmert. Dies macht den Körper wiederum noch sensibler für Schmerz. Es löst einen Teufelskreis aus. Ihr sekundäres Leiden ist außer Rand und Band.

Und um es noch schlimmer zu machen, können sich diese Reaktionen Ihrem Gehirn einprägen, sodass Sie schließlich alles durch eine «Schmerzbrille» sehen. Es wird immer leichter, Schmerz zu empfinden, und wenn Sie ihn spüren, dann ist er erheblich intensiver als nötig. Dadurch wird es immer schwerer, schmerzfrei zu werden. In gewisser Weise hat Ihr Gehirn gelernt, Ihr Leiden zu automatisieren. Es ist zu einer Gewohnheit geworden. Dieser Effekt lässt sich mit einem Gehirnscanner sichtbar machen. Menschen, die viele Jahre gelitten haben, haben mehr Nervengewebe in der Schmerzmatrix ihres Gehirns. Dies ist der Gehirnbereich, der bewusste Schmerzempfindungen hervorbringt. Die Schmerzmatrix Ihres Gehirns hat sich auf die gleiche Weise adaptiert, wie ein Muskel sich an Körperübungen adaptiert – sie ist größer und stärker geworden. Es ist beinahe so, als hätten die Jahre des Leidens Ihre «Schmerzmuskeln» größer werden lassen, sodass Sie effizienter leiden.

Das soll nicht heißen, dass der Schmerz Ihr Fehler ist, dass er eine Ausgeburt Ihrer Einbildung ist oder dass Sie «simulieren». Nichts könnte der Wahrheit weniger entsprechen. Ihr Schmerz ist absolut real. Wir versuchen nicht, Ihr Leiden zu negieren oder es «wegzuerklären». Wir erklären nur, wie der Verstand Schmerz wahrnimmt, damit Sie verstehen können, dass Achtsamkeit die Knoten löst, mit denen Ihr Leid festgezurrt ist. Sobald Sie das verstanden haben, sind Sie auf dem besten Weg, den Großteil Ihrer Schmerzen, Ihres Leidens und Ihres Stresses zu eliminieren.

Wenn Sie leiden, sind es nicht nur die Emotionen und Körperempfindungen, die miteinander verbunden sind: Der bewusste Geist kann ebenfalls daran beteiligt sein. Wenn Sie Schmerzen haben, ist es ganz normal, einen Weg aus dem Leiden zu suchen. Dabei setzen Sie eines der machtvollsten Werkzeuge unseres Geistes ein – rationales, kritisches Denken. Das funktioniert folgendermaßen: Sie sehen sich an einem Ort (im Schmerz) und wissen, wo Sie stattdessen sein möchten (gesund und schmerzfrei). Ihr Geist analysiert nun den Abstand zwischen den beiden Orten und versucht, ihn zu überbrücken. Dies versetzt den Geist in den Handlungsmodus (die Psychologen nennen ihn so, weil er gut darin ist, Probleme zu lösen und Dinge zu erledigen)[39]. Der Handlungsmodus arbeitet daran, die Lücke zwischen dem Punkt, an dem Sie sich befinden, und dem Ort, wohin Sie wollen, schrittweise zu schließen. Er bewerkstelligt dies, indem er das Problem in kleine Teile zerlegt, sie analysiert und löst, bevor er schließlich das Problem neu beleuchtet, um zu sehen, ob die Lösung Sie Ihrem Ziel näher gebracht hat.

Der Handlungsmodus greift oft augenblicklich, bevor Sie sich dessen überhaupt bewusst werden. Es ist ein erstaunlich wirksamer Prozess, der Ihnen bei der Lösung aller möglichen Probleme hilft, von der Orientierung in einer Stadt bis hin zur Organisation eines hektischen Terminplans. In verfeinerter Form ist er auch das, was Ingenieure tun, die immer bessere Autos mit geringerem Treibstoffverbrauch entwickeln, oder Ärzte, die Krankheiten behandeln.

Der Handlungsmodus ist zweifellos eine der größten Stärken der Menschheit. Insofern ist es vollkommen natürlich, diesen Ansatz anzuwenden, um Schmerzen zu lindern. Wo es jedoch um chronische Schmerzen und Leiden geht, ist es das Schlimmste, was Sie tun können, den Handlungsmodus des Geistes ins Spiel zu bringen. Das liegt daran, dass er die Lücke nur noch betont, indem er Sie zwingt, sich auf die Lücke zwischen Ihrem Standort und dem Ort, an dem Sie sein möchten, zu fokussieren. Und wenn sich die Lücke nicht schließen lässt, weil Sie bereits alles ausprobiert haben, was die Medizin zu bieten hat, können Sie in einer mentalen Sackgasse landen. Sie fixieren sich zunehmend auf die Lücke und sind nicht in der Lage, einen Ausweg zu finden. Sie sitzen wie das Kaninchen vor der Schlange da – und quälen sich am Ende möglicherweise selbst mit harten, kritischen Fragen, die Ihre Seele martern: *Warum tut das so weh?* oder *Was war dieses Mal der Auslöser?* oder *Es tut weh – was habe ich mir nur wieder angetan?*.

Solche endlosen Fragen können Angst, Stress und Depression verstärken. Sie kosten Sie Energie und machen Sie mürbe und noch verletzlicher. Aber oftmals kommt es noch schlimmer, denn diese

Fragen lassen dem Geist zudem die Zügel schießen, sodass er seine schrecklichsten Ängste artikuliert. Am Ende denken Sie dann: *Es wird schlimmer und schlimmer ... Ich weiß nicht, was los ist ... Niemand weiß, was los ist ... Mein Leben ist ruiniert. Vielleicht wird es ja nie wieder besser ... Vielleicht befinde ich mich im Endstadium, und sie haben es nur noch nicht bemerkt ... Vielleicht scheuen sie sich, mir die Wahrheit zu sagen ...*

Eine Angst führt zur nächsten. Bevor Sie sich versehen, verlieren Sie sich in einem Labyrinth düsterer und larmoyanter Gedanken. Ein solcher Teufelskreis ist jedoch nicht nur eine schreckliche mentale und emotionale Erfahrung – er hat auch etwas Lähmendes. Mentale Qualen verstärken körperliche Schmerzen und Leiden. Und körperliche Schmerzen und Leiden schüren und verstärken wiederum mentale Pein. Es ist ein endloser Kreislauf, der Sie auslaugt und zermürbt.

Aber es gibt eine Alternative ...

Wenn Sie chronisch krank sind oder unter Stress leiden, können Sie nicht vermeiden, dass unangenehme Empfindungen im Körper ausgelöst werden. Aber Sie können das unterbinden, was als Nächstes passiert. Sie können die Spirale negativer Gedanken, Gefühle und Emotionen anhalten, die Sie in die Schmerzen treiben. Es wird möglich, auf andere Weise auf Ihr Leiden zu reagieren. Und wenn Sie das umsetzen, werden Sie feststellen, wie Ihr Leiden sich in Luft aufzulösen beginnt. Indem Sie eine Alternative zum Handlungsmodus des Verstandes nutzen, können Sie eine andere Beziehung zum Leiden aufbauen. Wir stützen uns so sehr auf den Handlungsmodus, dass wir oftmals vergessen, dass wir auch *bewusste* Wesen sind. Wir sind so sehr daran gewöhnt, mit der Welt in Beziehung zu treten, indem wir sie durch unsere Gedanken filtern, dass wir die magischen Fähigkeiten des Bewusstseins vergessen. Sie können es sich *bewusst* machen, dass Sie denken. Wissenschaftler nennen das Metakognition, und sie gestattet es Ihnen, die Welt direkt zu erfahren, ohne dass Ihre Gedanken als Brennglas fungieren. Sie ist wie ein Aussichtspunkt, von dem aus Sie Ihren Geist im Einsatz überblicken können. Oder wie ein Berggipfel, der nicht von Gedanken, Gefühlen und Emotionen umwölkt ist. Psychologen nennen dies den Seins-modus des Geistes.[40]

Der Seinsmodus ermöglicht es Ihnen, einen Schritt von Ihrem Schmerz und Leiden zurückzutreten. Er hilft Ihnen, von der Nei-gung, zu sehr über Ihre Schmerzen und Leiden nachzudenken, los-zukommen. Er hält Ihre Gedanken, die als Filter oder verzerrende Linse agieren, an und unterbricht den Kreislauf, der zu Angst, Stress, Depression und letztlich zu noch mehr Schmerzen führt.

Der Seinsmodus ist weder besser noch schlechter als der Hand-lungsmodus, er ist nur anders. Er ist größer als das Denken. Freund-licher als das Denken. Und häufig ist er auch weiser als das Denken. Seit Tausenden von Jahren haben Menschen gelernt, diesen Seins-modus zu kultivieren, und es ist jedem von uns möglich, das durch das Üben der Achtsamkeitsmeditation ebenfalls zu tun.

Achtsame Bewusstheit – oder Achtsamkeit –
entspringt dem Seinsmodus, wenn wir lernen,
den Dingen, wie sie sind, mit Absicht
eine freundliche Aufmerksamkeit entgegenzubringen,
in diesem gegenwärtigen Augenblick
und ohne negative Urteile.

Durch Achtsamkeit können Sie lernen, die Welt – und Ihr Leiden – zu sehen, wie sie tatsächlich ist, und nicht so, wie Sie erwarten, dass sie sein soll, oder fürchten, wie sie sein könnte. Und dann geschieht etwas recht Bemerkenswertes: Ihre Schmerzen beginnen nachzu-lassen und klingen vielleicht sogar ganz ab. Selbst wenn ein Teil Ihres Leidens bestehen bleiben sollte, wird es Sie, wie die Forschung belegt, weitaus weniger beeinträchtigen.[41]

Im gegenwärtigen Stadium mögen diese Vorstellungen für Sie noch etwas zu nebulös zu sein, um sie greifen zu können. Wenn das bei Ihnen der Fall ist, machen Sie sich keine Gedanken – der Seinsmodus und die Vorstellungen, die er verkörpert, können leicht etwas rostig werden, wenn sie länger nicht gebraucht wurden. Diese Vorstellungen werden jedoch allmählich klarer werden, wenn Sie mit dem Programm fortschreiten. «Glaube» spielt hierbei keine Rolle. Führen Sie einfach nur die Übungen aus, und Ihre Schmerzen und Leiden werden anfangen, sich aufzulösen.

HAUPTMERKMALE DES HANDLUNGSMODUS UND DES SEINSMODUS

1. **Autopilot versus bewusste Wahl:** Der Handlungsmodus ist höchst effektiv darin, Ihr Leben durch Gewohnheiten zu automatisieren. Solche Gewohnheiten sind überaus praktisch, wenn es um die Ausführung wiederholter Handlungen geht, wie etwa Geschirrabwaschen oder Autofahren, weil sie den «geistigen Raum» für andere Aufgaben freimachen. Das Dumme dabei ist, dass sie beginnen können, Ihr gesamtes Leben zu automatisieren, sodass Sie anfangen, in Ihrem Kopf zu leben statt in der realen Welt. Der Handlungsmodus kann automatisieren, was Sie denken, fühlen und empfinden. Er kann auch automatisieren, wie Sie sich verhalten und mit anderen sowie der Welt im Allgemeinen umgehen. Ihr ganzes Leben kann eine lange Reihe von miteinander verbundenen Gewohnheiten werden, mit nur sehr wenig bewusstem Beitrag. Selbst Leiden kann zu einer Gewohnheit werden. Der Seinsmodus bringt Sie in Ihre volle Bewusstheit zurück. Er bringt Sie wieder in Kontakt mit all Ihren Sinnen. Sie spüren die Welt um sich herum auf direkte Weise, anstatt einfach nur über sie nachzudenken. Diese Bewusstheit neigt dazu,

Gewohnheiten aufzulösen, sodass Sie wieder anfangen können, Ihr Leben in vollen Zügen zu leben.

2. **Analysieren versus Empfinden:** Der Handlungsmodus analysiert die Welt. Er denkt, plant, erinnert sich, vergleicht und urteilt. Dies alles sind lebenswichtige Fertigkeiten, aber sie können nach hinten losgehen, wenn sie ins Extrem getrieben werden. Sie können anfangen, innerhalb Ihrer eigenen Gedanken zu leben, und dadurch den Kontakt zur Welt verlieren. «Zu viel» zu denken, kann auf tragische Weise in die Irre führen und mentales und physisches Leiden verstärken. Es ist eine der Ursachen von Angst, Stress, Depression und Erschöpfung. Diese Formen mentaler Qual können in einem endlosen Teufelskreis zu weiteren Schmerzen und Leiden beitragen. Achtsamkeit – der Seinsmodus – ist eine vollkommen andere Weise, die Welt zu erkennen. Sie bringt Sie wieder in Kontakt mit Ihren Sinnen, sodass Sie ein intuitives Wissen der Welt erlangen. Sie hilft Ihnen, «im Augenblick zu leben», statt in der Vergangenheit gefangen zu sein oder sich über die Zukunft Sorgen zu machen. Sie beruhigt Ihren müden und zu viel denkenden Geist, sodass er sich wieder regenerieren kann.

3. **Vermeiden versus Annähern:** Der Handlungsmodus funktioniert, indem er an Ihren Zielen festhält, aber auch die «Antiziele» im Gedächtnis behält – die Dinge, die Sie vermeiden möchten. Dies ist eine ziemliche wirksame Methode zur Lösung von Problemen. Wenn Sie beispielsweise durch eine Stadt fahren, ist es gut zu wissen, welche Viertel zu meiden sind. Wo es jedoch um chronische Schmerzen, Leiden und Stress geht, kann der Handlungsmodus die Sache verschlimmern. In dem Versuch, solchen Schwierigkeiten aus dem Weg zu gehen, können Sie sie verstärken, indem Sie weitere Schichten an Ängsten, Sorgen und Unsicherheiten hinzufügen. Sie können beginnen, sich darauf zu fixieren, sodass sie beginnen, Ihren

Geist auszulaugen. Dies ist der Kern des sekundären Leidens. Der Seinsmodus löst Ängste und Sorgen auf, indem er Ihnen Mut und Raum gibt, mit ihnen umzugehen. Er lädt Sie ein, den schwierigsten geistigen und körperlichen Zuständen mitfühlende Neugier entgegenzubringen. Er sagt nicht: «Mach dir keine Sorgen» oder «Empfinde keinen Schmerz», sondern ermutigt Sie stattdessen, diesen Schwierigkeiten mit warmherziger Bewusstheit zu begegnen. Unsere dunkelsten Befürchtungen bewahrheiten sich häufig nicht und lösen sich einfach in Luft auf, sobald wir sie mit einem ruhigen und mitfühlenden Geist annehmen.

4. **Streben versus Akzeptieren:** Der Handlungsmodus vergleicht die Welt mit einer Vorstellung, die nur in Ihren Hoffnungen, Träumen, Ängsten und Albträumen existiert. Er fokussiert sich auf die Lücke zwischen Anspruch und Wirklichkeit und versucht sie zu überbrücken. Der Seinsmodus akzeptiert die Welt, wie sie ist. Dies ist keine Resignation, sondern eine schlichte Akzeptanz – oder Einschätzung – der Situation, wie sie gerade ist. Sie führt zu einem gelasseneren und gesünderen Geistes- und Körperzustand.

5. **Gedanken als «feste Realitäten» versus Gedanken als «mentale Ereignisse»:** Der Handlungsmodus benutzt Gedanken und Vorstellungen als Währung. Ein Gedanke führt den vorhergegangenen weiter und so weiter. Das Denken erschafft Vorstellungen von der Welt und prüft sie mit dem Auge des Geistes. Auch dies ist wieder ein wirkungsvolles Instrument der Problemlösung, aber Ihr Geist kann diese Vorstellungen fälschlicherweise für die Realität halten. Achtsamkeit lehrt uns, dass Gedanken einfach nur Gedanken sind. Sie sind nur vorüberziehende mentale Ereignisse. Möglicherweise spiegeln sie die Welt und Ihr Leiden genau wider – womöglich aber auch nicht. Denken ist oft wichtig, und Gedanken sind wertvoll, aber eben

nicht immer. Gedanken sind nicht «Sie» oder «die Realität». Gedanken sind nicht unbedingt wahr – selbst jene, die das für sich beanspruchen. Eine andere Möglichkeit, diesen Ansatz zu beschreiben, wäre, Ihre Gedanken anzusehen, anstatt aus ihnen heraus zu sehen.

Das Gleichgewicht wiederherstellen
Der Handlungs- und der Seinsmodus sind gleichermaßen wichtig, aber ihnen kommen unterschiedliche Rollen zu. In der westlichen Welt haben wir uns traditionell so sehr auf den Gebrauch des Handlungsmodus fokussiert, dass er überentwickelt ist. Das ist in etwa so wie bei einem Bodybuilder, der all seine Bemühungen darauf ausrichtet, Kraft in einem Bein aufzubauen, und das andere dabei vernachlässigt. Bald kann er nur noch im Kreis herumlaufen – das aber sehr schnell. Achtsamkeit hilft dabei, das Gleichgewicht wiederherzustellen.

Ein Mensch im Seinsmodus werden

Im vierten Kapitel, der ersten Woche des Achtsamkeitsprogramms, begann der Prozess der Reintegration von Körper und Geist. Sie haben gelernt, dass der Atem und alle Körperempfindungen in ständigem Fluss sind. Schmerzen und alle anderen Empfindungen sind weder konstant noch statisch, sondern verändern sich ständig. Daher brauchen Sie sie jeweils nur einen Moment nach dem anderen zu erfahren. Diese Erkenntnis kann Ihnen einen Vorgeschmack auf den Unterschied zwischen primärem und sekundärem Leiden geben. Sie werden feststellen, dass Ihr Leiden nachzulassen beginnt, indem Sie diese Unterscheidung allmählich immer besser begreifen. Und auch Angst, Stress und Depression werden allmählich schwinden.

Der nächste Schritt besteht darin, diese Vorstellungen zu erweitern und zu vertiefen. Ein Schlüsselaspekt von Achtsamkeit ist, ein Gefühl des Überblicks über Ihre Erfahrung von Augenblick zu Augenblick zu bekommen. Genau wie Körperempfindungen sind auch Gedanken und Emotionen ständig im Fluss. Dieses konstante «Geschwätz» durch die Gedanken ist der Handlungsmodus des aktiven Geistes. Sich dieses Geschwätzes als «unbeteiligter Beobachter» mit einem klaren Gefühl für diese Perspektive bewusst zu werden – anstatt sich als Teil der «Geschichte» zu fühlen –, ist der Seinsmodus des aktiven Geistes. Das Geschwätz des Geistes erzeugt tendenziell Leiden, während das bloße Beobachten der Dauerberieselung, wie sie kommt und geht, und weniger Identifikation mit dem Inhalt des Geistes allmählich Schmerzen und Stress auflösen. Den Prozess zu beobachten, der sich vor dem geistigen Auge entfaltet, ist eine ungeheuer befreiende Erfahrung. Sie führt außerdem zu der Erkenntnis, dass Schmerz lediglich ein Aspekt unserer täglichen Erfahrung ist. Ist das unangenehm? Ja. Belegt es Ihr gesamtes Leben mit Beschlag? Nein.

MENSCHLICHES SEIN, NICHT MENSCHLICHES HANDELN

Sheila erzählte uns von ihrer Transformation von einem «handelnden Menschen» zu einem «seienden Menschen»:

«Innerhalb von zwei Jahren hatte ich einen Gehirntumor, einen Wirbelsäulentumor, Osteoporose und eine degenerative Lungenkrankheit. Ich musste meinen geschäftigen Vollzeitjob und viele Hobbys eintauschen gegen ein hauptsächlich ans Haus gefesseltes Leben unter hoher Morphindosierung, um mit den Schmerzen klarzukommen. Das Schwierigste war jedoch die unglaubliche Müdigkeit, die der Gehirntumor verursachte.

Ich war immer eine ‹Getriebene› gewesen, jemand, der im Eiltempo von einer Aufgabe zur nächsten düste. Die Liste der Aufgaben, die ich mir jeden Tag stellte, war fürchterlich lang und, wie ich jetzt begreife, vollkommen unrealistisch für jemanden, der so krank ist, wie ich es war. Ich kämpfte mich durch einige wenige Aufgaben auf meiner Liste hindurch und wurde immer frustrierter wegen all dessen, was ich nicht geschafft habe. Von dem Achtsamkeitskurs hatte ich mir lediglich erwartet, dass er mir helfen würde, meine Schmerzen zu kontrollieren, aber er ist nun dabei, meine ganze Sicht auf das Leben zu verändern. Ich entdecke, dass ich eine andere Lebensweise entwickeln und mich auf die Dinge konzentrieren muss, die das Leben lebenswert machen, und nicht auf die Anzahl der Aufgaben, die ich bewältige.

Diese Woche trug mir mein Tutor auf, mir mehr Raum um meine Aktivitäten herum zu lassen. Ich lerne, dass es möglich ist, für das, was ich *bin*, geliebt und unterstützt zu werden, und nicht für das, was ich tue. Zum ersten Mal in meinem Leben lerne ich, mein menschliches *Sein* und nicht nur mein menschliches Handeln wertzuschätzen!»

DIE ÜBUNGEN FÜR WOCHE 2

- 10 Minuten Körperscan-Meditation (siehe Seite 85, Audiodatei 1 auf www.rowohlt.de/schmerzfrei) an 6 Tagen dieser Woche.
- 10 Minuten Im-Rhythmus-des-Atems-Meditation (siehe Seite 116, Audiodatei 2 auf www.rowohlt.de/schmerzfrei) an 6 Tagen dieser Woche. Diese Meditation sollte idealerweise zu einem anderen Zeitpunkt als die Körperscan-Meditation durchgeführt werden. Sie können aber auch einen extra Körperscan direkt vor der Im-Rhythmus-des-Atems-Meditation durchführen.
- Gewohnheitsbrecher: Schauen Sie eine Weile in den Himmel (siehe Seite 125).

Der Atem als Anker

Die Im-Rhythmus-des-Atems-Meditation, die diese Woche einge-führt wird, deckt den Handlungsmodus des aktiven Geistes auf. Sie gestattet es Ihnen, die Arbeitsweise Ihres eigenen Geistes zu beob-achten, sodass Sie erkennen können, wie er unnötiges Leiden verur-sacht, indem er sich in seinen eigenen Fallstricken verheddert. Die Meditation lehrt Sie, Ihre Gedanken zu beobachten – sie anzuse-hen, statt die Welt aus ihrer Perspektive zu betrachten –, sodass Sie die Welt direkt erfahren können, statt sie durch eine von Schmerz, Stress und Sorgen getönte Brille zu betrachten. Das ist der Seins-modus. Und er befreit Sie aus dem Autopilotmodus, der so viel von Ihrem Leiden automatisiert hat. Viele Menschen sagen, den Seins-modus entdeckt zu haben, sei eine der wichtigsten Fertigkeiten, die sie dem ganzen Programm verdanken.

Wie aber kann die Sammlung auf den Atem so segensreiche Aus-wirkungen haben?

- Erstens lehrt sie, dass Sie mit Schmerz, Krankheit und Stress auf die gleiche Weise umgehen können wie mit Ihrem Atem. Sie können einen Atemzug nur für diesen Augenblick nehmen. Es ist unmöglich, einen Atemzug für die Vergan-genheit zu nehmen – oder für die Zukunft. Vergangene und zukünftige Atemzüge sind lediglich Vorstellungen, aber keine realen Erfahrungen. Was den Atem angeht, so exis-tiert nur dieser Augenblick. Sie können mit Schmerz und Leiden genauso umgehen. Schmerz braucht jeweils nur in einem Augenblick erfahren zu werden. Mit dem Leiden ist es anders – Sie können es mit schmerzlichen Erinnerungen verstärken oder es in die Zukunft projizieren, was es ver-schlimmert. Sie können es mit sich herumschleppen, wie eine Sauerstoffflasche, mit der Sie Ihren Schmerz beleben.

Aber die Sammlung auf den Atem bringt Sie zurück in den gegenwärtigen Augenblick und lehrt Sie eine auf subtile Weise andere Herangehensweise an ganz gewöhnliche Erfahrungen. Und schließlich hilft sie Ihnen, zwischen primärem und sekundärem Leiden zu unterscheiden.

- Zweitens stellt sie Ihnen einen dynamischen Anker für Ihre Bewusstheit zur Verfügung. Dies ermöglicht es Ihnen zu erkennen, wann Ihr Geist abschweift, und die sanften Bewegungen des Atems im Körper sorgen für einen Fokus, zu dem Sie zurückkehren können. So wird allmählich Ihre achtsame Bewusstheit aufgebaut, in der Körper und Herz zu einem Ganzen integriert und nicht mehr getrennt sind. Diese Bewusstheit wird Ihnen als Fundament für das übrige Programm dienen.

- Drittens lehrt uns der Atem, dass wir uns nicht immer kontrollieren müssen. Der Atem atmet von selbst. Es spielt kaum eine Rolle, wer wir sind und was wir erreichen wollen. Sie können sich einfach entspannen und das Leben so nehmen, wie es kommt. Da es nicht nötig ist, zu kontrollieren, brauchen Sie auch keine Angst vor Kontrollverlust zu haben – das ist eine befreiende Erfahrung an sich. Angesichts dieser Erkenntnis schmilzt Stress dahin. Sie werden mit der Zeit lernen, dieses Gefühl ruhiger Gelassenheit mitzunehmen, wohin Sie auch gehen, weil der Atem immer bei Ihnen ist.

- Viertens können Sie sich dessen bewusst werden, dass Sie ständig dazu neigen, «Dinge zu reparieren». Indem Sie nicht gleich anfangen, die Dinge in Ordnung zu bringen, sondern einfach mit Ihrer Bewusstheit beim Atem bleiben, lernen Sie, dass Sie sich um vieles nicht sofort kümmern müssen. Manchen Dingen kann man ihren Lauf lassen. Das ist an sich selbst eine wichtige Fähigkeit, die man lernen sollte.

- Fünftens kann der Atem ein sensibler emotionaler Radar sein, wie wir im vierten Kapitel gesehen haben. Wenn Sie gestresst oder ängstlich sind oder Schmerzen haben, kann es sein, dass Sie den Atem über längere Zeiträume anhalten, ohne dass Sie sich dessen bewusst sind, oder die Atmung kann zwischen schnellem, flachem und tiefem, schwerfälligem Atem hin und her wechseln. All unsere Emotionen werden vom Atem widergespiegelt, doch wir sind uns dessen oft nicht bewusst. Indem Sie sich auf den Atem sammeln, während Sie auf Ihre emotionale «Landschaft» achten, können Sie lernen, diese Empfindungen als Frühwarnsystem zu nutzen. Das ermöglicht es Ihnen, die ersten Anzeichen von sekundärem Leiden aufzuspüren. Wenn Sie im Laufe des Tages immer wieder einmal Ihre Aufmerksamkeit auf den Atem richten, kann Ihnen das helfen, Angst, Stress, Depression und Erschöpfung bereits im Entstehen abzufedern.

Praktische Hinweise

In dieser Woche führen Sie zwei Meditationen durch. Die erste ist der Körperscan (Audiodatei 1), den Sie genauso wie in der letzten Woche üben. Die zweite Meditation ist die Im-Rhythmus-des-Atems-Meditation (Audiodatei 2). Beide Meditationen dauern jeweils zehn Minuten und sollten wenigstens einmal am Tag zu unterschiedlichen Zeiten geübt werden. So können Sie die zweite Meditation etwa am Morgen und den Körperscan am Abend ausführen. Sie können die Meditationen üben, wann immer es Ihnen gefällt, doch es wäre gut, wenn Sie es jeweils zur selben Zeit täten.

Gut ist es auch, sich die allgemeinen Hinweise zur Meditation ins Gedächtnis zu rufen: Sie üben am besten in einer warmen und stillen

Umgebung; richten Sie es auch möglichst ein, dass Sie nicht gestört werden. Vielleicht möchten Sie Ihren Mitbewohnern mitteilen, wann Sie meditieren. Sie sollten zudem das Telefon abstellen oder Anrufe auf die Mailbox umleiten.

Wie schon bei der Meditation der vergangenen Woche ist es auch hier am besten, wenn Sie zuerst die Meditationsanleitung durchlesen, bevor Sie sie ausführen. Als Anleitung zur eigentlichen Meditation hören Sie am besten die Audiodatei an. Diese Woche können Sie die Meditation noch etwas ausweiten, indem Sie eine Weile sitzen oder liegen bleiben, nachdem die Audiodatei beendet ist. Viele Menschen tun das ganz von selbst. Ist das bei Ihnen nicht der Fall, dann kritisieren Sie sich nicht und fühlen Sie sich nicht deswegen schuldig. Es ist eine Möglichkeit, nichts weiter. Eine weitere Option ist, direkt vor der Meditation einen zusätzlichen Körperscan durchzuführen, um Körper und Geist zur Ruhe zu bringen. Dies wird Ihre Erfahrung vertiefen. Wenn Sie über einen MP3-Player verfügen, können Sie sich der Einfachheit halber eine Playlist anlegen. Beachten Sie jedoch, dass die kombinierte Meditation nur *eine* Ihrer täglichen Sitzungen ist. Sie sollten zu einem anderen Zeitpunkt am Tag noch eine weitere Sitzung durchführen. Wenn Sie mögen, können Sie auch verschiedene Versionen des Körperscans und der Im-Rhythmus-des-Atems-Meditation ausprobieren (Sie finden sie unter www.breathworks-mindfulness.org.uk oder http://franticworld.com).

IM-RHYTHMUS-DES-ATEMS-MEDITATION

Audiodatei 2

Nehmen Sie eine Haltung ein, die so bequem wie möglich ist. Im Allgemeinen ist dies die Sitzhaltung, aber Sie können die Meditation auch in jeder anderen Position ausführen: im Stehen, im Liegen und sogar beim Gehen. Die folgende Anleitung geht von einer sitzenden Haltung aus; Sie können Sie leicht an die von Ihnen gewählte Position anpassen.

Sitzen Sie mit aufgerichtetem Rücken auf einem Stuhl mit gerader Lehne, dabei aber entspannt, sodass die Wirbelsäule ihrer natürlichen Krümmung folgen kann. Nehmen Sie eine Position ein, die sich würdevoll, hellwach, aufmerksam und doch entspannt anfühlt.

Erlauben Sie Ihrem Körper, sich in die Schwerkraft hinein zu entspannen, und lassen Sie sich vom Boden unter Ihnen tragen und stützen. Schließen Sie sanft die Augen, wenn Ihnen das angenehm ist. Dies wird Ihnen helfen, Ihren Geist zu beruhigen und zu besänftigen, indem äußere Ablenkungen reduziert werden.

Die Meditation

Sammeln Sie Ihre Aufmerksamkeit auf die Empfindungen des Atems in Ihrem Körper. Wo spüren Sie den Atem am stärksten? Seien Sie neugierig auf diese Erfahrung, lassen Sie alle Gedanken über das, was Ihrer Meinung nach geschehen könnte, los. Bleiben Sie vorurteilsfrei bei Ihrem Erleben.

Lassen Sie Ihre Aufmerksamkeit nun sehr sanft im ganzen Rumpf verweilen. Spüren Sie, wie sich Ihre Bauchdecke beim Einatmen etwas hebt und beim Ausatmen wieder senkt? Bemerken Sie beim Atmen auch Bewegungen und Empfindungen an den Seiten und im Rückenbereich? Gehen Sie allmählich immer tiefer in Ihren Körper hinein – mit einem Gefühl freundlicher Neugier gegenüber allem, was auch immer auftauchen mag, während Sie atmen. Denken Sie daran, alles zu akzeptieren, was geschieht. Versuchen Sie eine ganz präzise Bewusstheit der Empfindungen und Bewegungen des Atems im Körper zu kultivieren, Augenblick für Augenblick, und achten Sie darauf, nichts zu erzwingen und sich nicht zu sehr anzustrengen.

Stellen Sie Ihre Bewusstheit auf Empfang, während sie bei der natürlichen Bewegung des Atems im Körper verweilt. Erfüllen Sie den Atem mit Freundlichkeit und Zärtlichkeit, während er den Körper wiegt und umfängt – und alles an Stress, Schmerz oder Unbehagen, was Sie empfinden mögen, besänftigt.

Werden Sie sich nun der Gedanken und Emotionen bewusst. Denken Sie daran, dass es in der Meditation nicht darum geht, einen völlig leeren Geist zu haben. Denken ist ganz normal. Meditation ist ein Training, bei dem Sie Bewusstheit all dessen kultivieren, was tatsächlich auf der körperlichen, mentalen und emotionalen Ebene passiert, sodass Sie allmählich Ihre Perspektive verändern können und das Gefühl bekommen, mehr Wahlmöglichkeiten in Bezug auf Ihre Einstellung zum Leben zu haben. Gelingt es Ihnen, Ihre Gedanken anzusehen, statt aus ihrer Perspektive zu sehen? Können Sie sich dessen, was Sie denken und fühlen, bewusst werden, ohne Ihre Erfahrung zu blockieren oder sich in ihr zu verlieren und sich von ihr überwältigen zu lassen?

Vergessen Sie auch nicht, dass Gedanken keine Fakten sind – selbst jene, die behaupten, sie seien es. Können Sie es verhindern, sich von Ihren Gedanken und Emotionen gefangen nehmen zu lassen – auch von solchen, die sich ständig wiederholen und die Sie unterminieren –, indem Sie sie aus der Vogelperspektive betrachten? Achten Sie darauf, wie sie sich von Augenblick zu Augenblick verändern, genauso, wie sich Ihr Atem ständig verändert. Sie sind nicht so unumstößlich und dauerhaft, wie Sie vielleicht gedacht haben.

Folgen Sie dem Atem, wie er in den letzten Winkel Ihres Körpers ein- und aus ihm ausströmt, indem Sie immer wieder Atembewusstheit und Atemempfindungen als Anker für Ihre Aufmerksamkeit verwenden. Jedes Mal, wenn Ihre Aufmerksamkeit abschweift – was sie tun wird –, nehmen Sie es einfach zur Kenntnis und kehren zum Atem als Anker zurück. Das tun Sie immer wieder, Augenblick für Augenblick, und sind dabei ausgesprochen freundlich und geduldig mit sich selbst. Selbst wenn Sie hundert Mal wieder von vorn anfangen müssen, ist das in Ordnung. Genau darum geht es beim Üben.

Und denken Sie daran: Jedes Mal, wenn Sie bemerken, dass Sie abgeschweift sind, ist dies ein magischer Augenblick der Bewusstheit – ein Augenblick, in dem Sie aus dem Abgelenktsein erwacht sind, ein Augenblick, in dem Sie eine Wahl haben. Wenn Sie sich also dabei ertappen, abgeschweift zu sein, dann üben Sie mit Erfolg und haben nicht etwa versagt. Genauso erfolgreich sind Sie, wenn es Ihnen gelingt, beim Atem zu verweilen.

Was geschieht jetzt? Was denken Sie? Nehmen Sie es zur Kenntnis, und lenken Sie Ihre Aufmerksamkeit wieder auf die Empfindungen von Atem und Körper zurück, immer und immer wieder.

Abschluss
Bringen Sie die Meditation behutsam zu Ende. Öffnen Sie die Augen, und werden Sie sich der Geräusche um Sie herum – innerhalb und außerhalb des Raumes – bewusst. Spüren Sie Ihren ganzen Körper und beginnen Sie sich langsam und sanft zu bewegen. Stellen Sie dabei sicher, dass Sie sich genügend Zeit für einen reibungslosen Übergang von der Meditation zur nächsten anstehenden Tätigkeit nehmen.

Quicklebendig

Einige Tage nachdem sie begonnen hatte, die Im-Rhythmus-des-Atems-Meditation anzuwenden, spürte Karen, wie das Leben in ihren Körper zurückkehrte. «Ich weiß, das klingt blöd, aber ich dachte: *Ich bin am Leben.* Ich fühlte mich seit Jahren zum ersten Mal wieder mit meinem Körper verbunden. Die Bewusstheit des unmittelbar in Form von körperlichen Empfindungen und Bewegungen erfahrenen Atems hatte etwas Entspannendes, das mir die Augen öffnete. Es war etwas, das ich nie zuvor erlebt hatte.»

Karen erkannte: Ganz gleich, wie besorgt oder gestresst ich mich auch fühlen mag – diese Zustände gleichen dem Atem, sie sind immer im Fluss. Angst, Stress, Depression, Erschöpfung und Leiden tauchen auf und verschwinden wieder. Zeitweilig mögen sie einem wie unumstößliche, unverrückbare – und zudem äußerst überzeugende – Tatsachen erscheinen, doch nicht alle Gedanken sind zutreffend, nicht einmal jene, die von sich behaupten, es zu sein. Sogar Schmerz kommt und vergeht.

Vom Kopf her wusste Karen das. Sie hatte mehrere Bücher über Meditation gelesen und das ihr zugrunde liegende Konzept verstanden. Sie wusste, dass Gedanken keine Fakten sind und dass «ich nicht meine Gedanken bin». Dennoch hatte sie diese erweiterte Perspektive nicht verinnerlicht. Erst als sie bei dem Übungsprogramm blieb und mit der Im-Rhythmus-des-Atems-Meditation begann, fiel die Botschaft bei ihr auf fruchtbaren Boden. Karen lernte, dass man keinen Atem in der Vergangenheit oder in der Zukunft schöpfen kann. Das Einzige, was Sie erfahren können, ist *dieser* Atemzug, der genau *hier* und gerade *jetzt* und in Ihrem Körper geschieht.

«Das war wie eine Offenbarung für mich», sagte sie. «Ich erkannte, dass ich meinen gegenwärtigen Stress in die ferne Zukunft projizierte und deshalb davon ausging, ich würde in alle Ewigkeit leiden müssen. Ich war zudem vollkommen davon eingenommen, wie sehr ich in der Vergangenheit gelitten hatte. Doch die Meditation hat mir geholfen zu erkennen, dass ich mein Leiden genauso behandeln kann wie den Atem. Ich muss meine zukünftigen Schmerzen nicht ‹im Vorhinein› empfinden, und ich muss auch nicht bei meinen früheren Schmerzanfällen hängenbleiben. Alles, was ich tun muss, ist, diesen jetzigen Augenblick zu bewältigen. Wenn du das begreifst, scheint sich der Großteil deines Leidens zu verflüchtigen. Es vergeht einfach.

Ich begriff außerdem, dass viel von meiner mentalen Qual, meinem Stress und meinen Depressionen aus der Trennung von Geist und Körper herrührte, zu der es bei mir gekommen war. Ich fand einfach keinen Bezug zu dem, was gerade *jetzt* geschah. Ich fühlte mich vom Leben abgeschnitten.»

Diese Abspaltung hat die Form einer strengen, fordernden Stimme, die Karen ständig schalt. Sie kritisierte Karen, dass sie schwach sei, dass sie dem Schmerz nachgebe. Dies war der Handlungsmodus des aktiven Geistes. Meditation bot ihr eine Alternative: den Seinsmodus. Er zeigte ihr einen Mittelweg zwischen der aktiven Vermeidung von Schmerz und dem Versuch, ihn gewaltsam zu unterdrücken. So wurde es ihr möglich, ihren Schmerz in einer sicheren Umgebung ohne Druck zu erforschen. Sie lernte, in die angespannten Bereiche mit dem Ziel hineinzuatmen, sie weicher werden zu lassen. Anfangs war eine bewusste Anstrengung erforderlich, in die schmerzhaften Bereiche hineinzuatmen, ohne Angst dabei zu haben. Beim ersten Versuch begann Karen leise zu weinen, während sich ihre emotionale Anspannung löste. Aber als sie ihren Schmerz direkt zu erfahren begann, statt ihn durch das Medium sorgenvoller Gedanken und Emotionen zu erleben, erkannte sie, dass er gar nicht so weit reichte, wie sie befürchtet hatte. Statt das Gefühl zu haben, dass ihre ganze linke Seite und ihr Hals weh taten, erkannte sie, dass es gewisse «Hotspots» an Intensität gab. Und selbst sie schmerzten nicht die ganze Zeit. Das war eine Offenbarung, denn sie hatte den Schmerz immer für etwas «Unumstößliches» gehalten, das jetzt eben zu ihr gehörte. Überraschend war ebenfalls, dass der Schmerz sich manchmal «laut» und manchmal «leise» anfühlte. Manchmal war er scharf und stechend und dann wieder kribbelnd wie Nadelstiche.

Als Karen ihren Schmerz zu erforschen begann, entdeckte sie etwas Unerwartetes. Sie erkannte, dass sie sanft und mit Zärtlichkeit in ihn hineinatmen konnte. Sie näherte sich ihm wie eine Mutter, die ihr weinendes Kind beruhigt. Dies war ihre erste wirkliche

Erfahrung von Mitgefühl mit sich selbst. Zum ersten Mal in ihrem Leben war sie in der Lage, mit einer liebevollen inneren Stimme zu sagen: *Wie habe ich mich nur in diesen schmerzvollen Zustand bringen können?* Das war etwas ganz anderes als ihre normale innere Stimme, die sie immer streng anblaffte: *Schön blöd von dir, dass du dich immer so stressen lässt. Niemand sonst bringt sich selbst in einen solchen Zustand.*

Auf eine unbeholfene Weise versuchte Karens strenger innerer Kritiker, ihr zu helfen. Er versuchte, ihr auf die einzige Weise beizustehen, die er kannte. Statt ihren inneren Kritiker also anzugreifen, umarmte sie ihn. Denn diese schimpfende Stimme war schließlich auch ein Teil von ihr. Sie beobachtete ruhig seine Qual, und so beruhigte sich dieser Teil von ihr Schritt für Schritt. Er zog seine Krallen ein und hörte auf, die Zähne zu fletschen. Es war beinahe so, als wüsste sie, dass sie ihn nicht mehr als Beschützer brauchen würde.

Nach einiger Zeit erkannte Karen, dass die Meditation auch auf einer ganz direkten körperlichen Ebene wirkte. Sie löste nicht nur die mentale Qual auf, die zu sekundärem Leiden führte, sondern begann tatsächlich auch ihr primäres Leiden zu lindern. Wenn sie sich auf die Bewegung des Atems konzentrierte, begann er ungehinderter durch ihren Körper zu fließen und dabei die wunden Punkte im Körper sanft zu massieren. Statt also zu denken: *Es tut weh, es tut weh*, fing sie an zu denken: *Es ist nicht der ganze Körper, der weh tut, es sind nur einige wunde Punkte. Es ist erstaunlich, wie weit mein Atem reicht. Der Körper ist erstaunlich, es ist dort so viel im Gange.* Sie war überrascht zu entdecken, dass beinahe ihr ganzer Körper auf irgendeine Weise mit dem Atem verbunden war. Der Körper ist in ständiger Bewegung, und der Atem ist sein Motor.

Der Atem offenbart den Handlungsmodus

Während Karen sich bei Stress und Schmerzen von der Welt zurück-
zog, tat Jamie das Gegenteil – aber er erkannte das erst, als er die
zweite Woche dieses Programms fast beendet hatte. Wenn seine
Schmerzen und sein Stress zunahmen, fing er an, um sich zu schlagen. Er nahm an, dass die Welt sich gegen ihn verschworen hatte, um
seinen Stress und sein Leiden zu verstärken. Seine Wut war völlig
verständlich. Schmerzen *sind* unfair und scheinen *wirklich* unerträglich zu sein, daher ist Wut eine natürliche Reaktion. Aber diese
Reaktion war auch kontraproduktiv, denn sie begann schnell, sich
gegen ihn selbst zu wenden und ihn innerlich zu zerfressen.

Wenn sein zerschmettertes Knie gnadenlos zu schmerzen begann,
machte er das Wetter dafür verantwortlich oder diese «nutzlosen,
verdammten Schmerzmittel» oder dass er seine Physiotherapiesit-
zung nicht hatte wahrnehmen können oder einfach schlichtes Pech
gehabt hatte. Jamies Familie wusste, dass seine Wut seine Schmerzen nur noch verschlimmerte, aber für ihn war es eine regelrechte
Offenbarung, das zu erkennen.

Seine Ausraster begannen immer auf die gleiche Weise. Er fing
an, sich mit anderen Menschen zu vergleichen. Jamie betrachtete
seine Kollegen – und sogar seine Freunde – mit ziemlich kritischen
Blicken. Er fand, dass ihr Leben perfekt sei. Es verdross ihn zunehmend, dass sie mehr Geld verdienten als er, dass sie ein «besseres»
Auto oder Haus besaßen. Am meisten hasste er jedoch den Umstand,
dass ihr Leben frei von Schmerz war, während seines nur noch aus
einem allzeit gegenwärtigen, dichten Nebel von Schmerz und Leiden bestand. Dieser innere Aufruhr verschlimmerte den Schmerz
seines zerschmetterten «Rugby-Knies».

Schließlich erkannte er, dass dies der Handlungsmodus seines
aktiven Geistes war. Und als ihm dieses Licht eines Tages aufging –
ungefähr an der Stelle im Programm, wo Sie sich gerade befinden –,

hielt er einfach inne und atmete tief durch. Sein Stress begann beinahe augenblicklich, von ihm abzufallen. Er erinnerte sich, dass der Handlungsmodus des Geistes unmöglich aktiv sein kann, während die Aufmerksamkeit ganz auf die Empfindungen von Augenblick zu Augenblick fokussiert ist. Er begriff, dass man nicht gleichzeitig in Gedanken versunken und sich seines Körpers bewusst sein kann. Und so bringt er seine Aufmerksamkeit nun jedes Mal zum Atem zurück, sobald er bemerkt, dass sein Geist zu grübeln anfängt. Wenn er einatmet, sagt er «dieser Atemzug» zu sich selbst, und wenn er ausatmet, sagt er «dieser Augenblick». Das erinnert ihn daran, die Welt so zu nehmen, wie sie ist, und sie nicht durch die Linse seiner aufgewühlten negativen Gedankenmuster anzusehen.

DIE FLIESSENDE NATUR DES LEBENS ERFAHREN

Halten Sie an einem Tag in dieser Woche jede Stunde einmal für einige Augenblicke inne. Schauen Sie, ob Sie sich der fließenden und veränderlichen Natur der Empfindungen, Gedanken und Emotionen bewusst werden können. Spüren Sie den Kontakt zwischen Ihren Füßen und dem Boden. Geben Sie Ihr Gewicht nach unten ab, während Sie Ihren Körper der Schwerkraft überlassen. Wenn Ihr Geist abzuschweifen beginnt – und das wird er bestimmt tun –, lenken Sie Ihre Aufmerksamkeit zurück auf die fließende, sich verändernde Natur Ihrer Gedanken, Empfindungen und Emotionen. Beobachten Sie, wie sie sich verändern, während Sie Ihrem alltäglichen Leben nachgehen.

Neben dem Innehalten und tiefen Durchatmen lernte Jamie noch eine andere Technik, nämlich den Geisteshaltungen, die er durchlebte, bewusst einen Namen zu geben. «Wenn mein Geist während der Meditation abschweifte, fand ich es hilfreich, ‹Grübeln› oder ‹Angstvolle Gedanken› zu sagen. Ich ging noch einen Schritt weiter und fing an, das auch zu tun, wenn ich im Laufe des Tages Stress verspürte.»

Das objektive Beobachten und Benennen von Gedanken und Gefühlen, sobald sie aufstiegen, half Jamie zu erkennen, dass Gedanken, Gefühle und schmerzhafte Empfindungen nicht «er selbst» waren, sondern nur eine zeitweilige Gestimmtheit seiner Person. Indem er seine Gedanken beobachtete, fand er heraus, dass er sich von ihnen zu lösen vermochte. Er war derjenige, der beobachtete und benannte, und nicht derjenige, der benannt wurde. Statt zu sagen: «Ich bin gestresst», erkannte er, dass er einige Stresssymptome verspürte. Er lernte, dass sein Leben nicht durch Schmerz und Leiden definiert war, aber dass er manchmal – sogar häufig – Schmerz und Leiden empfand. Dies mag nach einer Unterscheidung ohne Unterschied aussehen, doch sie hatte große praktische Konsequenzen. Sie ermöglichte es Jamie, ein wenig Abstand zwischen ihm selbst und dem zu schaffen, was sein Leiden verursachte. Und dieser Abstand wuchs mit der Zeit allmählich, sodass das Leiden ihm nichts mehr ausmachte.

Gewohnheitsbrecher: Schauen Sie eine Weile in den Himmel

Schmerzen und Leiden lassen sich mit dem Wetter vergleichen, wobei Ihr Bewusstsein wie das Firmament ist, in dem sich das Wetter abspielt. Manchmal ist das Wetter wild und unwirtlich, zu anderen Zeiten ist es ruhig, klar und sonnig. Doch was auch immer das Wetter tut – das Firmament bleibt davon unberührt.

Wenn Sie einen Eindruck von dieser schlichten, aber tiefgründigen Vorstellung bekommen wollen, dann beobachten Sie doch einfach eine Weile den Himmel. Gehen Sie in dieser Woche jeden Tag hinaus, und sehen Sie sich ungefähr 15 Minuten (oder länger, wenn Sie wollen) den Himmel an. Wenn Sie nicht hinausgehen können, versuchen Sie stattdessen, aus dem Fenster zu sehen. Und wenn Sie den Himmel aus irgendeinem Grund nicht sehen können, dann verbringen Sie die Zeit damit, sich das Vorüberziehen der Wolken am Himmel vor Ihrem geistigen Auge vorzustellen.

Es spielt keine Rolle, ob der Himmel klar und sonnig oder grau und verhangen ist. Er ist immer voller sich wandelnder Muster, auch wenn sie manchmal nicht gleich erkennbar sind. Wenn es bewölkt ist, beobachten Sie, wie die Wolken über den Himmel ziehen. Bewegen sie sich schnell oder langsam? Wachsen die Wolken in die Höhe, oder verflüchtigen sie sich langsam? Haben sie rundliche Formen, oder sind es langgezogene Wolkenfahnen? Türmen sie sich am Himmel auf wie gigantische Berge, oder breiten sie sich flach aus? Wie verändert sich von Bereich zu Bereich und von Augenblick zu Augenblick ihre Farbe? Beobachten Sie einfach alles, ohne zu urteilen.

Verhalten sich Ihre Gedankenmuster auf ähnliche Weise? Halten Sie einen Moment inne, und beobachten Sie die Aktivität Ihres eigenen Geistes. Besitzen Ihre Gedanken, Gefühle und Emotionen manchmal große Macht und Dynamik, während sie zu anderen Zeiten im Hintergrund vor sich hin köcheln? Schwanken sie nahtlos zwischen glücklich/zufrieden und ängstlich/deprimiert hin und her? Verhält sich Ihr Schmerz auf ähnliche Weise? Ist er manchmal unerträglich, während er zu anderen Zeiten kaum wahrnehmbar ist?

Wenn Sie Ihre Aufmerksamkeit wieder auf den Himmel richten und er Ihnen undurchdringlich grau erscheint, dann beobachten Sie, wie die Farbe sich von Augenblick zu Augenblick und von Horizont zu Horizont verändert. Kein wolkenverhangener Himmel ist durchgängig grau. Es gibt immer Nuancen. Wie viele können Sie wahrnehmen?

Ist es ein warmer und sonniger Tag, so beobachten Sie einen Ausschnitt des Himmels, und halten Sie Ausschau, ob sich eine Wolke bildet. Schauen Sie weiter zu, bis die Wolke sich auflöst. Beobachten Sie eine Wolke vom Werden bis zum Vergehen. Wolken sind bemerkenswerte und kraftgeladene Phänomene, wenn Sie ihnen Ihre volle Aufmerksamkeit schenken. Sie wirken weich und zart, und dennoch sind einige von ihnen stark genug, die Tragflächen eines Flugzeugs abzuknicken.

Wenn es ein wolkenloser blauer Himmel ist: Sehen Sie womöglich Vögel, die im Aufwind segeln? Oder vielleicht Staubpartikel und Rauch? Können Sie den Mond sehen – oder vielleicht gar einige Sterne? Es ist erstaunlich, wie oft der Mond selbst an sonnigen Tagen sichtbar ist.

Lenken Sie Ihre Aufmerksamkeit auf sich selbst zurück. Ist Ihr Geist wie der Himmel, den Sie beobachtet haben? Sind Ihre Schmerzen wie die Wolken – manchmal da und manchmal fort? Halten Sie einen Moment inne, und nehmen Sie diese erweiterte Bewusstheit in sich auf. Es besteht keine Eile, in den Alltag zurückzukehren. Sie können hier so lange verweilen, wie Sie mögen.

Kapitel 6

Woche 3: Antworten, nicht reagieren

Es war einmal ein Holzfäller in einem fernen Königreich. Eines Tages schickte man ihn in einen wilden Wald, um alle Bäume für eine neue Flotte von Schiffen zu fällen. Er machte sich eifrig an die Arbeit und fällte Baum um Baum mit seiner stählernen Axt. Woche für Woche ächzte und stöhnte er, während er die Bäume fällte, und legte nur selten eine Pause ein, um ein paar Happen zu essen und sich den Schweiß von der Stirn zu wischen.

Eines Tages kam eine weise alte Frau vorbei und sah ihm still eine Weile zu.

«Was willst du, altes Weib?», fragte der Holzfäller.

«Warum arbeitest du so schwer?», erwiderte sie. «Ginge es nicht schneller und leichter, wenn du dir ein wenig Zeit nähmest, um die Axt zu schärfen?»

«Sei nicht albern, altes Weib», antwortete der Holzfäller. «Siehst du denn nicht, wie viele Bäume ich heute noch fällen muss? Ich habe keine Zeit, meine Axt zu schärfen!»

Wie oft haben Sie sich schon wie der Holzfäller in dieser Geschichte verhalten? Der Versuch, mit einer chronischen Krankheit fertigzuwerden, ist an sich eine so fordernde Aufgabe, dass sie Ihr ganzes Leben auffressen kann. Sie werden wie der Holzfäller: im Hamsterrad gefangen und erschöpft, gezwungen zu noch angestrengterer Arbeit, weil Ihre Axt stumpf wird. Das Einzige, was Sie tun können, ist zu versuchen, Ihrem Leiden davonzulaufen, es unter einem Haufen von Ablenkungen zu begraben und es mit Drogen zu unterdrücken. Auch wenn solche Strategien in der Vergangenheit funktioniert haben, ist seit langem ein Punkt erreicht, an dem sie nicht mehr so wirkungsvoll sind. Nichtsdestoweniger ist es tatsächlich verlockend, sich noch mehr abzurackern, in der Hoffnung, dass sie doch wieder eine positive Wirkung haben werden. Aber ist es immer sinnvoll, dies zu tun? Oder wäre es klüger, einen anderen Ansatz auszuprobieren?

Wenn Sie Ihre Schmerzen, Ihre Leiden und Ihren Stress wirklich in den Griff bekommen wollen, müssen Sie neue Wege gehen. Sie müssen lernen, Ihre Axt zu schärfen. Woche 3 hilft Ihnen dabei. Hier wird ein neuer Ansatz für den Umgang mit dem Schmerz vorgestellt – und eine neue Meditation, um Ihr Leiden schrittweise zu lindern.

Die beiden ersten Wochen des Achtsamkeitsprogramms haben Ihnen die subtile Wechselwirkung zwischen Geist und Körper offenbart. Mittlerweile werden Sie bemerkt haben, dass der Geist dazu neigt, Spannung im Körper aufzubauen. Dies wiederum verstärkt Schmerzen und Leiden. Ein Teil dieses Leidens löst sich auf, wenn Sie ihm Ihre volle, achtsame Aufmerksamkeit schenken, doch es kehrt zurück, wenn Ihr Geist wieder abzuschweifen beginnt. Nichtsdestoweniger haben Sie inzwischen vielleicht einen ersten Blick auf die Möglichkeit eines schmerzfreien Lebens erhascht – vielleicht zum ersten Mal seit Jahren. Sie mögen auch anderweitig profitiert haben. Manche Menschen lachen nun öfter und sind schwerer zu verärgern. Bitterkeit und Traurigkeit lösen sich allmählich auf. Das alltägliche Leben wird weniger hektisch. All das sind Anzeichen für eine zunehmend achtsame Bewusstheit.

Haben Sie während Ihrer Meditationen bemerkt, welchen Einfluss der Atem auf den ganzen Körper hat? Die Atmung erzeugt nicht nur im Brust- und Bauchraum Bewegung: Kein Winkel des Körpers bleibt unberührt von der ununterbrochen fließenden Bewegung. In den vorangegangenen Kapiteln haben wir gelernt, dass ein frei fließender Atem den Rücken, den Brustkorb und den Bauch sanft massiert. Dies regt das Immun- und das Nervensystem dazu an, die Heilung zu fördern. Die Atemmassage streckt zudem sanft die Muskeln, Bänder, Sehnen und Gelenke und bringt sie wieder in die richtige Position. Ein frei fließender Atem reinigt diese Bereiche außerdem von Giften, indem er das Lymphsystem des Körpers leicht massiert. Viele Menschen berichten, dass allein das freie Atmen – ohne Angst und ohne Sorgen – bei gleichzeitiger Sammlung auf den Atem eine deutlich positive Wirkung auf den allgemeinen Gesundheitszustand und auf das Wohlbefinden hat. Schmerz und Anspannung verflüchtigen sich. Der Atem ist Leben – auf vielen verschiedenen Ebenen.

Die Übungen dieser Woche orientieren sich am Atem und an seiner ununterbrochen fließenden Bewegung. Wir empfehlen, die Körperscan-Meditation fortzusetzen. Um ihre wohltuende Wirkung zu ergänzen, wird die Meditation der Achtsamen Bewegung eingeführt. Es ist wichtig, dass Sie auch auf körperlicher Ebene mit Ihrem Stress und Schmerz arbeiten, um zu vermeiden, dass Sie sich an einem Tag übernehmen und deshalb am nächsten Tag zu gar nichts mehr in der Lage sind. Zudem werden wir Sie diese Woche auffordern, Ihre täglichen Aufgaben und Aktivitäten mittels eines kurzen Tagebucheintrags zu dokumentieren. Dies ist der erste Schritt innerhalb des Lernprozesses, wie Sie sich Ihre Kräfte im Tagesverlauf einteilen müssen. Langfristig wird ein solches «Haushalten» eine wesentliche Rolle bei der Reduzierung Ihres Leidens spielen und Ihr allgemeines Wohlbefinden und Ihre Gesundheit fördern. Betrachten Sie es als Prozess, in dem Sie Ihren eigenen «Rhythmus der Achtsamkeit» finden.

DIE ÜBUNGEN FÜR WOCHE 3

- 10 Minuten Körperscan-Meditation (siehe Seite 85, Audio-datei 1 auf www.rowohlt.de/schmerzfrei) an 6 Tagen dieser Woche.
- 10 Minuten Meditation der Achtsamen Bewegung (siehe Seite 136, Audiodatei 3 an 6 Tagen dieser Woche. Diese Meditation sollten Sie zu einem anderen Zeitpunkt ausführen als die Körperscan-Meditation. Wenn Sie mögen, können Sie jedoch einen extra Körperscan oder eine Im-Rhythmus-des-Atems-Meditation direkt vor die Meditation der Achtsamen Bewegung legen, um Körper und Geist zu helfen, ruhig zu werden.
- Führen Sie Tagebuch über Ihre Übungen, um sich Ihre Kräfte besser einteilen zu können (siehe Seite 152).
- Gewohnheitsbrecher: Schauen Sie dem Wasser beim Kochen zu (siehe Seite 154).

Achtsame Bewegung

Wenn Sie mit Schmerzen, Krankheit oder Stress leben müssen, werden Sie die sanften, frei fließenden Bewegungen der Meditation der Achtsamen Bewegung als besonders segensreich empfinden. Über die Monate und Jahre sind Sie womöglich weniger beweglich geworden – oder Sie haben gar Angst vor Bewegung, weil Sie fürchten, noch mehr Schmerzen zu bekommen. Obgleich das vollkommen verständlich ist, wird es leicht zu einem eigenen Problem. Der menschliche Körper ist auf Bewegung ausgelegt, und daher kann zu langes Ruhigstellen zu vielen sekundären Gesundheitsproblemen führen. Ein Mangel an körperlicher Bewegung führt zu Lethargie, Übelkeit,

Schmerzen und allgemeinem «Einrosten». Auch Stress und Depressionen können dadurch hervorgerufen werden, dass man zu lange bewegungslos verharrt.

Die Übungen der Achtsamen Bewegung unterscheiden sich von denen, die Sie vielleicht in der Vergangenheit ausprobiert haben. Sie sind zunächst einmal keine Gymnastik im herkömmlichen Sinn. Das Ziel besteht nicht darin, sich so gut wie möglich zu dehnen oder in einer Position so lange zu verharren, wie es geht. Sie sind nicht in erster Linie dazu gedacht, Ihre Fitness und Gelenkigkeit zu steigern, auch wenn sie das langfristig tun. Wichtig ist vielmehr die Qualität der Bewusstheit, die Sie diesen Übungen schenken, während Sie sie ausführen. Wir bitten Sie, Ihre Aufmerksamkeit tief im Innern Ihres Körpers ruhen zu lassen, sodass Sie freundliche Bewusstheit in Ihre Bewegungen fließen lassen können. Gewissermaßen wird der Atem einfach in eine weiterführende Übung ausgedehnt. Sie können die Übungen als aktive Atmung betrachten. Oder als bewegte Meditation.

Achtsame Bewegungen ausführen

Bevor Sie beginnen, sollten Sie sich ein kurzes Demonstrationsvideo der Übungen und Körperhaltungen ansehen (alle Videos unter www.breathworks-mindfulness.org.uk und http://franticworld.com/resources). Dies dient lediglich der Orientierung. Zur Ausführung der Übungen hören Sie am besten die Übungsanleitung in der Audiodatei 3 auf www.rowohlt.de/schmerzfrei, denn dies wird den meditativen Aspekt der Bewegungen fördern.

Die Haltung

Die achtsamen Bewegungen können entweder im Sitzen oder im Stehen ausgeführt werden. Zu Beginn jeder Körperübung empfehlen wir die jeweils geeignete Position. Dennoch sollten Sie immer innerhalb Ihrer eigenen körperlichen Grenzen arbeiten; nehmen Sie daher eine für Sie angenehme Position ein. Wenn Ihnen eine der Übungen zu schwer ist, passen Sie sie Ihren eigenen Bedürfnissen an. Versuchen Sie, sich in Ihre Körperbewegungen einzufühlen. Betrachten Sie sie als einen Ausdruck des Atemrhythmus. Wenn Ihre Fitness und Gelenkigkeit eingeschränkt sind, achten Sie darauf, sich nicht zu übernehmen. Vergrößern Sie Ihren Bewegungsspielraum vielmehr ganz allmählich. Denken Sie immer daran, dass die Qualität der Bewusstheit, die Sie in die Bewegungen einbringen, von vorrangiger Bedeutung ist. Wenn Sie nicht in der Lage sind, die Bewegungen physisch auszuführen, versuchen Sie, sie in Ihrer Vorstellung zu üben. Forschungen haben gezeigt, dass auch dies Ihre Vitalität und Gesundheit zu fördern vermag.[42]

Sicherheit

Die Übungen dieser Woche wurden über viele Jahre hinweg unter Mitwirkung Tausender Patienten entwickelt, sodass sie sicher auszuführen sind. Nichtsdestoweniger möchten Sie sie vielleicht mit Ihrem Arzt, Spezialisten oder Physiotherapeuten erörtern und eine gewisse Vorsicht walten lassen, etwa indem Sie jene Übungen auslassen, die Sie – oder Ihre medizinischen Betreuer – für ungeeignet in Anbetracht Ihrer Erkrankung, Beschwerden oder Behinderung erachten. Passen Sie auf, dass Sie nicht in die Falle tappen zu meinen, Sie «müssten» sich auf eine bestimmte Weise oder in einem bestimmten Ausmaß bewegen können. Wenn Sie sich dazu zwingen, Ihre vorgefassten Vorstellungen zu verwirklichen, kann es leicht zu Verletzungen kommen. Gehen Sie stattdessen behutsam mit Ihrem Körper um, mit freundlicher Aufmerksamkeit und Neugier. Selbst die kleinste Bewegung kann überraschend erfüllend und förderlich sein.

Die harte und die weiche Grenze

Versuchen Sie ein Gleichgewicht zwischen zu hohen Anforderungen an sich selbst und zu laxer Übungsmoral zu finden. Das kann sich als schwierig erweisen; bemühen Sie sich daher, sich Ihre eigene Veranlagung bewusst zu machen, wenn es um die Übungen geht. Neigen Sie dazu, sich zu überfordern, dann achten Sie bei den Bewegungen darauf – und schalten Sie eventuell einen Gang herunter. Wenn Sie etwas gegen Körperübungen haben oder Sie sogar davor zurückschrecken, dann versuchen Sie, sich ruhig ein wenig mehr zu fordern.

Wie finden Sie ein solches Gleichgewicht? Ein guter Kompromiss besteht darin, in dem Bereich zwischen Ihrer «harten» und Ihrer «weichen» Grenze zu arbeiten. Wenn Sie also beispielsweise das Knie beugen, ist die weiche Grenze der Punkt, an dem Sie zuerst eine Empfindung von Dehnung und Stauchung spüren. Die weiche Grenze zu finden, erfordert Sensibilität, arbeiten Sie deshalb langsam und achtsam. Erkunden Sie behutsam Ihre Empfindungen. Sobald Sie eine Dehnung oder Belastung empfinden, gehen Sie mit Hilfe des Atems ein wenig tiefer in die Bewegung hinein. Gehen Sie nur *ein wenig* tiefer in die Bewegung – nicht weiter.

Wenn Sie zu weit gehen, gelangen Sie an die «harte» Grenze. Das ist der letzte Punkt, bevor es zu einer Überbeanspruchung oder Verletzung kommt. Sie werden merken, dass Sie die harte Grenze überschritten haben, wenn es sich anfühlt, als hätten Sie die Bewegung erzwungen. Möglicherweise beginnen Sie dann sogar etwas zu zittern.

Ideal wäre es, sich innerhalb des Bereichs zwischen der weichen und der harten Grenze zu bewegen. Es bedeutet, dass Ihr Körper ohne Überforderung mobilisiert wird. Eine moderate Dehnung, die Sie länger aufrechterhalten können, bringt Ihnen am meisten, nicht etwa eine intensive Dehnung, die Sie nicht ohne Anstrengung halten können. Bedenken Sie außerdem, dass Ihre Grenzen sich verschieben werden, wenn Sie stärker und flexibler werden. Sie können sich sogar von Tag zu Tag ändern.

Verschiedene Arten von Schmerz, auf die Sie achten sollten

Es kann schwierig sein, zwischen gesunden Schmerzen zu unterscheiden, die Fortschritte anzeigen, und Schmerzen, die anzeigen, dass Sie zu weit gegangen sind. Ein dumpfer Schmerz, Müdigkeit der Muskeln oder Dehnungsempfindungen sind etwas Natürliches und geben sich mit der Zeit wieder. Verspüren Sie so etwas wie «elektrische» Empfindungen, Nervenschmerzen oder ein Stechen, dann sollten Sie das Ausmaß der Bewegung einschränken. Werden diese Wahrnehmungen zu intensiv, dann sollten Sie für diesen Tag aufhören. Es ist besser, auf Nummer sicher zu gehen; Sie können auch morgen noch weitermachen. Achtsame Bewegungen sind eine Reise, kein Ziel. Es ist daher keine Eile geboten. Und denken Sie daran: Sie können jederzeit Ihren Hausarzt zu Rate ziehen, wenn Sie Bedenken haben.

Nicht vergessen!

- Nehmen Sie, soweit möglich, eine spielerische und neugierige Haltung ein. Versuchen Sie, in tiefe Atembewusstheit einzutauchen, während Sie sich bewegen, und erlauben Sie dieser Bewusstheit, das Tempo der Bewegungen zu bestimmen, statt sie zu forcieren oder zu hastig zu absolvieren.

- Wenn Sie mit einer Verletzung arbeiten, ist es gewöhnlich hilfreich, die weniger beanspruchten Körperteile zuerst anzugehen.
- Die regelmäßige Übung der Bewegungen kann erstaunliche Fortschritte bewirken, auch wenn Sie in jeder einzelnen Sitzung sehr wenig zu tun scheinen.
- Nehmen Sie sich am Ende der Übungseinheit immer einige Minuten Zeit, um sich in einer bequemen Position zu entspannen. Geben Sie Ihrem Geist und Körper Zeit, die Wirkung zu verinnerlichen.

Die Bewegungen, zu denen in diesem Buch angeleitet wird, stammen aus einem umfangreicheren Programm für achtsame Bewegung, das von Breathworks entwickelt wurde. Dieses Programm enthält eine Reihe von Übungssequenzen, die liegend ausgeführt werden, sowie andere, die sitzend oder im Stehen geübt werden. Weitere Informationen erhalten Sie unter www.breathworks-mindfulness.org.uk.

DIE MEDITATION DER ACHTSAMEN BEWEGUNG

Audiodatei 3

Wählen Sie für eine sitzende Position einen Stuhl mit einer geraden Lehne und einer festen Sitzfläche, etwa einen Esszimmerstuhl. Achten Sie darauf, dass sich Ihr Becken in einer neutralen Position befindet, also weder nach hinten noch nach vorn gekippt ist, und dass Ihre Wirbelsäule aufrecht ist und ihrer natürlichen Krümmung folgt. Wenn Sie stehen, sollten Ihre Füße hüftbreit voneinander entfernt und die Knie nicht durchgestreckt sein.

Entspannen Sie Ihren Körper in die Schwerkraft hinein, übergeben Sie Ihr Gewicht dem Boden oder dem Stuhl: Lassen Sie Ihre
Aufmerksamkeit tief in den Körper einsinken.

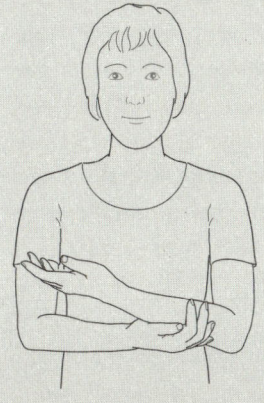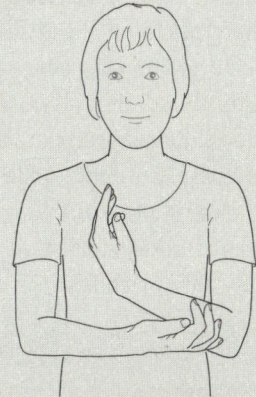

Kreisen des Handgelenks

Entspannen Sie die Schultern und lassen Sie sie nach außen
fallen, weg von den Ohren. Atmen Sie so natürlich wie möglich.
Stützen Sie einen Unterarm sanft mit der anderen Hand und
lassen Sie das Handgelenk im Rahmen Ihrer Möglichkeiten sanft
und geschmeidig kreisen. Achten Sie darauf, den Arm dabei nicht
zu fest zu halten oder das Gesicht, die Schultern oder den Bauch
anzuspannen. Lassen Sie den Atem weich und gleichmäßig fließen. Nach einigen Kreisbewegungen kehren Sie die Richtung der
Rotation für einige Kreisbewegungen um.

Entspannen Sie sich nun einige Atemzüge lang in der Ausgangsposition, und spüren Sie, welche Auswirkung die Bewegung hat,
indem Sie die beiden Körperhälften vergleichen. Fühlt sich die
Seite, die Sie gerade bewegt haben, anders an als die andere Seite?
Vielleicht ein bisschen lebendiger? Oder vielleicht etwas gedehn-
ter oder möglicherweise wärmer? Achten Sie auf alle Empfindun-

gen im Körper. Und wenn Sie keinen besonderen Unterschied zwischen beiden Körperhälften feststellen, machen Sie sich keine Sorgen: Seien Sie sich einfach nur dessen bewusst.

Wiederholen Sie jetzt alles auf der anderen Seite. Lassen Sie den zweiten Unterarm in der anderen Hand ruhen, und rotieren Sie die Hand geschmeidig einige Male, wobei Sie überprüfen, ob das Gesicht, die Schultern und der Bauch weich sind und die Hand, die den Unterarm stützt, nicht zu fest zupackt. Lassen Sie das Handgelenk dann einige Male in der Gegenrichtung kreisen. Kehren Sie dann in die Ausgangsposition zurück – wobei die Arme im Stehen locker an den Seiten hängen oder im Sitzen auf Ihrem Schoß ruhen, während Sie der Wirkung der Übung nachspüren.

Fingerschnippen

Bevor Sie beginnen, überprüfen Sie, ob sich Ihr Becken noch immer in einer neutralen Position befindet – also weder nach hinten noch nach vorn gekippt ist – und ob Ihre Wirbelsäule sanft aufgerichtet ist und ihrer natürlichen Krümmung folgt. Wenn Sie bereit sind, heben Sie eine Hand vor den Körper, und legen Sie Daumen und Zeigefinger zu einem Kreis zusammen. Schnippen Sie die Finger dann so auseinander, dass sie ein leises Geräusch erzeugen. Machen Sie dasselbe mit Daumen und den übrigen drei Fingern dieser Hand, wobei Sie die Bewegung jeweils einige Male wiederholen. Bewegen und schnippen Sie jeden Finger leicht und behutsam und atmen Sie dabei sanft. Es empfiehlt sich stets, immer wieder zu überprüfen, ob Sie vielleicht den Atem dabei anhalten, was bei solchen Bewegungen nur allzu leicht geschieht. Wenn Sie bemerken, dass das der Fall ist, dann lassen Sie erneut los, sodass Gesicht, Bauch und gesamter Körper weich werden, während Sie die Finger schnippen.

Entspannen Sie die Hand nun wieder und beobachten Sie, ob die

Seite, die Sie gerade bewegt haben, sich anders anfühlt als die andere. Seien Sie neugierig, ohne zu urteilen.

Wiederholen Sie die Bewegung nun mit der anderen Hand – heben Sie sie an, bilden Sie einen Kreis mit Daumen und Zeigefinger, und schnippen Sie die Finger leicht auseinander. Machen Sie dies einige Male mit Daumen und Zeigefinger und dann nacheinander mit allen übrigen Fingern dieser Hand. Nun wiederholen Sie die Übung mit beiden Händen gleichzeitig. Entspannen Sie dabei Schultern, Gesicht, Bauch und Pobacken. Am Ende lassen Sie die Arme locker hängen; schütteln Sie sie dann leicht, bevor Sie erneut zur Ruhe kommen. Spüren Sie den Auswirkungen der Bewegung nach, während Sie das Gewicht Ihres Körpers dem Boden überantworten, und lassen Sie den Atem tief in Ihren Körper einsinken.

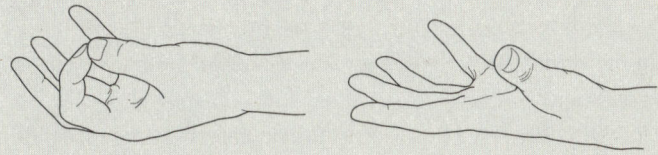

Warme Umarmung

Lassen Sie die Arme zu Beginn locker seitlich am Körper herabhängen. Stimmen Sie sich einige Augenblicke auf Ihren Atem ein, bevor Sie sich bewegen. Strecken Sie dann beim Einatmen beide Arme auf Schulterhöhe zu den Seiten hin aus, wobei die Handflächen nach vorn zeigen.

Überkreuzen Sie nun beide Arme beim Ausatmen behutsam vor Ihrer Brust, sodass Sie sich selbst ganz sanft umarmen. Stellen Sie sich vor, dass diese Umarmung voller Wärme und Fürsorge ist. Beim nächsten Einatmen öffnen Sie die Arme erneut, und beim nächsten Ausatmen umarmen Sie sich wieder. Fahren Sie

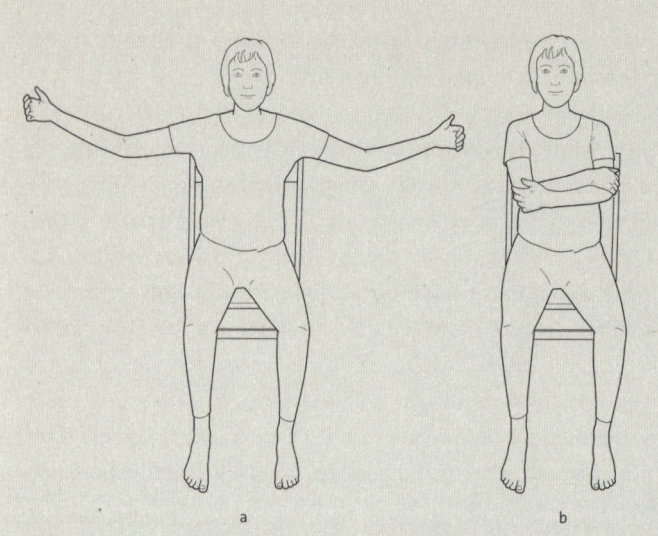

a   b

im Rahmen Ihrer Möglichkeiten so fort; lassen Sie die Bewegung, wenn nötig, ruhig ganz klein werden. Sie können beim Umarmen abwechselnd den einen über den anderen Arm legen. Wenn Sie die Arme ausbreiten, fühlen Sie eine entsprechende Öffnung in der Brust, wobei die Schulterblätter im oberen Rücken leicht zusammengezogen werden. Und wenn Sie sich umarmen, können Sie spüren, wie sich Ihr oberer Rücken ausdehnt und öffnet. Dies ist eine gute Bewegung, um die Wirbelsäule sanft zu massieren. Achten Sie darauf, dass die Schultern bei jeder Bewegung so entspannt wie möglich bleiben. Und lassen Sie den Rhythmus des natürlichen Atems das Tempo der Bewegung bestimmen, ohne Eile und ohne den Atem anzuhalten. Nach einigen Umarmungen kehren Sie wieder zum Ausgangszustand zurück. Lassen Sie die Hände locker an den Seiten des Körpers herabhängen, und schütteln Sie sie kurz. Spüren Sie den Auswirkungen der Bewegung nach. Übergeben Sie dem Boden Ihr Gewicht, und lassen Sie der Schwerkraft freien Lauf, ganz gleich, ob Sie stehen oder sitzen. Spüren Sie den Atem in Ihrem ganzen Körper.

Einen Pullover ausziehen

Beginnen Sie erneut mit locker am Körper herabhängenden Armen und stimmen Sie sich einige Augenblicke auf den Atem ein. Strecken Sie dann beim nächsten Einatem beide Arme auf Schulterhöhe mit nach unten weisenden Handflächen und entspannten Schultern seitlich aus; die Arme sollten dabei locker, nicht durchgestreckt sein. Überkreuzen Sie beim nächsten Ausatem die Arme vor dem Körper, wie bei der «Warmen Umarmung». Beim nächsten Einatem stellen Sie sich vor, Sie würden mit beiden Händen einen Pullover ausziehen, und heben beide Arme gekreuzt über den Kopf. Lassen Sie die Arme beim nächsten Ausatem an den Seiten des Körpers mit nach unten weisenden Handflächen abwärts in die Ausgangsposition sinken.

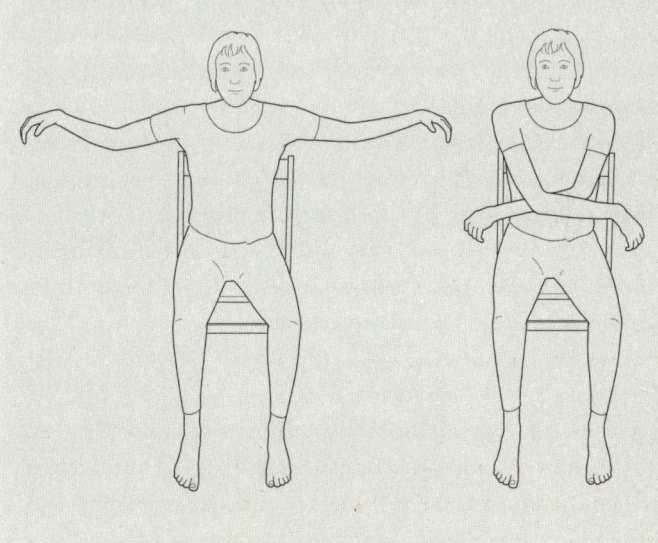

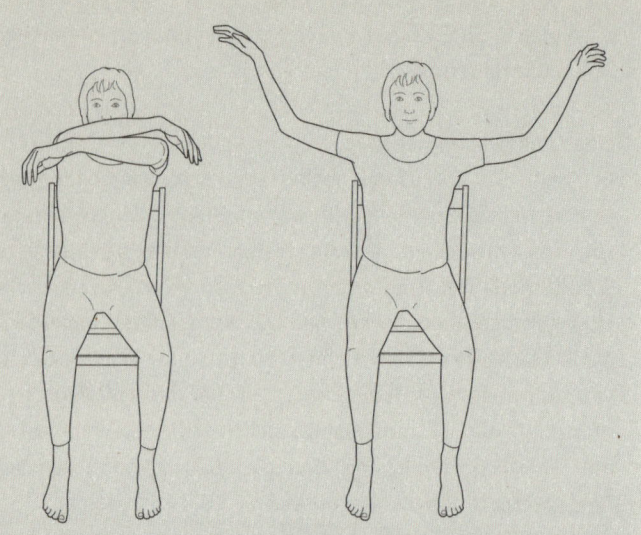

Wiederholen Sie diesen Bewegungsablauf einige Male in einem fließenden Rhythmus, der Ihrem natürlichen Atemfluss folgt. Dadurch wird Ihre ganze Wirbelsäule sehr sanft massiert; dabei dehnen sich der Brustkorb und der Rücken jeweils in den verschiedenen Phasen aus oder ziehen sich wieder zusammen. Wenn Sie den Ablauf einige Male wiederholt haben, kehren Sie in den Ruhezustand zurück. Schütteln Sie seitlich am Körper leicht die Finger, Hände, Arme, Handgelenke, Ellenbogen und Schultern, bevor Sie wieder zur Bewegungslosigkeit zurückkehren. Spüren Sie den Auswirkungen der Bewegungen nach, während Sie Ihr Gewicht der Erde unter Ihnen anvertrauen.

Abschluss
Ruhen Sie am Ende dieser achtsamen Bewegung ein Weilchen. Sie können dies tun, indem Sie still dasitzen, Sie können sich aber auch auf den Boden, auf Bett oder Couch legen, wenn Ihnen das lieber ist.

Lassen Sie Ihren Körper sich in die Ruhe hinein entspannen, getragen und unterstützt von der Erde, während Sie der Wirkung der Bewegungen nachspüren. Versuchen Sie, für all die verschiedenen Empfindungen in Ihrem Körper sensibel und empfänglich zu sein: für die Empfindungen des Atems und die durch die Körperbewegung ausgelösten Empfindungen. Falls Sie unangenehme oder schmerzhafte Empfindungen haben, stellen Sie sicher, dass Sie sie ebenfalls sehr sanft in Ihr Bewusstsein aufnehmen, ohne sie wegzustoßen oder sich ihnen zu verschließen. Gestatten Sie ihnen, von Moment zu Moment mit einem freundlichen Atem ins Sein zu treten und wieder zu vergehen. Lassen Sie alle Gedanken, Emotionen oder Gefühle kommen und gehen, ohne sich in sie zu verstricken. Wenn Sie so weit sind, beginnen Sie sich wieder zu bewegen und bereiten sich auf den Rest des Tages vor.

Auf dem schmalen Grat zwischen der harten und der weichen Grenze balancieren

Achtsame Bewegungen können manchmal aufgestaute Gefühle und Emotionen zutage fördern. So könnte es zum Beispiel passieren, dass Sie plötzlich wütend werden, weil Sie eine Übung nicht mit der Präzision eines Experten auszuführen vermochten. Oder Sie sind möglicherweise traurig über Ihren mangelnden Bewegungsspielraum oder Ihre verlorene Fitness. Umgekehrt sind Sie womöglich fröhlich und entzückt darüber, dass Sie in der Lage waren, sich besser zu bewegen, als Sie gedacht hatten. Die Übungen könnten auch einen Sturzbach lang vergessener Erinnerungen an glückliche Zeiten ausgelöst haben. Nichts davon ist ungewöhnlich. Ihr Körper vermag Erinnerungen zu speichern, die genauso lebhaft und vielgestaltig sind wie die des Geistes. Und diese Erinnerungen können den Schmerz, den Sie tatsächlich fühlen, verstärken oder lindern.

Die durch achtsame Bewegungen ausgelösten Erinnerungen können für manche Menschen ein Schock sein. Das ist der Handlungsmodus des aktiven Geistes, und es ist vielleicht das erste Mal in ihrem Leben, dass sie sich dieser Erinnerungen voll bewusst werden. Der Handlungsmodus ist, wie Sie sich erinnern werden, der logische Problemlösungsmodus des Geistes. Lesen Sie noch einmal auf Seite 107 nach, wie der Handlungsmodus charakterisiert ist. Er bricht die Probleme Schritt für Schritt in kleinere Stücke auf, sucht eine Lösung für diese und kontrolliert, ob er Sie Ihrem Ziel etwas näher gebracht hat. Er funktioniert ganz hervorragend, weshalb er sofort zur Stelle ist, wenn der Geist einem Problem begegnet. Das Dumme daran ist, dass der Geist die Dehnungsempfindungen des Körpers bei der Meditation der Achtsamen Bewegung als ein Problem interpretieren kann, das gelöst werden muss. Er betrachtet die Übungen als eine Herausforderung und bringt sofort seine Problemlösungsschaltkreise ins Spiel. Er will, dass Sie sich verbessern, indem er Sie an Ihre physischen Grenzen treibt. Wären Sie stark und gesund, wäre das eine logische Vorgehensweise. Aber wenn es mit Ihrer körperlichen Verfassung nicht zum Besten steht, kann dies darauf hinauslaufen, dass der Handlungsmodus nach hinten losgeht und Sie über die harte Grenze treibt. Und nicht nur das: Wenn der Handlungsmodus mitbekommt, dass Sie zu kämpfen haben, dann werden vielleicht Erinnerungen an Situationen ausgegraben, in denen Sie sich in der Vergangenheit ähnlich unter Druck gesetzt fühlten. Erinnerungen an den Unfall oder die Krankheit können zurückkehren, die Ihre gegenwärtigen Probleme verursacht haben. Oder es können Ängste, Sorgen oder Erinnerungen aus Ihrem Berufs- oder Privatleben aufgerührt werden.

«Als mir das zum ersten Mal passiert ist», sagt William, «geriet ich aus der Fassung. Ich erinnerte mich an den Motorradunfall. Dann flüsterte ich mir selbst zu: ‹Grübeln› und ‹Sorgen›. Ich tat einen langen, tiefen Atemzug und machte weiter. Ich konnte spüren, wie mein Geist klar und zentriert wurde. Dann fuhr ich mit dem Rest der Übungen fort.»

Indem er tief atmete und sich auf den Atem fokussierte, unternahm William eine bewusste Anstrengung, seinen Geist auf den Seinsmodus umzuschalten. Wie Sie sich erinnern werden, ist dies der Geisteszustand, der es Ihnen erlaubt, ganz direkt mit der Welt umzugehen, ohne dass Gedanken, Gefühle und vorgefasste Meinungen als verzerrende Linse wirken. Der Seinsmodus ist weder besser noch schlechter als der Handlungsmodus, nur anders.

Der Handlungsmodus des Geistes kann im Laufe dieser Übungen ein häufiger Besucher sein, was paradoxerweise eine gute Nachricht ist. Sie haben nämlich jedes Mal, wenn Sie Ihren Geist beim Umherschweifen – beim Abdriften in den Handlungsmodus – ertappen, eine gute Gelegenheit zu üben, wie man seine Aufmerksamkeit wieder in den Körper zurückbringt. Es mag aussehen, als würden Sie scheitern, wenn Sie Ihren Geist zum x-ten Mal beim Abschweifen ertappen, aber im Grunde ist dies ein Augenblick der Einsicht. Bringen Sie ihm Wertschätzung entgegen. Er ist Ihr Lehrer. Diese Augenblicke werden allmählich nicht nur Ihre physischen Schmerzen auflösen, sondern auch Ihre mentale Qual.

Victoria fand es besonders schwer, einen Weg zwischen der harten und der weichen Grenze zu finden. Sie schoss oft über die harte Grenze hinaus und direkt in den Schmerz hinein. Das war tief in ihrem Charakter verankert – denn sie war früher als Bergmarathonläuferin gewohnt gewesen, sich über ihre körperlichen Grenzen hinaus zu treiben. Freundlich mit sich selbst umzugehen, gehörte nicht zu ihrem Naturell. Nichtsdestoweniger lernte sie dies zu ändern, indem sie sich am Atem als Führer orientierte. Wenn sie ausatmete, «lehnte» sie sich leicht in die Bewegung hinein. Währenddessen achtete Victoria sehr genau auf die Empfindungen in ihrem Körper, sodass sie spüren konnte, wann sie die weiche Grenze überschritten hatte und sich in der mittleren Zone zwischen den beiden Grenzen befand. Beim Einatmen entspannte sie sich etwas «zurück» von der Grenze. Und wieder achtete sie genau auf die weiche Grenze und wie sie sie auf dem Rückweg überquerte. Auf diese Weise lernte sie allmählich, die Bandbreite ihrer Bewegungen ohne Schmerzen wieder auszuweiten, und sie begann etwas von ihrer seit langem verlorenen Vitalität zurückzugewinnen.

Alison reagierte genau umgekehrt auf die harte und die weiche Grenze. Sie hatte vor jeglichem Schmerz Angst. Infolgedessen schreckte sie vorzeitig zurück, bevor sie die weiche Grenze erreicht hatte, sobald sie eine normale Dehnung und Anspannung spürte. Nach mehreren Sitzungen entschloss sie sich, «in den sauren Apfel zu beißen», wie sie es ausdrückte, und genau auf die Empfindungen zu achten. Schon bald realisierte Alison, dass die Empfindungen nicht so unangenehm waren, wie sie befürchtet hatte. Sie freute sich vielmehr an der Straffheit in ihren Muskeln. Dies schenkte ihr den Mut, an die weiche Grenze heranzugehen und sie zu überschreiten.

An dieser Stelle mögen Sie vielleicht denken, die Meditation der Achtsamen Bewegung sei eine ziemlich harte Angelegenheit. Im Allgemeinen ist sie das jedoch nicht. Wir haben uns lediglich so ausführlich mit diesem Aspekt befasst, um Ihnen einen Eindruck davon zu geben, was an Schwierigkeiten auftauchen könnte, und Ihnen eine Hilfestellung zu geben, wenn Sie solchen Schwierigkeiten begegnen. Den meisten Menschen bereiten die Übungen Vergnügen, und sie ziehen eine Menge Nutzen und Freude daraus.

Achtsamkeit im täglichen Leben:
Den Boom-Bust-Zyklus überwinden

Victoria hatte nicht nur Mühe, einen Weg zwischen der harten und der weichen Grenze in den achtsamen Bewegungen zu finden, sie hatte auch in ihrem täglichen Leben ähnliche Probleme. Wie sie freimütig zugibt, hatte sie eine «Boom-Bust-Mentalität», die sie mit vielen anderen Menschen, die an chronischen Krankheiten leiden, gemeinsam hat.

«Wann immer die Schmerzen durch die Arthritis nachzulassen begannen, fing ich an, mich etwas härter anzutreiben», sagt Victoria. «Ich ging spazieren und holte die Hausarbeiten nach. Ich war so glücklich, wenn ich eine Menge Energie zur Verfügung hatte; ich fand es schade, sie nicht voll auszunutzen. Das Dumme dabei war jedoch, dass ich am nächsten Tag völlig erschöpft aufwachte und mir alles weh tat. Manchmal hatte ich höllische Schmerzen. Ich musste die Dosis an Schmerztabletten verdoppeln und fühlte mich den ganzen Tag vollkommen geschafft. Manchmal kam ich nicht einmal aus dem Bett. Ich hatte das Gefühl, in einer Falle zu sitzen. Es passierte einfach immer und immer wieder. Jedes Mal, wenn ich mich ein wenig besser fühlte, setzte ich mein normales Leben fort. Aber wenn ich mich so verhielt, verausgabte ich mich jedes Mal und war schließlich noch weniger fit und hatte noch mehr Schmerzen. Es schien keinen Ausweg zu geben. Das sorgte für Stress und manchmal auch Depressionen. Alles, was ich wollte, war, körperlich etwas aktiver zu sein, aber es schien einfach nicht möglich zu sein, ganz gleich, was ich auch tun mochte.»

Victorias Boom-Bust-Zyklus war vollkommen natürlich. Wer möchte denn nicht sein Leben zurückhaben, wenn der Schmerz sich auflöst und die Vitalität zurückkehrt? Und wer würde sich nicht ebenso verkriechen, wenn der Schmerz zurückkehrt und die Energie in den Keller fällt? Doch jede Runde des Boom-Bust-Zyklus verstärkt die Schmerzen noch weiter und kostet Energie. Und als wäre das noch nicht schlimm genug, untergräbt jede Runde des Zyklus weiter Ihre Fitness, weil Sie einfach nicht die Übung bekommen, die Sie brauchen, um glücklich und gesund zu bleiben. Aber es kann sogar noch schlimmer kommen. Sie können vor normalen Aufgaben des Alltags zurückschrecken, damit Sie sich nicht wieder verletzen. Das bedeutet natürlich, dass der ganze Kreislauf von vorn beginnt, wenn die Vitalität zurückkehrt – dieses Mal jedoch von einer noch niedrigeren Ausgangsbasis aus. Es ist beinahe so, als würden die Grundfesten Ihres Lebens langsam weggespült werden.

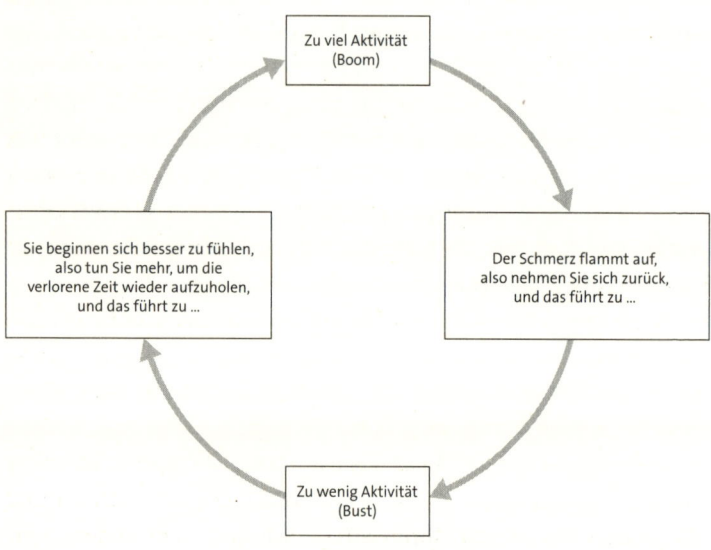

Im Laufe der Zeit wird Ihre Leistungsfähigkeit allmählich immer weiter herabgesenkt. Jedes Mal, wenn Sie sich im «Boom» befinden, werden Sie feststellen, dass Sie etwas an Fitness verloren haben, und jedes Mal, wenn Sie sich im «Bust» befinden, werden Sie feststellen, dass Sie noch mehr außer Form kommen. Letztlich nimmt Ihre Gesamtfitness dramatisch ab.

Sie können nur allzu leicht in die Falle eines Boom-Bust-Zyklus geraten, wenn Sie aufhören, auf die Botschaften zu achten, die Ihr Körper Ihnen sendet. Der einzige Weg aus dieser Falle ist, sich wieder mit Ihrem Körper zu verbinden. Achtsamkeit ist der Ausweg aus dieser Falle, denn sie erlaubt es Ihnen zu spüren, wann Sie an Ihre mentalen und physischen Grenzen stoßen. Sie gibt Ihnen den Raum zu pausieren – und einen Schritt zurückzutreten, sodass Sie sich nicht verausgaben. Diese Funktion hat zwei Seiten: Sie dämpft einerseits Ihre mit körperlicher Betätigung verbundenen Ängste und Sorgen, und sie schenkt Ihnen andererseits die Motivation, Ihre alltäglichen Aufgaben mit neuem Elan anzugehen. Kurzum, sie lässt Sie wieder Verantwortung für Ihr Leben übernehmen und stellt sicher, dass Sie sich nicht mehr von Ihrer Angst beherrschen lassen. Achtsamkeit hilft Ihnen, die Schichten verquerer Glaubenssätze über Ihre Erfahrungen sowie Angst, Wut, Stress und Verzweiflung allmählich abzutragen. Einfach ausgedrückt: Achtsamkeit lehrt Sie, sich Ihre Kräfte einzuteilen. Und sie ist ein Ansatz, der von Schmerzklinken in der ganzen Welt empfohlen wird.

Das folgende Programm ist eine einfache Methode, sich mit Hilfe von Achtsamkeit die eigenen Kräfte einzuteilen. Es besteht aus drei Schritten:

1. Sie führen ein Tagebuch über alles, was Sie in den kommenden sieben Tagen tun, notieren die Dauer jeder Aktivität und ihren Einfluss auf Ihren Stress, Schmerz oder andere Symptome.

2. Sie analysieren dieses Tagebuch und arbeiten heraus, wie lange Sie jede Aktivität ausüben können, ohne dass Ihre Schmerzen oder Symptome dadurch schlimmer werden. Diese Zeiträume sind Ihre «Grundvorgaben».

3. Diese «Grundvorgaben» werden allmählich angehoben, um Ihre allgemeine Fitness und Kondition zu verbessern, ohne Sie in einen weiteren Boom-Bust-Zyklus zu treiben.

In den kommenden Wochen werden Sie gebeten, dieses Drei-Punkte-Programm durchzuführen. Obwohl es sich am besten für Patienten mit chronischen Schmerzen und Krankheiten zu eignen scheint, ist ein Einteilen der Kräfte auch bei Stress wirkungsvoll. Schließlich ist Stress gewissermaßen eine Art mentaler Schmerz und wird von vielen jener Kräfte gefördert, die auch den körperlichen Schmerzen zugrunde liegen. Stress kann zudem von Tag zu Tag durch körperliche Aktivitäten verstärkt werden. Eile bei der Hausarbeit oder hektisches Tippen auf dem Computer am Arbeitsplatz können Stress erzeugen.

In dieser Woche sollten Sie beginnen, ein Tagebuch über die wesentlichen Dinge, die Sie jeden Tag tun, zu führen. In der nächsten Woche werden Sie dann aufgefordert, dieses Tagebuch zu analysieren, sodass Sie ein persönliches Programm zur Einteilung Ihrer Kräfte auf die Beine stellen können. In den darauffolgenden Wochen werden wir Ihnen helfen, Ausmaß und Tempo Ihrer alltäglichen Aktivitäten zu optimieren. Mit der Zeit wird dies Ihr Leiden und Ihren Stress deutlich reduzieren sowie Ihre allgemeine Fitness verbessern. Wenn das nun in Ihren Ohren kompliziert klingt, machen Sie sich keine Gedanken: Es ist nicht kompliziert. In diesem Programm geht es darum, eine angenehme Grundvorgabe zu etablieren, auf der Sie aufbauen können. Wir werden nichts von Ihnen verlangen, das besonders kompliziert oder schwierig ist.

Das Programm zur Kräfteeinteilung:
Ein Tagebuch führen

Führen Sie in den nächsten sieben Tagen ein Tagebuch über Ihre täglichen Aktivitäten. So machen Sie sich all jene Aktivitäten bewusst, die Ihr Leiden tendenziell verschlimmern, die es lindern und die überhaupt keinen Einfluss darauf haben. Eine Vorlage für das Tagebuch finden Sie im Anhang. Kopieren Sie sie, sooft Sie mögen. Außerdem finden Sie Vorlagen zum Herunterladen unter www.breathworks-mindfulness.org.uk. Einige Beispielseiten finden Sie auf den Seiten 152–154 und unter www.franticworld.com. Sie sollten die Spalten folgendermaßen ausfüllen:

1. Notieren Sie, wie lange jede Aktivität dauert und das Ausmaß von Schmerzen oder Stress nach deren Beendigung. Verwenden Sie dazu eine Skala von 1 bis 10, bei der 1 für keine Schmerzen oder Stress steht und 10 für die am schlimmsten vorstellbaren. Leiden Sie unter etwas anderem als Schmerzen oder Stress – etwa an Erschöpfung oder Depressionen –, dann bewerten Sie auch dies.

2. In der rechten Spalte notieren Sie, ob die Schmerzen, der Stress (oder eine andere Problematik, die Sie bewerten) durch die Aktivität schlimmer werden (+), abnehmen (–) oder unbeeinflusst bleiben (0). Notieren Sie auch die Ruhephasen (R).

3. Es gibt auch eine Spalte für die Muskelspannung. Sie dient dazu, die Beziehung zwischen muskulärer Anspannung und anderen Symptomen, wie Schmerzen, Angst, Stress, Depressionen oder Erschöpfung zu erkennen.

Versuchen Sie daran zu denken, das Tagebuch sieben Tage lang zu führen. Es soll Sie dazu ermutigen, über Ihren Alltag nachzudenken; verwenden Sie daher Spaltenüberschriften, die hilfreich für Sie sind.

Sie sollten wie ein Detektiv an das Programm zur Kräfteeinteilung herangehen, indem Sie mit freundlichem Blick betrachten, wie Sie Ihre Zeit verbringen. Sie sollten diese Aufgabe außerdem, soweit es Ihnen möglich ist, in einem Geist freundlich gesinnter Bewusstheit angehen. Denken Sie daran, sich keinesfalls zu kritisieren. Wenn Sie beispielsweise das Gefühl haben, Sie «sollten» aktiver sein, dann bestrafen Sie sich nicht. Versuchen Sie vielmehr, einstweilen Ihre gegenwärtige körperliche Verfassung anzunehmen. Es geht schlicht darum, eine Grundvorgabe zu etablieren, von der aus Sie Ihre Fitness weiter aufbauen können, und nicht darum, eine neue Peitsche zu schaffen, mit der Sie sich selbst geißeln.

Beispielseiten für das Tagebuch der täglichen Aktivitäten

Datum: 25. April					
Zeit	Aktivität	Dauer	Schmerz (oder anderes bewertetes Symptom) bei Beendigung (1–10)	Anspannung bei Beendigung (1–10)	o (keine Veränderung von Schmerz oder Symptom) + (Zunahme von Schmerz oder Symptom) – (Abnahme von Schmerz oder Symptom) R (Ruhe)
9:00– 9:30	Aufstehen, eine Tasse Tee trinken, anziehen	30 Min.	4	4	
–10:00	Frühstück am Tisch	30 Min.	5	6	+
–12:00	Arbeit am Schreibtisch	2 Std.	6	6	+
–12:20	Meditieren im Sitzen	20 Min.	5	5	–
–12:40	Fortsetzung Meditation im Liegen	20 Min.	4	4	–
–13:00	Achtsame Bewegung	20 Min.	4	4	0

–14:00	Mittagessen, mit Freund zusammensitzen	1 Std.	6	5	+
–14:40	Körperscan	40 Min.	4	3	–
–16:00	Einkaufen fahren, im Supermarkt einkaufen, nach Hause fahren	1 Std. 20 Min.	6	7	+
–17:00	Ausruhen	1 Std.	5	4	R
–18:00	Arbeiten am Schreibtisch	1 Std.	6	6	+
–19:00	Abendessen am Tisch	1 Std.	7	6	+
–21:00	DVD ansehen, auf Sofa liegend	2 Std.	5	4	–
–21:30	Ein Bad nehmen	30 Min.	4	3	–
–22:00	Für die Nacht vorbereiten, ins Bett gehen	30 Min.	5	4	+
–23:00	Lesen bis zum Einschlafen um 23:00	1 Std.	5	4	0

Datum: 26. April

8:00– 8:30	Aufstehen, eine Tasse Tee trinken	30 Min.	5	4	
–9:00	Frühstück am Tisch	30 Min.	6	6	+
–9:30	Duschen und anziehen	30 Min.	6	6	0
–11:30	Arbeiten am Schreibtisch	2 Std.	7	8	+
–12:30	Ausruhen	1 Std.	4	4	R
–13:00	Meditieren im Sitzen	30 Min.	5	5	+
–14:00	Mittagessen	1 Std.	6	5	+
–14:20	Körperscan	20 Min.	4	3	–
–16:20	Schwimmen gehen	2 Std.	6	7	+
–17:30	Ausruhen	1 Std. 10 Min.	5	4	R
–19:00	Arbeiten am Schreibtisch	1 Std. 30 Min	7	5	+
–20:00	Abendessen am Tisch	1 Std.	7	6	0
–21:00	Ausruhen und lesen	1 Std.	5	4	– (R)
–21:20	Facebook usw. am Computer	20 Min.	6	6	+
–22:00	Ausruhen und lesen	40 Min.	5	4	–
–22:30	Für die Nacht vorbereiten, ins Bett gehen	30 Min.	6	5	+
–23:00	Lesen bis zum Einschlafen um 23:00	30 Min.	5	4	–

Datum: 27. April					
8:00–8:30	Aufstehen, eine Tasse Tee trinken	30 Min.	6	5	
–8:45	Streckübungen und achtsame Bewegungen	15 Min.	5	5	–
–9:30	Meditation im Sitzen (zu lange!)	45 Min.	7	7	+
–10:00	Duschen und anziehen	30 Min.	6	6	–
–10:30	Frühstück im Liegen	30 Min.	5	5	–
–11:30	Arbeiten am Schreibtisch	1 Std.	6	6	+
–12:10	Telefongespräch mit Mama	40 Min.	5	5	–
–13:00	Arbeiten am Schreibtisch	50 Min.	6	6	+
–14:00	Mittagessen	1 Std.	5	5	–
–14:20	Körperscan	20 Min.	4	3	–
–17:20	Ausruhen	3 Std.	4	4	R
–17:50	Kurzer Spaziergang	30 Min.	7	5	+
–19:00	Arbeiten am Schreibtisch	1 Std. 10 Min.	7	6	0
–20:00	Abendessen	1 Std.	6	5	–
–22:00	Fernsehen im Liegen	2 Std.	5	4	–
–22:30	Für die Nacht vorbereiten, ins Bett gehen	30 Min.	6	5	+
–23:00	Lesen bis zum Einschlafen um 23:00	30 Min.	5	4	–

Gewohnheitsbrecher: Schauen Sie dem Wasser beim Kochen zu

Wir alle kochen mehrmals am Tag Wasser, ohne dem besondere Beachtung zu schenken. Versuchen Sie deshalb, Ihre ganze Aufmerksamkeit wenigstens einmal an jedem Tag dieser Woche auf das Füllen des Kochers und das Kochen des Wassers zu richten.

Wenn Sie den Kocher oder Kessel anheben, um ihn zu füllen, wie schwer fühlt er sich an? Befüllen Sie ihn nur durch die Öffnung, oder heben Sie dazu den Deckel an? Sitzt der Deckel stramm? Achten Sie genau darauf, wie das Wasser aus dem Wasserhahn in den Kessel oder Kocher fließt. Zischt und blubbert es? Riecht es? Wir haben uns so an den Geruch von Wasser gewöhnt, dass wir ihn nicht mehr bemerken. Versuchen Sie sich vorzustellen, wie stark der Geruch von Feuchtigkeit wäre, wenn Sie eine Woche in der Wüste verbracht hätten. Nehmen Sie sich einige Augenblicke Zeit, daran zu denken, wie das Wasser zu Ihnen gelangt ist: an den Regen, der in den fernen Bergen fällt, durch den Erdboden und Felsgestein sickert und tropft, bis er schließlich einen Fluss erreicht. Stellen Sie sich das Reservoir vor, die Wasseraufbereitungsanlage, die Wasserleitungen. Nun stellen Sie sich alle die Ingenieure und Installateure vor, die das Wassernetzwerk entworfen und gebaut haben und instand halten. Denken Sie an die Menschen, die sich mit der Produktion und Verteilung der dafür benötigten Elektrizität befassen; an die Menschen, die den Kaffee oder Tee anbauen und verkaufen, den Sie gleich als Ihr Getränk zubereiten werden. Wir alle sind auf unzählig vielen Ebenen miteinander vernetzt. Und dabei geht es hier nur um eine Tasse Tee.

Wenn Sie Ihren Kessel auf die Herdplatte oder den Kocher auf die Basis zurückstellen, achten Sie sehr genau auf Ihre eigenen Bewegungen. Waren Sie sich Ihrer Bewegungen bewusst, oder sind sie «einfach so» passiert? Dasselbe gilt für das Anschalten: Haben Sie bewusst den Schalter umgelegt oder die Herdplatte angeschaltet – oder waren Sie eher im Autopilotmodus?

Lauschen Sie nun, da der Kessel sich zu erhitzen beginnt. Was können Sie hören? Schließen Sie die Augen, und saugen Sie die Geräusche in sich auf. Überprüfen Sie sich selbst. In welcher Geisteshaltung befinden Sie sich gerade? Versuchen Sie nach einigen Augenblicken zu sehen, ob Sie die ersten Anzeichen für Ungeduld erkennen können. Wo im Körper sind sie zu finden? Wie fühlen sie sich an? Fühlen sie sich wie eine Kraft an, die auszubrechen und die

Kontrolle an sich zu reißen versucht? Die Angewohnheit der Unge-duld kann übermächtig werden.

Was tun Sie, wenn das Wasser kurz vor dem Kochen ist? Warten Sie, bis der Kocher sich mit einem Klick selbst ausschaltet – oder schalten Sie eilig das Wasser ab, noch bevor es kocht? Sehen Sie, ob Sie geduldig auf das Klicken des Kochers oder das Blubbern im Kessel warten können, bevor Sie Kessel oder Kocher achtsam anheben, und ob Sie auf Ihren Atem achten, während Sie das Wasser eingießen.

Überlegen Sie einen weiteren Augenblick, ob es andere Anlässe in Ihrem Alltag gibt, die für das Üben von Achtsamkeit genutzt werden können. Solche «Achtsamkeit im Alltag» kann mindestens genauso wichtig sein wie Meditation.

Nehmen Sie nun Ihre Tasse Kaffee, Tee oder Kakao und entspan-nen Sie sich. Sie haben es sich verdient.

Kapitel 7

Woche 4: Beobachten, wie Leiden und Stress sich auflösen

Kurz nachdem der britische Bergsteiger George Mallory bei dem Versuch, den Mount Everest zu besteigen, 1924 ums Leben gekommen war, fragte ein Journalist, weshalb das Team an diesem schicksalsträchtigen Tag seinen Aufstieg zum Gipfel fortgesetzt habe.

«Der Preis des Lebens ist der Tod», antwortete einer der Überlebenden.

Dieser eine Satz fasst das menschliche Dasein besser zusammen als jeder andere. Wir sind für eine kleine Weile auf dieser Erde, wir erfahren eine Palette bittersüßer Gefühle und gehen dann wieder. Dies vergessen wir, wenn wir in Gefahr sind.

Nahezu alle von uns vermeiden – so gut es geht, solange es geht und gewöhnlich, bis es zu spät ist –, an Schmerzen, Leiden und Tod zu denken. Auch wenn das vollkommen natürlich ist, fordert es weitgehend im Verborgenen einen hohen Preis. Denn wenn wir uns den Schwierigkeiten im Leben nicht stellen, dann können wir auch nicht effektiv mit ihnen umgehen. Eine solche Aversion fördert Schmerz und Leiden, verschließt den Geist und lässt tiefe Furcht und Angst zurück. Und wenn wir uns den Schwierigkeiten nicht stellen, dann laufen wir paradoxerweise Gefahr, unser Bewusstsein auch alldem zu verschließen, was am Leben in all seiner prickelnden Schönheit wundervoll ist.

Wann immer wir uns mit einer Schwierigkeit konfrontiert sehen – sei es nun Schmerz, Krankheit oder Stress –, ist es nur natürlich, wenn wir versuchen, sie wegzustoßen. Wir tun das auf vielfältigste Art und Weise – etwa indem wir am laufenden Band bereits fehlgeschlagene Lösungen durchkauen, die Schwierigkeiten ignorieren oder sie unter einem Haufen von Ablenkungen vergraben. Doch früher oder später gelangen wir an einen Punkt, an dem diese Strategien nicht mehr funktionieren, weil uns entweder die Puste ausgeht oder die Schwierigkeit, der wir uns gegenübersehen, wirklich erdrückend wird. Wenn wir an diesen Scheideweg gelangen, haben wir zwei Möglichkeiten. Wir können versuchen, weiterzumachen und dabei so zu tun, als wäre alles in Ordnung (und dabei immer mehr verkümmern), oder wir können uns für eine andere Art und Weise entscheiden, mit uns selbst und der Welt umzugehen. Diese andere Herangehensweise ist die der achtsamen Akzeptanz unserer selbst und unseres Leidens. Das bedeutet, uns ihm zuzuwenden und es zu akzeptieren, auch wenn wir es hassen oder es uns mit Angst und Schrecken erfüllt.

Für viele von uns, besonders diejenigen, die an chronischen Schmerzen oder Stress leiden, ist die Vorstellung solcher «Akzeptanz» reine Ketzerei. Sie schmeckt nach passivem Annehmen unseres Schicksals. Warum sollten Sie «aufgeben» und ohne Hoffnung leben? Aber achtsame Akzeptanz verlangt nichts von alldem. Jene Akzeptanz, die aus der voll bewussten Aufmerksamkeit entsteht, welche von Achtsamkeit herrührt, «schmeckt» unterschwellig ganz anders als die passive Form von Akzeptanz. Im Kontext der Achtsamkeit ist Akzeptanz einfach eine Pause, eine Periode des Zulassens, des Seinlassens, der Klarsicht. Es ist das Akzeptieren, dass die Dinge für den Moment so sind, wie sie sind. Es bedeutet, das Leben *anzunehmen* und es nicht bloß zu *ertragen*.

Achtsame Akzeptanz besitzt auch noch eine andere Qualität: Mitgefühl anderen und der uns umgebenden Welt gegenüber. Wir werden dies in den späteren Kapiteln ausführlicher untersuchen, aber der erste Schritt besteht darin, dass Sie lernen, Mitgefühl mit sich selbst zu empfinden. Dies verlangt, dass Sie aufhören, sich selbst für die von Ihnen empfundenen «Fehlschläge», «Schwächen» und

«Unzulänglichkeiten» zu verurteilen. Es erfordert, dass Sie sich nicht länger die Schuld an Ihrem Dilemma geben. Allem voran ermutigt es Sie dazu, sich behutsam zu erlauben, so zu sein, wie Sie sind, mit all Ihren Fehlern und Marotten, Ihren Wehwehchen und Schmerzen. Für manche Menschen kann das schwieriger sein, als mit Schmerzen, Leiden oder Stress umzugehen. Auf lange Sicht jedoch wird mitfühlendes Akzeptieren Ihre Schmerzen drastisch reduzieren und Ihr Leben bereichern.

Viele wissenschaftliche Studien belegen die Kraft mitfühlenden Akzeptierens; sie löst Stress, Ängste und Sorgen, auf die sie trifft, einfach auf. Und was wesentlich ist: Diese Veränderungen prägen sich – wie auch die anderen Wohltaten der Achtsamkeit – dem Gehirn ein. Scans zeigen deutliche positive Veränderungen in jenen Gehirnbereichen, die mit nackten Emotionen und der Wahrnehmung von Schmerz zu tun haben. Bemerkenswert ist, dass diese physischen Veränderungen bereits nach nur achtwöchiger Übung (etwa der Meditation des mitfühlenden Akzeptierens) in Erscheinung treten.[43] Dann wird der Schmerz, wenn er auftritt, mit der Zeit weniger intensiv sein als in der Vergangenheit und schneller wieder vergehen. Angst, Stress, Depression und Erschöpfung werden ebenfalls weniger häufig und mit geringerer Intensität auftreten. Dadurch wird es zunehmend leichter, der Welt in einem ruhigen, mitfühlenden und annehmenden Gemütszustand zu begegnen. Es ist ein positiver Kreislauf.

Diese Woche werden Sie beginnen zu lernen, wie Sie sich dem Kern Ihrer Schmerzen und Leiden zuwenden können. Sie mögen das schwer finden – nicht aufgrund dessen, was Sie vorfinden werden, sondern aufgrund dessen, was Sie vorzufinden *fürchten*. Deshalb denken manche Menschen an diesem Punkt darüber nach, das Programm abzubrechen. Wenn Sie versucht sind, das zu tun, denken Sie bitte daran, dass dieses Programm, auch wenn es nicht leicht zu sein scheint, immer noch besser ist als die Alternative – nämlich weiter ein von Leiden und Stress gezeichnetes Leben zu führen. Wenn Sie Angst oder Beklemmung verspüren, versuchen Sie sich daran zu erinnern, wie viel Mühe Sie bis zu diesem Punkt bereits in das Programm investiert haben. Sie haben Ihre Konzentrationsfähigkeit geschult und gelernt, Körper und Geist wieder miteinander zu verbinden. Sie haben die Bühne bereitet. Jetzt ist es an der Zeit, dass Sie Ihre neuen Fertigkeiten auch nutzen, um Ihr Leben grundlegend zu verbessern.

DIE ÜBUNGEN FÜR WOCHE 4

- 10 Minuten Im-Rhythmus-des-Atems-Meditation (siehe Seite 116, Audiodatei 2) an 6 Tagen dieser Woche.
- 10 Minuten Meditation des mitfühlenden Akzeptierens (siehe Seite 163, Audiodatei 4 auf www.rowohlt.de/schmerzfrei) an 6 Tagen dieser Woche (idealerweise zu einer anderen Tageszeit als die Im-Rhythmus-des-Atems-Meditation). Sie können auch weitere Meditationen wie etwa den Körperscan direkt vorher durchführen, um besser in die Stille zu gelangen.
- Analysieren Sie Ihr Tagebuch zur Kräfteeinteilung, und beginnen Sie, Ihre «Grundvorgaben» aufzustellen (siehe Seite 173 und 175).
- Gewohnheitsbrecher: Machen Sie Ihren Frieden mit der Schwerkraft (siehe Seite 185).

Akzeptanz

Eine der zentralen Lehren des Breathworks-Programms ist die Unterscheidung zwischen primärem und sekundärem Leiden. Primäres Leiden ist die tatsächliche unangenehme Empfindung, die man zur einer gegebenen Zeit im Körper verspürt; sekundäres Leiden ist die zusätzliche Qual, die daraus resultiert, dass Sie sich gegen diese Erfahrung wehren oder gegen sie ankämpfen. Das sekundäre Leiden ist oft sehr viel qualvoller als die eigentlichen Schmerzempfindungen im Körper. Und wie Sie gerade aus eigener Anschauung lernen, hilft das Achtsamkeitstraining, sekundäres Leiden zu reduzieren oder gar gänzlich zu überwinden, indem die primären Empfindungen angenommen werden. Dadurch können Sie mit weitaus weniger Leiden leben, als Sie es augenblicklich tun. Im Wesentlichen lernen Sie, die Dinge zu akzeptieren, die Sie nicht ändern können (das primäre Leiden), und diejenigen zu ändern, die Sie ändern können (sekundäres Leiden).

Die vierte Woche hilft Ihnen, sich mitfühlend einem Unbehagen zuzuwenden, das Sie spüren, und die nackten Empfindungen zu fühlen. Sie werden lernen, sie zu beobachten, wenn ihre Intensität steigt oder fällt, und sie werden die beruhigenden Auswirkungen des Atems erleben. Sie werden üben, Ihre gewohnheitsmäßigen Reaktionen loszulassen, sobald Sie merken, dass sie sich regen. Doch allem voran werden Sie auf einer tiefen Ebene bis in die letzte Pore hinein lernen, den Unterschied zwischen primärem und sekundärem Leiden zu spüren. In dieser Hinsicht ist Achtsamkeit ein Mittelweg zwischen der Unterdrückung Ihrer Gefühle – also dem Bemühen, sie durch Angst oder Vermeidung auszusperren – und einer Überidentifizierung mit den Gefühlen, indem Sie darauf reagieren und in ihnen ertrinken.

Achtsamkeit bedeutet im Grunde, Ihre Gefühle klar und ehrlich zu beobachten, während sie auftreten und dann wieder vergehen. Sie lehrt Sie, dass Sie auf Ihr Leiden nicht reagieren und ihm auch nicht die Stirn bieten müssen. Genau diese Reaktion und dieser

Widerstand sind der Motor des sekundären Leidens. Wenn Sie also nicht reagieren, wird der größte Teil Ihres Leidens – möglicherweise sogar alles – dahinschmelzen.

Einigen Menschen fällt es schwer, das «richtige» Maß an mitfühlender Bewusstheit für diese Meditation zu entwickeln. Sie kann sich nämlich gegen Sie selbst richten und eine weitere Rute werden, mit der Sie sich züchtigen: *Wieso kann ich nicht einmal zu mir selbst nett sein? Nicht einmal das kriege ich hin!* Wenn Sie feststellen, dass das bei Ihnen der Fall ist, beobachten Sie einfach einige Augenblicke Ihren eigenen Geist in Aktion. Es soll Ihre Sorgen, Ihren Stress und Ihr urteilendes Denken auf sanfte Weise auflösen. Versuchen Sie keinesfalls, sich zu kritisieren. Akzeptieren Sie einfach für diesen Augenblick, dass Sie sich Sorgen machen, gestresst oder selbstkritisch sind. Ihren eigenen Gefühlen gegenüber mitfühlend zu sein, ist der beste Ausgangspunkt für diese Meditation.

Wenn Sie derartige Schwierigkeiten haben, halten Sie einfach eine Weile inne, um Ihre Gefühle anzunehmen, und lächeln Sie sich innerlich selbst zu, auch wenn es sich am Anfang etwas seltsam anfühlen mag. Versuchen Sie, an jemanden zu denken, den Sie lieben. Oder vielleicht an Ihr geliebtes Haustier, selbst wenn es schon lange nicht mehr lebt. Sich an seinen Lieblingsort zu versetzen, kann ebenfalls hilfreich sein. Das Wichtige ist, den Geist mit Wärme und Mitgefühl zu erfüllen, ganz gleich, wie künstlich sich das am Anfang anfühlen mag. Dann übertragen Sie, so sanft und soweit es geht, diese Gefühle auf sich selbst, sodass Sie selbst von Wärme, Liebe und Mitgefühl durchdrungen werden.

Aber bitte behalten Sie im Gedächtnis, dass Sie bei der Übung von Achtsamkeit nichts falsch machen können; dies gilt insbesondere für die Meditation des mitfühlenden Akzeptierens. Ihre Geisteshaltung ist Ihre Geisteshaltung. Wenn Ihnen Ihre gegenwärtige Geisteshaltung nicht gefällt, warten Sie einfach eine Weile – schon bald wird sie sich verändern.

DIE MEDITATION DES MITFÜHLENDEN AKZEPTIERENS

In dieser Meditation werden Sie lernen, sich ganz behutsam Ihrem Erleben von Schmerz oder Schwierigkeiten zuzuwenden und ihm mit Zärtlichkeit, Freundlichkeit und Mitgefühl zu begegnen. Dies wird Ihnen helfen, sekundären Widerstand und sekundäres Leiden zu lindern und aufzulösen. Und Sie werden lernen, Ihren Schmerz oder Ihr Problem sowie jeglichen Widerstand, den Sie vielleicht empfinden, von Augenblick zu Augenblick in einem freundlichen, sanften Atem zu baden.

Vorbereitung

Nehmen Sie eine bequeme Haltung ein – wir empfehlen entweder eine sitzende oder liegende Position, wenn das bequem für Sie ist; aber Sie können auch jede andere Position wählen, die für Sie geeignet ist.

Vertrauen Sie das Gewicht Ihres Körpers der Schwerkraft an, sodass er sich getrost in Bett, Boden oder Stuhl sinken lässt. Können Sie sich dem Gefühl überlassen, wie die Schwerkraft Ihren Körper sanft nach unten gen Boden zieht und Sie hält und trägt?

Die Meditation

Richten Sie Ihre Aufmerksamkeit allmählich auf den Atem im ganzen Körper. Lassen Sie sich dabei vom Atem schaukeln und wiegen – auf der Vorderseite, zu beiden Seiten und am Rücken. Fühlen Sie den Atem tief im Innern. Können Sie Ihre Aufmerksamkeit im Atem verweilen lassen, während er rhythmisch und sanft Ihren Körper bewegt?

Und jetzt dehnen Sie Ihre Bewusstheit liebevoll aus, sodass sie Ihren Schmerz, Ihr Unbehagen, die Müdigkeit oder jegliche Art von Schwierigkeit, die Sie erleben, umfängt. Werden Sie sich ihrer mit einer Haltung bewusst, die Sie ganz selbstverständlich einem geliebten Menschen gegenüber einnehmen würden, der sich gestoßen oder verletzt hat. Atmen Sie achtsam, während Sie das einige Augenblicke lang erleben. Wenn es Ihnen Angst macht, dann atmen Sie sanft mit der Angst, und kehren Sie zur Aufmerksamkeit auf den Atem im Körper zurück, immer und immer wieder.

Wenn Sie sich wehren oder Ihr Schmerz sich sehr hart und festgefahren anfühlt, dann ist folgendes Bild womöglich hilfreich: Stellen Sie sich Ihren Schmerz und Widerstand als einen Heuballen vor, neben dem Sie stehen oder sitzen. Stellen Sie sich vor, dass Sie sich ganz sanft an diesen Heuballen lehnen – und dann langsam immer mehr Gewicht an ihn abgeben. Beim Anlehnen gibt der Heuballen unter Ihrem Gewicht etwas nach, und Sie begreifen, dass die Oberfläche nachgiebiger ist, als Sie gedacht haben. Können Sie ein ähnliches Gefühl bekommen, dass Ihr Widerstand gegen den Schmerz nachgibt – wie der Heuballen –, wenn Sie sich an ihn «lehnen»? Und diese ganze Zeit über wird Ihr Körper sanft von einem zarten Atem bewegt und geschaukelt.

Jetzt untersuchen Sie die Empfindungen von Schmerz oder Unbehagen und lassen Ihr Bewusstsein dabei etwas genauer hinschauen. Was fühlen Sie? Bemerken Sie, dass die Empfindungen sich ständig verändern und dass keine zwei Augenblicke völlig gleich sind? Und während Sie Ihrer gegenwärtigen Erfahrung näher kommen, realisieren Sie vielleicht, dass es Ihr unterer Rücken ist, der schmerzt, und nicht Ihr ganzer Rücken, wie Sie zunächst dachten. Können Sie auch das spezielle Problem, mit dem Sie zu tun haben, so untersuchen? Vielleicht entdecken Sie dabei ja, dass einige der Empfindungen Seiten haben, die angenehm sind – etwa weil sie «vibrieren». Womöglich empfinden Sie sogar Erleichterung in Ihrem Herzen, nun, da Sie sich endlich der

Schwierigkeit widmen und ihr mit Freundlichkeit und Neugier begegnen, statt sich in einen Kampf mit ihr zu stürzen, der nur zu weiterem Leiden und Anspannung führt.

Und was ist mit Ihren Gedanken und Emotionen? Haben Sie Gedanken oder Emotionen in Bezug auf Ihre Schmerzen oder Ihr Problem? Können Sie sie kommen und gehen lassen, von Augenblick zu Augenblick, ohne sie zu unterdrücken oder sich mit ihnen zu sehr zu identifizieren? Können Sie sie ein wenig loslassen, wenn Sie, vom freundlichen Atem getragen, von Augenblick zu Augenblick bei den Grundempfindungen im Körper verweilen?

Achten Sie darauf, eine geduldige, sanfte und zärtliche Haltung beizubehalten.

Sollte Ihre Erfahrung Sie überfordern, so können Sie Ihre Aufmerksamkeit auf andere Aspekte dieses Augenblicks ausweiten. Achten Sie auf Geräusche, Gerüche oder vielleicht die Raumtemperatur; lassen Sie Ihre Empfindungen von Schmerz oder Unbehagen innerhalb eines weiten und offenen Bewusstseinsfeldes auftreten, das viele Dinge umfängt, während sie entstehen und vergehen.

Falls Sie sich ein wenig blockiert oder taub anfühlen, möchten Sie sich vielleicht mehr auf das, was Sie gerade erleben, konzentrieren. Seien Sie Ihren momentanen Empfindungen, Gedanken und Emotionen gegenüber neugierig, und werden Sie an der entsprechenden Stelle jeweils weich. Nutzen Sie den Atem, um Widerstände oder Härten aufzuweichen. Stellen Sie sich vor, dass der Atem sehr beruhigend ist, und erlauben Sie ihm, Widerstände und Härten auf natürliche Weise zu lösen – und sei es nur ein klein wenig.

Und jetzt füllen Sie den Atem mit Mitgefühl für sich selbst: Beim Einatmen stellen Sie sich Freundlichkeit vor, die in Ihren ganzen Körper einströmt; und beim Ausatmen stellen Sie sich vor, wie diese Freundlichkeit noch tiefer in den Körper eindringt und ihn mit Wärme und Mitgefühl anreichert. Atmen Sie mit einem tiefen Gefühl von Freundlichkeit, Fürsorge, Zärtlichkeit und Mitgefühl gegenüber sich selbst ein und aus.

Erlauben Sie dem gesamten Körper, einschließlich aller Schmerzen, allen Unbehagens, das gerade vorhanden sein mag, sich vom Atem schaukeln und wiegen zu lassen. Und wenn Sie sich immer noch von Widerstand beherrscht fühlen, dann lassen Sie auch diesen von einem freundlichen, sanften Atem durchdrungen werden. Nehmen Sie dieses gesamte Erleben mit großer Zärtlichkeit an.

Abschluss

Schließen Sie diese Meditation sehr behutsam ab. Dehnen Sie Ihre Bewusstheit aus, sodass sie Geräusche innerhalb und außerhalb dieses Raums umfasst. Öffnen Sie die Augen und lassen Sie Ihre Aufmerksamkeit tief im Körper verweilen, während Sie sich sanft zu bewegen beginnen – mit einer Haltung von Freundlichkeit und Fürsorge sich selbst gegenüber. Dann gehen Sie langsam, Schritt für Schritt, wieder zu Ihren alltäglichen Aktivitäten über, wobei Sie versuchen, das Mitgefühl sich selbst gegenüber beizubehalten und immer wieder Freundlichkeit in Ihr Erleben einfließen zu lassen. Weichen Sie Widerstand und Aversion mit einem freundlichen Atem auf, ganz gleich, womit Sie gerade beschäftigt sind.

Manche Menschen fühlen sich von der Meditation des mitfühlenden Akzeptierens anfangs etwas überfordert. Es kann sich so anfühlen, als würden jahrelang angestaute Ängste und Sorgen auf einmal losgelassen, wie bei einem Dammbruch. Daher ist es nicht verwunderlich, wenn Sie sich ein wenig überrollt fühlen. Michael lernte, dass ein guter Umgang mit diesen Gefühlen darin besteht, *mit* ihnen zu fließen – wie ein Korken, der auf dem Meer auf und ab hüpft –, anstatt zu versuchen, gegen sie anzukämpfen oder sie zu unterdrücken. Er war früher Rettungsschwimmer gewesen und wandte die Technik, mit der er Schwimmende in Not gerettet hatte, auf seine aktuelle Situation an.

«Mir wurde klar, dass ich in meinen Schmerzen und Emotionen ertrank», sagt er. «Anfangs kämpfte ich wie ein Besessener dagegen an – wie die Menschen, die ich früher gerettet habe. Aber es ist unmöglich, gegen eine starke Strömung anzuschwimmen, und genauso unmöglich ist es, gegen den Strudel deiner Emotionen anzuschwimmen. Du musst intelligenter damit umgehen. Wenn du jemanden aus dem Meer rettest, dann beruhigst du ihn zuerst, und dann beginnst du, seitwärts aus der Strömung herauszuschwimmen. Du kämpfst nicht gegen die Strömung, denn diesen Kampf wirst du niemals gewinnen.»

Michael lernte, dass er «seitwärts» durch die Strömung seiner Emotionen schwimmen konnte, indem er seine Aufmerksamkeit erweiterte. Er trat innerlich einen Schritt zurück, sodass er das ganze Ausmaß seiner Bewusstheit spüren konnte, den Rhythmus seines Atems, das Gefühl seiner Kleidung auf der Haut und das Rauschen des Meeres im Hintergrund – ebenso wie den Schmerz in seinem Körper. Auf diese Weise wurde er zu einem «größeren Gefäß» für die Turbulenzen seines Geistes und Körpers. Sobald er sein Bewusstsein auf diese Weise ausgeweitet hatte, erkannte er, dass er auf der Strömung seiner Bewusstheit «mitfließen» konnte. Er erinnerte sich selbst behutsam daran: «Es ist in Ordnung, das zu fühlen. Es ist in Ordnung, dabei zu sein.» Und es zeigte sich, dass er auf diese Weise Zentimeter für Zentimeter wieder mitfühlendes Akzeptieren in seine Meditation bringen konnte.

«Ich akzeptierte, dass es lange dauern würde, von meinen Verletzungen zu genesen. Diese Akzeptanz bedeutete, dass ich nicht länger mit mir kämpfte. Als Ergebnis schlief ich besser, war weniger gestresst und konnte meine Physiotherapie fortsetzen. Ich wurde viel schneller gesund.»

Eine andere Methode, mit einer plötzlichen Flut unangenehmer Empfindungen umzugehen, besteht darin, sich ins Gedächtnis zu rufen, dass Sie sich nicht mit allem auf einmal beschäftigen müssen. Sie können einen Schritt zurücktreten. Sie können sich der Grenze des Schmerzes nähern, und wenn die Gefühle zu intensiv werden, dann können Sie Ihre Aufmerksamkeit auf etwas anderes richten – den Atem zum Beispiel –, bevor Sie mit neuer Wärme, Neugier und Empathie zu Ihrem Schmerz zurückkehren. Das Ziel besteht darin, die unangenehmen Empfindungen nicht zu blockieren oder zu ignorieren, sondern die Aufmerksamkeit einfach für eine Weile anderswo hinzulenken. Wenn Sie sich nach einigen Momenten zuversichtlich genug fühlen, dann können Sie Ihre Aufmerksamkeit wieder den schwierigen Empfindungen zuwenden. Versuchen Sie sich immer daran zu erinnern, dass bei der Rückkehr keine Eile vonnöten ist. Sie müssen nicht alles auf einmal fühlen. Oft werden Sie jedoch feststellen, dass das Unbehagen nachgelassen hat, wenn Sie zurückkehren.

Andere Menschen erleben das Gegenteil von «ertrinken». Sie tendieren eher dazu, sich wie betäubt oder von jeglichem Erleben abgeschnitten zu fühlen. Wenn Ihnen das passiert, können Sie versuchen, etwas dichter an Ihre gegenwärtigen Empfindungen heranzugehen und die jeweilige Qualität etwas genauer zu untersuchen. Sind die Empfindungen spitz oder glatt? Laut oder leise? Schroff oder dumpf? Vielleicht möchten Sie auch ihr «Wesen» erforschen: Beobachten Sie, wie sie sich von Augenblick zu Augenblick verändern, auftauchen und vergehen. Sie können sich in einem Moment heftig anfühlen und sich dann im nächsten Moment in ein angenehmeres Kribbeln verwandeln. Auf diese Weise mögen Sie entdecken, dass Ihr Schmerz oder Ihr Unbehagen nicht so unumstößlich ist, wie Sie gedacht haben. Sie stellen womöglich auch fest, dass sie nicht so weit reichen oder alles durchdringen, wie Sie zunächst geglaubt haben. Wenn Sie eine bestimmte Erfahrung aus Gewohnheit vermeiden, kann sie ins Zentrum Ihrer Aufmerksamkeit rücken und Ihr Leben beherrschen – wie ein Monster, das an jeder Ecke lauert. Das kann weitaus schlimmer sein als das, was die gegenwärtigen Empfindungen von Augenblick zu Augenblick bedeuten.

Nicht nur körperliche Erfahrungen können betäubt oder «blockiert» werden. Das ist auch bei Emotionen möglich. Caroline bemerkte, dass sie dazu neigte, ihren schwierigeren Emotionen auszuweichen. Das ging eine Weile gut, bis sie dann wirklich erdrückend wurden. Und so stürzte sie häufig kopfüber in ernsthafte Angstattacken ab. Sie stellte sich dann alles vor, was in der Zukunft schiefgehen könnte. Bald wurde sie von höllischen Gedanken heimgesucht wie: *O Gott, ich werde sterben. Es bleibt nur wenig Zeit; ich mache nicht das Beste aus meinem Leben. Ich mache alles falsch; irgendetwas stimmt nicht mit mir. Ich verdiene den Tod* … Diese Anfälle von extremer Angst und enormem Stress manifestierten sich in ihrem Körper in Form von Anspannung, Übelkeit und Erschöpfung. Und diese Symptome nährten wiederum ihre Angst davor, nie wieder gesund zu werden.

Durch die Meditation des mitfühlenden Akzeptierens lernte Caroline, die individuellen Angstgefühle zu erkennen, bevor sie zu dem wurden, was sie ein «emotionales Desaster» nannte. Indem sie die zugrunde liegende Angst erkannte – sie einfach spürte und akzeptierte, so unangenehm sie auch sein mochte –, verhinderte sie, dass sie unkontrolliert und lawinenartig anwachsen konnte. Dies war für sie eine Offenbarung. Caroline hatte immer weniger «emotionale Schübe» und gewann ihr inneres Zutrauen wieder.

Vicky beschrieb die Erfahrung, von ihren Schwierigkeiten überwältigt zu werden, mit dem inneren Bild, kopfüber in den Schlamm zu fallen, völlig verdreckt und nicht in der Lage zu sein, ihn abzuwaschen. Wohin sie auch gehen mochte, der Schlamm kam immer mit.

Es war, als würden all ihre unangenehmen Lebenserfahrungen zäh an ihr kleben. Doch durch die Meditation des mitfühlenden Akzeptierens erkannte sie, dass dieser Schlamm ihr sekundäres Leiden war. Sie entdeckte, dass sie sich dann, wenn sie sehr sanft *mit* ihrem Leiden und ihren gequälten Gedanken atmete, in eine fließendere und offenere Geisteshaltung hinein entspannen konnte. Allmählich wurde das Gefühl, von Schlamm bedeckt zu sein, weniger. Es war, als würde die Meditation ihn langsam abwaschen. Wie eine Offenbarung erschien es ihr, als sie begriff, dass viel «Schlamm» daraus entstand, dass sie sich selbst – in der irrigen Annahme, sie «müsse» sich anders fühlen – dafür verurteilte, sich so schlecht zu fühlen. Die Meditation des mitfühlenden Akzeptierens bewirkte, dass sie alles viel leichter annehmen konnte.

Flic fand es nahezu unmöglich, ihr Paget-Karzinom anzunehmen; diese Stoffwechselerkrankung bereitete ihr starke Schmerzen im linken Bein und Knie. Sie war teilweise gelähmt und auf den Stock angewiesen, selbst wenn sie nur wenige Meter gehen wollte. Es gibt keine Heilung bei dieser Krankheit; sie wird weitgehend mit Schmerzmitteln behandelt, die bei Flic ein taubes Gefühl im ganzen Körper hervorriefen.

«Ich machte mich daran, eine Heilmethode für meine Schmerzen zu suchen», sagt sie. «Ich war fest entschlossen, eine Lösung zu finden. Diese verzweifelte Suche stresste mich noch mehr. Ich wusste, dass ich einiges an emotionalem Schmerz neben meinem körperlichen Schmerz mitschleppte, aber ich hatte keine Ahnung, wie viel das war. Als ich sanft und mit Zärtlichkeit und Freundlichkeit durch die Meditation geführt wurde, war ich erschrocken zu erkennen, wie viel Widerstand ich gegen mein Leiden besaß. Mein Herz fühlte sich an wie ein Felsbrocken in meiner Brust. Wie konnte es nur so weh tun?

Als ich mich den Dingen stellte, denen ich so lange ausgewichen war, war das der Wendepunkt. Es war anfangs nicht leicht. Ich heulte fast eine Woche lang quasi ständig, aber es gab mir auch ein Gefühl der Erleichterung. Ich konnte nun anfangen, in meinem Körper und meinen Erfahrungen zu verweilen – von Augenblick zu Augenblick. Ich vermochte zu erkennen, dass ich eine Schicht Stress über die nächste gelegt hatte, indem ich schwierige Emotionen mied oder sie wegschob. Achtsamkeit hat mir geholfen, diese Schichten auf sanfte Weise abzutragen.

Ich lebe immer noch mit körperlichen Schmerzen, ich gehe weiterhin am Stock – aber ich akzeptiere, dass sich das nicht ändern wird, und das ist in Ordnung. So lebe ich nicht mehr mit jahrelang angehäuften emotionalen Schmerzen. Achtsamkeit hat mein Leben nicht nur verändert – sie hat mir das Leben gerettet.»

Einfaches Akzeptieren löst oft eine Kettenreaktion von Ereignissen aus, die Schmerzen, Leiden und Stress erheblich reduziert. Elaine hat das auch für sich herausgefunden.

«Die Entdeckung der Achtsamkeit hat mein Leben verändert. Ich würde sagen, meine chronischen Schmerzen haben sich um 80 bis 90 Prozent reduziert. Wirklich, wahrhaftig – ich hatte jeden Tag Schmerzen, und heute spüre ich nur noch ein oder zwei Mal im Monat ein Zwicken, wenn überhaupt. Ich habe außerdem festgestellt, dass meine Schmerzen sowie meine Angst und der Stress wieder zunehmen, wenn ich mir nicht die Zeit nehme, diese einfachen, aber die Lebensqualität verbessernden achtsamen Techniken durchzuführen.

Ich denke keine Minute lang, mein Schmerz sei nicht echt gewesen – zu Anfang war er sehr real. Ich hatte eine böse Verletzung, und mein Körper sagte mir, ich müsse einen Gang zurückschalten, mich ausruhen, meinen Lebensstil ändern, Krankengymnastik machen und so weiter. Im Laufe der Zeit begann mein Körper zu heilen. Doch mein Geist war so daran gewöhnt, Schmerzen zu spüren, dass er nichts anderes erwartete – der Geist ist so mächtig, dass er einem Richtig oder Falsch beweist, je nachdem, woran man glaubt.

Warum sollten wir achtsam und freundlich uns selbst gegenüber sein? Das hohe Tempo unseres Lebens hat dazu geführt, dass wir uns selten die Zeit nehmen, innezuhalten, zu atmen und zu entspannen. Das ist nicht gut; weder für die geistige noch für die körperliche Gesundheit.»

Versuchen Sie während der Meditation des mitfühlenden Akzeptierens möglichst nicht der Versuchung nachzugeben, Ihren Schmerz zu «reparieren». Da eine Verbindung zwischen Mitgefühl und Akzeptanz auf der einen Seite sowie positiven Veränderungen auf der anderen Seite besteht, ist es nur allzu natürlich, sie dazu zu benutzen, Ihre Probleme zu lösen. Doch das ist der Handlungsmodus des aktiven Geistes. Wenn der Handlungsmodus des Geistes ausgelöst wird, kann er eine Vielzahl von Ereignissen lostreten, die am Ende zurück in den Teufelskreis führen können, indem der Autopilot des Geistes und die eingefahrenen Bahnen der Aversion aktiviert werden. Das führt zu einem Zuwachs an Spannung und Stress, was wiederum Ihr Leiden und Ihren Stress anfeuern und wahrscheinlich auch Ihre Heilung behindern wird. Wenn Sie hingegen bewusst in den Seinsmodus umschalten, der auf Akzeptanz und Mitgefühl gegründet ist, wird das allmählich zu enormen positiven Veränderungen in Ihrem Leben führen. Natürlich lässt sich der Wunsch, die Meditation zur Behandlung Ihres Leidens zu «verwenden», nicht völlig eliminieren. Seien Sie sich daher einfach dieser Tendenz bewusst.

Peter stellte fest, dass er ein weitaus erfüllteres Leben führen konnte, nachdem er seine Parkinson-Krankheit angenommen hatte. Nach Jahren des Kämpfens gelang es ihm zu akzeptieren, dass es an seiner Krankheit nur wenig «herumzudoktern» gab: Sein Zustand würde sich aller Wahrscheinlichkeit nach mit der Zeit immer mehr verschlechtern. Anfangs war er frustriert und wütend über seinen langsam verfallenden Körper, doch er entdeckte, dass es ihm half, seine Wut, seine Bitterkeit und seinen Stress zu lindern, wenn er

Freundlichkeit in seinen Atem integrierte. Das half ihm, freundlicher auch sich selbst gegenüber zu sein, sodass er sich schließlich mit seiner Parkinson-Krankheit abfand. Allmählich entdeckte er, dass er sein Leben, wie es war, zutiefst annehmen konnte. Er realisierte, dass er trotz der Parkinson-Krankheit ein gutes Leben hatte. Als er sein Leiden zu akzeptieren begann, nahm sein Stressniveau ab, und seine Parkinson-Symptome wurden weniger beherrschend und unangenehm.

Das Programm zur Kräfteeinteilung: Ihr Tagebuch analysieren

In der letzten Woche haben wir das Konzept der Kräfteeinteilung vorgestellt, um Ihnen zu helfen, Ihr tägliches Leben besser zu bewältigen. In dieser Woche bitten wir Sie, Ihr Tagebuch zur Kräfteeinteilung zu analysieren. Dies ist unkompliziert und sollte lediglich 20 bis 30 Minuten in Anspruch nehmen. Möglicherweise lohnt es sich, sich schon jetzt vorzunehmen, wann Sie das tun wollen, damit Sie sich die Zeit dafür reservieren können. Machen Sie sich keine Gedanken darüber, wenn Sie das Gefühl haben, Ihr Tagebuch sei vielleicht nicht umfassend genug. Sie können es durchaus noch einige Tage weiterführen – so lange, wie Sie es für nötig erachten. Vergessen Sie nicht, dass es nicht darum geht, ein «perfektes» Tagebuch zu produzieren, sondern darum, sich einen einigermaßen umfassenden Überblick über Ihre täglichen Aktivitäten zu verschaffen, der erkennen lässt, welche Anstrengungen, welchen Stress und welches Leiden diese Aktivitäten mit sich bringen. Die Kräfteeinteilung sollte als fortlaufendes Unterfangen angesehen werden und den sich ständig ändernden Umständen angepasst werden.

Diese Woche bitten wir Sie um Folgendes:

1. Analysieren Sie Ihr Tagebuch.
2. Setzen Sie eine Grundvorgabe für jede Ihrer täglichen Aktivitäten fest. Diese Grundvorgabe ist die Zeitspanne, die Sie problemlos Ihrer Aktivität widmen können, bevor sie unangemessenen Stress oder Unbehagen verursacht. Sind die Grundvorgaben erst einmal festgelegt, können Sie allmählich auf diesen Grundvorgaben aufbauen, um Ihre Gesundheit und Ihr Wohlbefinden zu verbessern.

Obwohl die Kräfteeinteilung in erster Linie auf die Linderung von Schmerzen und Krankheiten abzielt, wirkt sie auch bei chronischem Stress. Wenn Sie jahrelang unter chronischem Stress gelitten haben, wird es Ihnen sehr guttun zu lernen, wie Sie sich Ihre Kräfte im Laufe des Tages besser einteilen können. Es wird Ihnen helfen, dem Aufbau von Spannung vorzubeugen und dadurch allmählich Ihren Stress abzubauen.

1. Ihr Tagebuch analysieren

Im Anhang finden Sie eine Vorlage für die tägliche Analyse zum Ausfüllen. Eine solche Tabelle finden Sie auch zum Herunterladen auf www.breathworks-mindfulness.org.uk oder http://franticworld. com. Als ersten Schritt übertragen Sie die Informationen aus Ihrem Tagebuch in die drei Spalten der Vorlage. Kopieren Sie so viele Blätter, wie Sie benötigen. Ein Beispiel für ein übertragenes Blatt finden Sie auf Seite 175.

In die «+»-Spalte Ihres Analyseblattes tragen Sie jene Aktivitäten ein, die zusätzlichen Stress oder Schmerzen – oder andere Symptome, die Sie beobachten wollen – verursacht haben. In die «0»-Spalte tragen Sie die Aktivitäten ein, die keinen Unterschied bewirkt haben, und in die «–»-Spalte jene, die Ihre Schmerzen (oder anderen Symptome) reduziert haben. Wenn Sie die Informationen übertragen, notieren Sie auch den Zeitaufwand für jede Aktivität.

Sie werden wahrscheinlich entdecken, dass bereits das Übertragen der Informationen auf das Analyseblatt Muster offenbart, deren Sie sich nicht bewusst waren. Es kann sogar etwas offenbaren, das Ihren Zustand sofort verbessert. Sie mögen beispielsweise feststellen, dass das Sitzen Ihnen schadet, während das Liegen Ihnen guttut. Das könnte bedeuten, dass Sie die «Sitzzeit» anders organisieren müssen, damit eine Verschlimmerung vermieden werden kann.

Steve ist Lehrer in einer Schule und leidet seit Jahren unter chronischen Rückenbeschwerden. Als Steve sein Tagebuch analysierte, entdeckte er, dass seine Schmerzen hauptsächlich vom Abwischen der Tafel verursacht wurden. Als er damit aufhörte, gingen seine Schmerzen quasi auf null zurück.

Manche Menschen entdecken auch, dass sie niemals eine Pause machen und deshalb das Analyseblatt «sprengen». Das allein könnte bereits Erschöpfung, den Stress und die Schlaflosigkeit erklären.

Analyse des Tagebuchs (Musterblatt)
Tagebuchauszug (von einer Woche)

+ Zunahme Schmerz (oder anderer Symptome)	o Keine Veränderung Schmerz (oder anderer Symptome)	– Abnahme Schmerz (oder anderer Symptome)
Frühstück im Sitzen (30 Min.)	Achtsame Bewegungen (20 Min.)	Meditation im Liegen (20 Min.)
Arbeit am Schreibtisch sitzend (1 Std.)	Im Bett lesen bis zum Einschlafen (1 Std.)	Körperscan im Liegen (40 Min.)
MEDITATION IM SITZEN (20 MIN.)	Duschen und Ankleiden (30 Min.)	Hinlegen und DVD ansehen (2 Std.)
Mittagessen, mit Freund zusammensitzen (1 Std.)	Abendessen im Sitzen (1 Std.)	Ein Bad nehmen (30 Min.)
Fahrt zum Supermarkt, Einkaufen und Rückfahrt (1 Std. 20 Min.)	Im Bett lesen bis zum Einschlafen (30 Min.)	Körperscan im Liegen (20 Min.)

Arbeit am Schreibtisch sitzend (1 Std.)	Arbeit am Schreibtisch sitzend (1 Std. 10 Min.)	Zum Ausruhen auf dem Bett liegen und lesen (1 Std.)
Abendessen im Sitzen (1 Std.)	Meditation im Liegen (40 Min.)	Zum Ausruhen auf dem Bett liegen und lesen (40 Min.)
Für die Nacht vorbereiten, zu Bett gehen (30 Min.)	Ein Bad nehmen (20 Min.)	Einige Dehnübungen und achtsame Bewegungen (15 Min.)
Arbeit am Schreibtisch sitzend (2 Std.)	Auf dem Bett liegen und lesen (30 Min.)	Duschen und anziehen (30 Min.)
Meditation im Sitzen (30 Min.)	Kochen (20 Min.)	Zum Frühstück hinlegen (30 Min.)
Schwimmen gehen (2 Std.)	Zum Telefonieren hinlegen (1 Std.)	Zum Telefonieren mit Mutter hinlegen (40 Min.)
Arbeit am Schreibtisch sitzend (1 Std. 30 Min.)	Im Zimmer herumwerkeln (45 Min.)	Zum Mittagessen hinlegen (1 Std.)
FACEBOOK ETC. AM PC SITZEND (20 MIN.)	Shoppen fahren (30 Min.)	Im Liegen eine DVD ansehen (1 Std.)
Meditation im Sitzen (45 Min.)		Zum Abendessen hinlegen (1 Std.)
Arbeit am Schreibtisch sitzend (50 Min.)		Fernsehen im Liegen (2 Std.)
Kurzer Spaziergang (30 Min.)		Bei einem Meeting hinlegen (1 Std.)
TELEFONIEREN IM SITZEN (20 MIN.)		
Shoppen fahren (45 Min.)	GRUNDVORGABE SITZEN: Minimum, das zusätzliche Schmerzen verursachte = 20 Min. 80 % = 16 Min.	
MITTAGESSEN IM SITZEN (20 MIN.)		

Wenn Sie sich in einer Verfassung befinden, die viele Ruhephasen erfordert, sollten Sie notieren, wann Sie eine Ruhepause einlegen. Vielleicht werden Sie feststellen, dass Sie an bestimmten Tagen mehr ruhen als an anderen. Sollte das der Fall sein, dann möchten Sie Ihre Ruhepausen womöglich ausdehnen. Ein Beispiel für ein von Vidyamala ausgefülltes Ruhepausenblatt finden Sie im Anschluss und eine Mustervorlage im Anhang. Sie können sie aber auch auf www.breathworks-mindfulness.org.uk oder http://franticworld.com herunterladen.

Analyse der Ruhephasen (Vidyamala Burch)

Datum	Dauer	Gesamtzahl	Gesamtzeit
25. April	1 Std.	1	1 Std.
26. April	1 Std., 1 Std. 10 Min., 1 Std., 40 Min.	4	3 Std. 50 Min.
27. April	3 Std.	1	3 Std.

Bei dieser Analyse entdeckte ich, dass meine Ruhephasen sehr unausgewogen waren. Ich hätte es überhaupt nicht bemerkt, wenn ich kein Tagebuch geführt hätte.

2. Ihre Grundvorgaben festlegen

Sobald Sie Ihr Tagebuch analysiert haben, können Sie Ihre Grundvorgaben kalkulieren – die Zeitspanne, in der Sie eine Aktivität ausführen können, ohne dass dies zu einer Zunahme der Schmerzen oder anderer Symptome führt. Vielleicht stellen Sie fest, dass Ihre Symptome sich von Tag zu Tag verändern, aber indem Sie eine Grundvorgabe aufstellen, können Sie eine feste und durchgängige Einteilung vornehmen, sodass die Symptome sich nicht verschlimmern.

Um eine Grundvorgabe zu erstellen, müssen Sie in die «+»-Spalte auf Ihrem Analyseblatt gehen, in der Sie jene Aktivitäten aufgelistet haben, die Ihre Symptome deutlich verstärken. Im nächsten Schritt suchen Sie die kürzeste Spanne heraus, die Sie mit der jeweiligen Aktivität zugebracht haben. Dies weist darauf hin, dass selbst diese relativ kurze Zeit zu lang ist. An Vidyamalas Beispielseite können Sie sehen, dass die kürzeste Zeitspanne, nach der die Schmerzen durch das Sitzen bereits zunahmen, 20 Minuten war. (Sie werden auch sehen, dass sie bei einer anderen Gelegenheit eine Stunde saß, ohne dass die Schmerzen zugenommen hätten. Wenn Sie jedoch versuchen, eine sichere Grundvorgabe festzulegen, dann ist es sinnvoll, die kürzeste aufgezeichnete Periode zu nehmen, die eine Schmerzzunahme bewirkt hat; es geht ja darum, Ihre Grundvorgaben mit der Zeit erhöhen zu können. Darum zahlt es sich aus, es vorsichtig angehen zu lassen.) Die Grundvorgabe wird mit 80 Prozent dieser Minimalzahl kalkuliert. Sie multiplizieren also die fragliche Zeit mit 0,8 – also hier 20 Minuten x 0,8 = 16 Minuten. Die Grundvorgabe für das Sitzen beträgt in diesem Fall also 16 Minuten.

Mit der Zeit können Sie in dem Maße, in dem Ihre Toleranz ansteigt, Ihre Grundvorgabe anheben, sollten jedoch erst einmal von dieser Zahl ausgehen. Wenn Sie feststellen, dass Ihre Grundvorgabe immer noch Stress oder Unbehagen verursacht, dann sollten Sie sie noch weiter senken, so weit, bis Sie eine Grundvorgabe haben, die für Sie in Ordnung ist.

Haben Sie Ihre Grundvorgabe einmal festgelegt, dann kann Ihnen ein Zeitmesser helfen, sich daran zu halten. Bereitet Ihnen zum Beispiel das Sitzen Probleme, so können Sie den Zeitmesser einstellen, wenn Sie sich zum Arbeiten, in ein Meeting oder vor den Fernseher setzen. Sobald der Zeitmesser Alarm schlägt, bewegen und dehnen Sie sich einfach etwas oder legen sich vielleicht ein oder zwei Minuten hin. Passen Sie diese Vorgehensweise Ihrer Verfassung und den Gegebenheiten an.

Wollen Sie Ihre Toleranzschwelle anheben – also Ihre Fähigkeit, sich einer bestimmten Aufgabe oder Aktivität zu widmen –, so können Sie Ihre Grundvorgaben allmählich steigern. Sie werden in den nächsten Wochen damit anfangen. Denken Sie dennoch daran, vorsichtig zu sein, damit Sie nicht in einen Boom-Bust-Kreislauf geraten (siehe Seite 148). Es ist viel besser, Ihre Grundvorgaben langsam anzuheben, statt über das Ziel hinauszuschießen und erneut abzustürzen.

Wenn Sie Ihre Grundvorgaben erarbeiten, ist es am besten, sich auf jeweils nur eine Aktivität zu konzentrieren. Vidyamala begann mit dem Sitzen, da in der Analyse offensichtlich wurde, dass hier ein besonderes Problem lag. Die Zeitspanne zu erkennen, die sie sitzen konnte, ohne eine Verschlimmerung zu provozieren, half ihr zu vermeiden, in einen weiteren Boom-Bust-Kreislauf abzurutschen. Auf diese Weise fand sie allmählich zu einer größeren Ausgewogenheit in ihrem Leben; sie verbesserte langsam ihre allgemeine Fitness und reduzierte Schmerz, Leiden und Stress.

Halten Sie die Veränderungen, die sich bei Ihnen einstellen, schriftlich fest (siehe Vidyamalas Beispiel). Damit soll vermieden werden, dass Ihre Geistesverfassung die Erinnerung einfärbt. Im Anhang finden Sie eine Vorlage zum Ausfüllen. Sie können auch auf www.breathworks-mindfulness.org.uk oder http://franticworld. com eine Vorlage herunterladen.

Grundvorgabenbericht (Beispielseite)

Grundvorgabenbericht für: SCHWIMMEN

Grundvorgabenniveau: 10 Bahnen schwimmen, abwechselnd im Freistil und im Rückenschwimmen. Drei Mal pro Woche. Außerdem Übungen für die Beine am Beckenrand.

Datum	Erreichter Grad	Anmerkungen
25. Juni	10 Bahnen am Morgen	Gut. Einschließlich Übungen: jeweils 10 Mal das Bein vor und zurück, 10 Mal Bein heben, 10 Mal Beine kreuzen. (Später Verschlechterung, also nächstes Mal weniger tun.)
28. Juni	10 Bahnen am Morgen	Gut. Übungen für Beine auf 5 Mal jedes Bein reduziert. (Noch immer Verschlechterung, aber nicht mehr so schlimm.)

30. Juni	10 Bahnen am Morgen	Gut. Dieselben Übungen wie am 28.06., doch ohne Beinekreuzen ausgeführt. (Keine spätere Verschlechterung, werde daher diese Übungseinheit fortsetzen.)

Es ist wichtig, dass Sie zu einem Programm für die Kräfteeinteilung finden, das für Sie stimmig ist. Diese Beispiele stellen lediglich Richtlinien dar, nehmen Sie sie also nicht zu wörtlich, und folgen Sie ihnen nicht blindlings. Es geht um *Ihr* Leben, und Sie werden allmählich herausfinden, was für Sie das Beste ist.

Haben Sie erst einmal Ihre Grundvorgaben festgelegt, so können Sie beginnen, damit zu arbeiten. In den kommenden Wochen werden wir Sie auffordern, sie im Auge zu behalten und sie Schritt für Schritt anzuheben, wenn das für Sie angemessen ist.

Eine Warnung

Es wird in den kommenden Tagen und Wochen Zeiten geben, zu denen Sie es schwer finden, sich Ihre Kräfte einzuteilen. Sie werden oft das Gefühl haben zu versagen. Das ist normal, verlieren Sie daher nicht den Mut. Betrachten Sie das Ganze als ein Langzeitprojekt, und entwickeln Sie dabei Neugier und Mitgefühl. Mit Schmerz, Krankheit und Stress zu leben, ist in der Tat schwierig, und es erfordert eine Menge Geduld und Freundlichkeit, wieder Bewusstheit und Würde ins eigene Alltagsleben zu bringen. Denken Sie daran, dass das Programm zur Kräfteeinteilung ein Werkzeug ist, das Ihnen helfen soll, besser zu leben – und kein weiterer Prügel, mit dem Sie sich schlagen sollen.

Es kann Ihnen schwerfallen, Ihre Kräfte einzuteilen, wenn Sie Ihre Situation nicht zumindest in einem gewissen Maße als real akzeptiert haben. Widerstand gegen die Kräfteeinteilung ist häufig mit dem Wunsch gepaart, in eine Zeit zurückzukehren, als Sie noch vollkommen gesund, schmerzfrei und weniger gestresst waren. Aber in der Realität können Sie entweder Ihre Kräfte einteilen – und das Beste aus Ihrer Situation machen –, oder Sie kehren in einen Boom-Bust-Zyklus zurück. Zu versuchen, ein Phantasiedasein zu leben, wird Ihnen nur Kummer bereiten. Letzten Endes werden Sie Ihre neue Realität akzeptieren müssen. Das mag bedeuten, dass Sie den Verlust von Mobilität, Gesundheit oder Energie betrauern müssen. Und auch wenn es sich so anhören mag, als sei dies ein rigoroser und negativer Ansatz, so legt mitfühlendes Akzeptieren doch den Grundstein dafür, dass Sie das Beste aus Ihrem Leben machen können. Denn dann können Sie beginnen, ein Leben zu führen, das mehr im Einklang mit Ihrem Leiden ist.

SIE HABEN BEGONNEN, DOCH MÜSSEN SIE ES AUCH ZU ENDE BRINGEN?

«Ich habe herausgefunden, dass ich ungefähr 10 Minuten ohne Zunahme der Schmerzen stehen konnte», sagt Jennie. «Wenn ich abwasche, stelle ich den Zeitmesser auf 10 Minuten, und wenn er klingelt, mache ich etwas anderes – ich lege mich zum Beispiel hin oder setze mich einige Minuten. Dann wasche ich weitere 10 Minuten ab. Es ist mir nie in den Sinn gekommen, das so zu machen. Ich bin immer davon ausgegangen, dass man dann, wenn man einmal mit dem Abwaschen angefangen hat, auch bis zu Ende abwäscht. Es war eine revolutionäre Erkenntnis für mich, eine Sache mehrere Male unterbrechen und wieder neu beginnen zu können.

Ich lernte schnell, dass ich die falschen Schlüsse aus der Zunahme und Abnahme meiner Schmerzen gezogen hatte. Ich wusste, dass Liegen mir oft guttat, daher dachte ich, ich sollte so lange wie möglich liegen. Ich stellte auch fest, dass Spaziergänge manchmal von Vorteil waren, und schloss daraus, dass ich lange spazieren gehen sollte. Weder die eine noch die andere Strategie war hilfreich – ich lernte, dass ich häufige Aktivitätenwechsel brauchte. Ein 15-minütiger Gang und 10 Minuten Liegen waren am besten; längeres Liegen rief mehr Schmerzen hervor.

Diese Erkenntnis gab mir sofort das Gefühl, im Umgang mit den Schmerzen eine Wahl zu haben, anstatt Opfer zu sein. Ich kann nicht alle äußeren Bedingungen kontrollieren, aber ich kann bewusster auswählen.

Ich habe gelernt, meine Schmerzen in kontrollierbaren Grenzen zu halten: Ich muss mich alle eineinhalb Stunden für 5 Minuten hinlegen; ich kann nicht länger als 20 Minuten am Computer sitzen; ich kann ungefähr eine Stunde lang gehen; ich muss jeden Tag verschiedene achtsame Bewegungen ausführen; und ich kann kaum jemals bequem auf einem Stuhl sitzen. Überraschenderweise habe ich außerdem festgestellt, dass ich drei Stunden in einem fahrenden Auto sitzen kann, in einem Zug aber nur eine Stunde. Die Einteilung meiner Aktivitäten muss fein abgestimmt sein. So benötige ich zum Beispiel in meinem Alltag mehr Ruhepausen als die meisten Menschen, aber bei Meditationsklausuren (an denen ich regelmäßig teilnehme) benötige ich mehr Aktivität als alle anderen.»

Wenn Sie an einer degenerativen Erkrankung leiden, werden Sie vielleicht feststellen, dass Ihre Grundvorgaben und Toleranzschwellen mit der Zeit sinken. Das zu realisieren und zu berücksichtigen, ist sehr wichtig, damit Sie nicht das Gefühl bekommen, zu scheitern. Richard entdeckte, dass er seine Grundvorgaben aufgrund seiner fortschreitenden multiplen Sklerose mit der Zeit nicht mehr aufrechterhalten konnte. Anfangs war er deswegen niedergeschlagen, aber nach einer Weile begann er sich auf die Übungen zu konzentrieren, die er ausführen konnte, und darauf, seine Grundvorgaben, so gut es ging, aufrechtzuerhalten, indem er vernünftige Zugeständnisse an den mit der Zeit unvermeidlichen Rückgang machte. Dies half ihm, einen Rückfall in einen Boom-Bust-Zyklus zu vermeiden. Er nahm jahrelang weiter an Breathworks-Tagesklausuren und anderen Kursen teil, wobei er mit größtmöglicher Bewusstheit mit seiner Krankheit umging. Seine sanfte Akzeptanz und stille Entschlossenheit, das Beste aus seinem Leben zu machen, hatte stets eine positive Wirkung auf die ganze Gruppe.

Manchmal bedeutet das Einteilen der Kräfte, mehr zu tun und nicht weniger. Wir haben Sie aufgefordert, Ihr Programm zur Kräfteeinteilung auf einem einfachen Niveau zu beginnen. Doch Sie sollten daran denken, dass Sie die Zeitspanne für Ihre täglichen Aktivitäten möglicherweise allmählich vergrößern können. Steve fand das für sich heraus. Er litt an diabetischer peripherer Neuropathie, die Schmerzen in seinen Füßen verursachte. Nach einigen Tagen der Kräfteeinteilung erkannte er, dass ein täglicher Gang von zwei Stunden erheblich effektiver für seine Schmerzen und seinen Blutzuckerspiegel war als ein halbstündiger Bummel. Für ihn bedeutete Kräfteeinteilung also, seinen täglichen Spaziergang eher auszuweiten, als ihn in kleine Einheiten aufzuspalten.

WICHTIG FÜR DIE KRÄFTEEINTEILUNG

- Denken Sie daran: Kräfteeinteilung heißt, *eine Pause einzulegen, bevor Sie sie benötigen.* Dies ist der Schlüssel zur Aufrechterhaltung von Achtsamkeit, und so beugen Sie einem Boom-Bust-Kreislauf vor.
- Beginnen Sie innerhalb Ihrer Grundvorgaben, und tun Sie nur das, was Sie bestimmt bewältigen können. Steigern Sie dann allmählich das Ausmaß Ihrer Aktivität oder die Zeit, die Sie dafür

aufwenden. Seien Sie dazu bereit, jene Aktivitäten, die Sie zu schwierig finden, vorerst hintanzustellen. Sie können sie wieder aufnehmen, wenn Sie fitter geworden sind. Mit Aktivitäten zu beginnen, die leichter sind, lässt Zuversicht wachsen.

- Indem Sie die Grundvorgaben festlegen, werden Sie lernen, Ihre Aktivitäten, Positions- und Haltungsveränderungen sowie auch Ruheveränderungen besser zu beurteilen. Denken Sie daran, Ihre Position regelmäßig zu verändern. Wenn Sie beispielsweise eine Mahlzeit zubereiten, versuchen Sie abwechselnd zu stehen und zu sitzen und hier und da auch eine kleine Pause einzubauen.

- Variieren Sie Ihre körperlichen Aktivitäten im Laufe des Tages, sodass verschiedene Muskelgruppen beansprucht werden. Versuchen Sie zum Beispiel nicht, die ganze Wohnung an einem Tag zu saugen, sondern verteilen Sie das Staubsaugen über die ganze Woche. Wechseln Sie zwischen den Aktivitäten Sitzen, Gehen, Stehen und Liegen ab.

- Halten Sie sich so weit wie möglich an Ihre Ziele und Pläne, ohne jedoch zwanghaft oder rigide zu sein. Und denken Sie daran, einen Zeitmesser zu verwenden.

- Wenn Sie einen schlechten Tag haben, dann versuchen Sie, ihn wie geplant anzugehen, aber teilen Sie sich Ihre Kräfte besser ein und legen Sie mehr Ruhepausen ein. An guten Tagen achten Sie darauf, nicht mehr zu tun, als Ihr Plan vorsieht. Vermeiden Sie, zu viel des Guten zu tun. Das bedeutet, dass die Entscheidung, wie viel Sie tun, bei Ihnen liegt und nicht bei Ihren Schmerzen oder Ihrer Krankheit.

- Wenn Sie während Ihrer Ruhepausen etwas Erfreuliches tun, kann dies dazu beitragen, Langeweile oder Frustration vorzubeugen. Versuchen Sie, ein Buch oder eine Zeitschrift zu lesen, oder hören Sie Radio oder sehen Sie fern.

Wenn Sie diesen Richtlinien folgen, dann sollten Beschwerden nicht mehr so häufig aufflammen; Sie werden allmählich aktiver sein können und ein Gefühl von Unternehmungslust und Zuversicht zurückgewinnen.

Gewohnheitsbrecher: Machen Sie Ihren Frieden mit der Schwerkraft

Haben Sie jemals darüber nachgedacht, was für eine erstaunliche Sache die Schwerkraft ist? Alles auf der Erde wird durch diese unsichtbare Kraft an seinem Platz gehalten. Sie übt genau das rechte Maß an «Zugkraft» aus: Wäre es zu viel, könnten wir uns nicht mehr bewegen; wäre es zu wenig, würden wir davonschweben. Wir haben uns so entwickelt, dass wir in Einklang mit der Schwerkraft funktionieren. Wenn Sie jedoch Probleme in Ihrem Leben haben, die zu körperlichem Unwohlsein führen, so haben Sie wahrscheinlich die tief eingeschliffene Gewohnheit entwickelt, diese Probleme nicht spüren zu wollen. Sie ziehen sich dann auf subtile Weise vom Körper zurück und kämpfen damit auch gegen die Schwerkraft an. Jedes Mal, wenn Sie sich in dem Versuch, Ihren Körper nicht zu fühlen, von ihm zurückziehen, schaffen Sie unbewusst noch mehr Leiden, Mühsal und Erschöpfung. Dies macht Ihre Schmerzen und Ihren Stress nur noch schlimmer.

Der Gewohnheitsbrecher dieser Woche besteht darin, Ihr Gewicht mit Akzeptanz und Mitgefühl für sich selbst an die Schwerkraft abzugeben. Wie auch in der Meditation des mitfühlenden Akzeptierens, der Übung dieser Woche, lassen Sie Ihre Aufmerksamkeit zu Ihrem Körper hin gehen und mit Freundlichkeit in ihn einsinken.

Dies lässt sich beim Autofahren, beim Schlangestehen, im Lehnstuhl oder im Bett – oder zu jeder anderen Gelegenheit – üben. Achten Sie darauf, ob Sie sich unterschwellig zurückziehen – also bestrebt sind, diese Erfahrung zu vermeiden –, und lassen Sie sich stattdessen sanft in sie hineinfallen. Überantworten Sie Ihr ganzes Gewicht der Schwerkraft, und geben Sie Ihrem Körper das Gefühl, von dieser unsichtbaren Kraft getragen und gestützt zu werden. Sie brauchen sich nicht einmal festzuhalten – lassen Sie sich stattdessen von der Schwerkraft tragen. Vertrauen Sie Ihrer Schwere, und lassen Sie sich in diesem Augenblick nieder. Vidyamala hat das jahrelang praktiziert, und es ist ihr zur zweiten Natur geworden. Bevor sie Achtsamkeit kennenlernte, strebte sie immer von ihren Schmerzen und ihrem Körper fort, bis sie erkannte, dass dieser Hang ihre Schmerzen und ihre Anspannung nur noch vergrößerte. Was für eine Erleichterung, nun *mit* der Schwerkraft zu leben, statt *gegen* sie zu kämpfen!

Der Dichter Rainer Maria Rilke vergleicht die Schwerkraft mit einem Wind vom Meer: «Wie stürzt sich das Gesetz der Schwere / gewaltig wie ein Wind vom Meere / auf jeden Ball und jede Beere / und trägt sie in den Kern der Welt.»[44] Er schließt mit den schönen Worten:

> Eins muss er wieder können: *fallen*,
> geduldig in der Schwere ruhn,
> der sich vermaß, den Vögeln allen
> im Fliegen es zuvorzutun.[45]

Kapitel 8

Woche 5: Die Freude an den kleinen Dingen

Die Brandung schlug an den Strand von Brighton. Ally saß auf dem Kies und blickte auf die untergehende Sonne, während der Wind sanft ihr Haar zerzauste. Ihre Beine taten überall weh, aber es schien sie heute nicht allzu sehr zu stören. Sie griff zu ihrem Notizblock und begann, mit ihrem Lieblingsstift eine Liste zu schreiben:

«Schöner Sonnenuntergang, glänzende Kiesel, die Heide blüht noch immer, gleißendes Pflaster, weiches, von Spinnweben überzogenes Gras, raschelnde Blätter, Sonnenlicht auf den Wimpern, zerknautschtes Seidenpapier, Liegen auf weichen Laken, der Geruch von Holzfeuer, weicher Wollpullover, Umarmungen, frisches Brot, dunkle Schokolade, noch mehr Umarmungen, frisch gewaschenes Haar, Becher voller Tee ...»

Die Liste diente dazu, sie an all die positiven Dinge zu erinnern, die sie an jenem Tag erlebt hatte. Ally seufzte und erkannte, dass das Leben schön war. Nachdem sie einige Augenblicke innegehalten hatte, um den Sonnenuntergang zu betrachten, ergriff sie ihren Stock und humpelte über den Kies in Richtung Ship Street, um Chips und weiche Erbsen zu kaufen. Sie zu essen, ihren Geschmack, ihre Konsistenz und ihr Aroma aufzunehmen, würde ihre «Hausaufgaben» für den heutigen Tag beenden.

Ally hatte bereits einen Teil ihres Achtsamkeitskurses hinter sich und stand ungefähr da, wo Sie gerade sind. Und sie tat etwas, von dem sie noch einige Wochen zuvor geglaubt hatte, es sei unmöglich: Sie genoss das Leben. Obwohl sie immer noch Schmerzen hatte, waren diese erheblich reduziert – vor allem weil sie mit ihrer Achtsamkeitspraxis so viel sekundäres Leiden eliminiert hatte. Ally freute sich darüber, aber sie lernte gerade etwas noch Wichtigeres: dass ein erfreuliches und erfüllendes Leben sehr viel mehr ist als die Abwesenheit von Leiden. Sie lernte, das Leben anzunehmen. Natürlich wünschte sie sich, auch die übrigen Schmerzen würden verschwinden (möglichst sofort), aber sie entdeckte, dass es möglich war, inmitten ihres Leidens Freude zu finden.

Wir alle haben schon einmal Menschen bewundert, die es fertigbringen, Glück und «Sinn» zu finden, während sie unendliche Strapazen erdulden. Im Laufe der Zeit wurden etliche Studien durchgeführt, um herauszufinden, wieso einige Menschen dies schaffen und andere nicht. Die Wissenschaft kann heute zeigen, welche Neigungen des Gehirns es einem so schwer machen, sich am Leben zu erfreuen und optimistisch zu bleiben, wenn man an chronischen Schmerzen und Krankheiten leidet. Doch was noch wichtiger ist: Es hat sich auch gezeigt, wie Sie das Leben wieder genießen können und in diesem Prozess einen positiven Kreislauf in Gang setzen können, der Ihr Leiden noch weiter verringert.

Es ist eine traurige Binsenweisheit, dass wir Menschen darauf ausgelegt sind, zu leiden. So sagen einige Weltreligionen: «Alles Leben ist Leiden.» Neurowissenschaftler behaupten, wir besäßen eine «Neigung zur Negativität». Jedenfalls ist viel von unserem Leiden eine Nebenwirkung jener Instinkte, die die Natur uns in über drei Millionen Jahren Evolution eingepflanzt hat.

Es ist eigentlich ein Wunder, dass die frühen Menschen überlebt haben. Wir Menschen haben nicht die scharfen Zähne und Krallen, um uns gegen Raubtiere zu verteidigen, noch können wir ihnen leichtfüßig davonlaufen. Wir sind jedoch sehr gerissen und intelligent. Wir sind überaus geschickt im Voraussehen und Vermeiden von Gefahren. Dies hat allerdings seinen Preis, denn es bedeutet, dass wir ein Gehirn entwickelt haben, das als Standardeinstellung auf negative Informationen fokussiert ist – also immer die düstere Seite des Lebens betrachtet. Es ist wahr, dass wir auf die sprichwörtlichen «Möhren» und «Stöcke» reagieren (Belohnung suchen und Bedrohung vermeiden), aber diesem Prozess wohnt eine machtvolle Neigung inne: Unsere Aufmerksamkeit konzentriert sich unweigerlich auf Bedrohung. Das liegt an Folgendem: Wenn Sie heute eine «Möhre» – sagen wir eine angenehme Erfahrung – verpassen, dann bekommen Sie wahrscheinlich morgen wieder eine neue Chance; entgeht Ihnen dabei jedoch der zugehörige «Stock», so werden Sie sterben und keine weitere Chance bekommen. Daher rührt der Zwang, stets die «Stöcke» wahrzunehmen und sie unter allen Umständen zu vermeiden, selbst wenn dies bedeutet, dass Sie häufig die Gelegenheit zu einer «Möhre» verpassen. Unser ureigener Hang zu negativem Denken stellt sicher, dass wir dazu neigen, überall Bedrohung zu sehen und in allem Fehler zu entdecken. Dies ist der Hauptgrund, weshalb der Geist mit der Schärfe eines Laserstrahls auf Schmerz und Leiden fokussiert ist. Noch wichtiger ist jedoch, dass wir deshalb die überwältigende Anzahl angenehmer Dinge in unserem Leben einfach nicht wahrnehmen.

Dieses sogenannte Negativitätsbias im Gehirn ist unglaublich mächtig und kann alles andere auslöschen. Neurowissenschaftler schätzen, dass es kaum eine Zehntelsekunde dauert, um eine Bedrohung zu erkennen – einen aggressiven Gesichtsausdruck zum Beispiel –, viel länger jedoch, um etwas Angenehmes wahrzunehmen. Dies wird noch durch den Umstand verstärkt, dass auf Bedrohungen nahezu unmittelbar reagiert wird und sie direkt ins Gedächtnis eingehen, wo sie sehr leicht als Erinnerung abrufbar sind, während positive Erfahrungen sehr viel länger benötigen, um abgespeichert zu werden. Aus diesem Grund lernen wir schneller durch Schmerz als durch Lust. Das alte Sprichwort «Ein gebranntes Kind scheut das Feuer» beschreibt dieses Phänomen perfekt. Schätzungen zufolge sind in der Tat fünf angenehme Erfahrungen nötig, um eine einzige negative Erfahrung gleicher Stärke auszugleichen.

Der Neuropsychologe Dr. Rick Hanson sagt, im Gehirn gebe es

«Klettband für negative Erfahrungen und Teflon für gute».[46] Dieses Bias ist regelrechter Bestandteil der Gehirnstruktur und steuert all unsere Instinkte und Emotionen. So widmet zum Beispiel die Amygdala, die von wesentlicher Bedeutung für das Alarmsystem des Gehirns ist, zwei Drittel ihrer Neuronen der Verarbeitung negativer Erfahrungen. Und wenn Sie mit einem Scanner die Gehirnaktivität beobachten, dann sehen Sie, dass negative Erfahrungen eine intensive Aktivierung im Gehirn hervorrufen, während angenehme Erfahrungen gleicher Stärke weitaus weniger Aktivität hervorrufen. Dieses Bias spiegelt sich auch im Hormonsystem des Körpers wider. Wir haben zahlreiche Stresshormone, die uns drängen, auf negative Erfahrungen zu reagieren: Kortisol, Adrenalin und Norepinephrin sind alle schnell wirksam und haben eine starke Wirkung auf den Körper. Den äquivalenten «positiven» Hormonen – wie etwa dem «Schmusehormon» Oxytocin – fehlt dieselbe Potenz und Dringlichkeit (auch wenn sie auf lange Sicht gesehen eine starke Wirkung haben und Gesundheit, Heilung und das gesamte Wohlbefinden fördern).

VOM NEGATIVITÄTSBIAS MANIPULIERT

«Als ich vom Negativitätsbias erfuhr», sagt Roger, «fügte sich alles zusammen. Wenn dein Kühlschrank den Geist aufgibt, dann schließt du daraus: ‹Nichts hat heute mehr dieselbe Qualität wie früher.› Wenn dir ein Mensch mit schlechten Manieren auffällt, schließt du daraus: ‹Das Land geht vor die Hunde.› Dieses Bias fördert alle vergifteten Geisteshaltungen.

Das erklärt auch, weshalb die Medien von Gewalt und negativen Nachrichten dominiert werden. Diejenigen, die die Medien kontrollieren, wissen ganz genau, wie sie uns manipulieren können. Sie machen uns Angst und bieten uns dann Schutz an. Sie erzeugen eine Form von Unsicherheit und Abhängigkeit in unserem Kopf. Wir sehen an den Fernseher gefesselt zu, wie andere Menschen leiden, in der Hoffnung, dass uns das nicht passieren wird, bevor wir die in den Werbepausen angebotene Zuflucht annehmen. Alles, was wir tun müssen, ist, etwas zu kaufen, das wir nicht haben wollen oder nicht brauchen, dann werden wir uns glücklich und sicher fühlen. Dies ist ein System, das brillant dafür sorgt, uns noch mehr unnützes Zeug zu verkaufen – und das soziale Gefälle aufrechtzuerhalten –, aber es fördert auch mentale und körperliche Schmerzen und Leiden.

Das machte mich früher wütend – was natürlich eine weitere vergiftete Geisteshaltung ist. Heute nehme ich einfach zur Kenntnis, dass es geschieht. Ich schalte den Ton während der Werbepausen ab. Dieses Erkennen und Handeln bedeutet, dass ich wieder frei bin.»

Kurzum: Die Evolution hat uns ein Gehirn beschert, das uns routinemäßig dazu überlistet, Bedrohungen zu überschätzen und Belohnungen und Gelegenheiten zu unterschätzen. Und auch wenn dies aus evolutionärer Sicht sinnvoll sein mag, kann es doch für ein wahrhaftig miserables Dasein sorgen. Aus Sicht der Natur ist es eben weitaus wichtiger, dass wir überleben, als dass wir glücklich sind.

Das Negativitätsbias ist außerdem grundlegend für unsere Wahrnehmung von Schmerzen und Leiden: Intensive Schmerzen und Leiden werden tendenziell überall im Körper gespürt, während Lust normalerweise örtlich begrenzt ist. Und wie Sie in den vorhergegangenen Kapiteln erfahren haben, treibt seelischer Schmerz physische Schmerzen und Leiden in einen endlosen Teufelskreis.

All das mag ziemlich negativ und hoffnungslos aussehen. Doch wir sind nicht zu einem Leben mentalen und physischen Leidens verdammt – denn das Negativitätsbias lässt sich überwinden, und genau darauf wollen wir uns diese Woche konzentrieren: Es ist an der Zeit, das Gleichgewicht wiederherzustellen. Es ist Zeit, das Leben wieder zu genießen.

DIE ÜBUNGEN FÜR WOCHE 5

- 10 Minuten Körperscan-Meditation (siehe Seite 85, Audiodatei 1 auf www.rowohlt.de/schmerzfrei) an 6 Tagen dieser Woche.
- 10 Minuten Schatz-der-Freude-Meditation (siehe Seite 195, Audiodatei 5) an 6 Tagen dieser Woche (idealerweise zu einer anderen Zeit als den Körperscan). Sie können auch zusätzliche Meditationen wie etwa die Im-Rhythmus-des-Atems- direkt vor der Schatz-der-Freude-Meditation üben, um den Geist ruhig werden zu lassen.
- Setzen Sie Ihre Grundvorgaben weiter um (siehe Seite 149).
- Gewohnheitsbrecher: Schreiben Sie 10 gute Dinge auf (siehe Seite 208).

Unser Gehirn neu vernetzen

Das Negativitätsbias zu verstehen, ist der erste Schritt dazu, wieder ins Gleichgewicht zu kommen. Der nächste Schritt besteht darin, jene Gehirnnetzwerke behutsam zu beschwichtigen, die dieses Bias aufrechterhalten und letztlich zu den unnötigen Schmerzen und Leiden führen. In dem Maße, in dem diese Netzwerke sich beruhigen, können Sie jene Gehirnkreisläufe stärken, die die Freuden des Lebens wahrnehmen und zu schätzen wissen. Dieses Ausbalancieren wird Ihnen helfen, klarer zu sehen, effektiver zu handeln und sich von den Alltäglichkeiten weniger ablenken und aus dem Konzept bringen zu lassen. Es wird zudem eine Art herzlicher Ruhe schaffen – eine warme und prickelnde Liebe zum Leben, die Sie wahrscheinlich in jüngeren Jahren erfahren haben. Und in dem Maße, in dem sich das Gefühl der ruhigen Gelassenheit aufbaut, wird es Ihre Schmerzen und Leiden weiter reduzieren, wobei es Angst, Stress, Unglücklichsein und Erschöpfung auflöst.

Die Balance wird wiederhergestellt, indem wir den kleinen Freuden des Lebens achtsame Aufmerksamkeit entgegenbringen. Damit Sie hierzu in der Lage sind, sollten Sie die Schatz-der-Freude-Meditation üben und, soweit es geht, versuchen, diese Qualität herzlicher Bewusstheit auch während des restlichen Tages aufrechtzuerhalten. Vergessen Sie im Laufe der nächsten Woche nicht, dass es eine Weile dauern kann, bis Freude im Geist Wurzeln schlägt. Versuchen Sie daher, Ihre Aufmerksamkeit, solange es geht, auf die angenehmen Erfahrungen zu richten. Dabei mag es hilfreich sein, die Aufmerksamkeit zwischen verschiedenen Seiten derselben Erfahrung hin und her springen zu lassen. Wenn Sie sich zum Beispiel auf das Essen fokussieren, dann versuchen Sie, sich nicht nur auf das Schmecken an sich zu konzentrieren, sondern auch die verschiedenen Geschmäcker, Gerüche und Konsistenzen der Speisen in sich aufzunehmen. Versuchen Sie auch, das, was Sie erleben, wirklich zu verinnerlichen: Machen Sie mental eine Notiz, nehmen Sie es wirklich vollkommen in sich auf und laden Sie diese Erfahrung bewusst dazu ein, ein Teil von Ihnen zu werden.

Dies mag alles etwas vage erscheinen, aber es kann sich auf neurowissenschaftliche Erkenntnisse stützen. Der kanadische Psychologe Donald Hebb sagte: «Neuronen, die gemeinsam feuern, vernetzen sich miteinander.» Indem wir uns also auf die kleinen Freuden fokussieren, ermutigen wir jene Gehirnteile, die die Empfindungen von Glück und Freude bemerken und erzeugen, zu wachsen und stärker zu werden – sich miteinander zu vernetzen. Dies wird durch eine der größten Entdeckungen der letzten Jahre untermauert – nämlich dass das Gehirn «formbar» ist, das heißt, dass es sich ständig anpasst und seinen Aufbau verändert. Wir sind nicht auf das Gehirn festgelegt, das wir momentan haben: Wir können es dank der Achtsamkeit zum Besseren verändern. Paul Gilbert, ein weiterer Psychologe, konstatiert, dass wir in einem Prozess, der «Neurogenese» genannt wird, jeden Tag neue Gehirnzellen produzieren (wohl bis zu 5000).[47] Dies zeigt wieder einmal, wie aktiv und anpassungsfähig das menschliche Gehirn ist. Wenn sich das Gehirn also ständig anpasst und verändert, dann können wir auch dazu beitragen, dass es sich in die bestmögliche Richtung entwickelt. Aus diesem Grund wurde Achtsamkeit mit einer Operation am eigenen Gehirn verglichen.

Sie mögen sich fragen, weshalb Sie letzte Woche lernen sollten, sich Ihrem Schmerz zu öffnen, bevor Sie diese Woche lernen, sich der Freude zuzuwenden. Könnten Sie nicht einfach nach Freude streben und die Schmerzen abblocken? Das ist eine reizvolle Idee, aber wenn Sie sich gegen unangenehme Erfahrungen sperren und sie abblocken, dann schließen Sie damit auch ein ganzes Spektrum Ihrer Sensibilität aus, einschließlich der Fähigkeit, die angenehmen, positiven und schönen Dinge im Leben zu genießen. Haben Sie beispielsweise bemerkt, wie schwer es ist, beim Anblick eines schönen Sonnenuntergangs starke Emotionen zu empfinden, wenn Sie gerade dabei sind, sich gegen Schmerzen zu wehren? Vielleicht können Sie dann auch bei einer schönen Musik nur wenig empfinden. Womöglich ist es dann auch schwierig, für einen geliebten Menschen offen und empfänglich zu sein. Es fühlt sich so an, als seien Sie etwas mürbe – nur teilweise lebendig –, was einer befriedigenden und bereichernden Lebensqualität nicht gerade zuträglich ist. Daher ist es wichtig, zuerst den Widerstand Ihren Schmerzen gegenüber fahren zu lassen und sensibler und empfänglicher zu werden, bevor Sie sich für Schönheit und Liebe weit öffnen. Und dies ist ein wichtiger Aspekt der Achtsamkeitspraxis: ganz lebendig und wach für alle Erfahrungen zu werden.

Es ist gut, die Meditation durchzuführen, während Sie die Audio-anleitung hören. Doch auf dieser Stufe des Programms fühlen Sie sich womöglich bereit, auch ohne Anleitung mit dem Meditieren zu experimentieren. Versuchen Sie es unbedingt. Benutzen Sie die Aufnahmen nur für die ersten Tage, um sich mit der Meditation vertraut zu machen. Sie möchten vielleicht auch jede der Meditationen verlängern, indem Sie nach dem Ende der Audioanleitung noch eine Weile still sitzen oder liegen.

DIE SCHATZ-DER-FREUDE-MEDITATION

Audiodatei 5

Diese Meditation wird Ihnen helfen, sich wieder mit den angenehmen Aspekten des täglichen Lebens zu verbinden.

Vorbereitung

Nehmen Sie wie üblich eine bequeme Meditationshaltung ein – entweder im Sitzen, Liegen oder in einer anderen Position, die es Ihnen erlaubt, während der Meditation so entspannt wie möglich zu sein. Vertrauen Sie sich sanft der Schwerkraft an und lassen Sie zu, dass Ihr Körper durch die natürliche Kraft der Schwerkraft, in der Sie verweilen, zum Boden, aufs Bett oder auf den Stuhl gezogen wird. Fühlen Sie immer wieder, wie Ihr Körper auf dem Boden ruht.

Die Meditation

Während Sie in der Schwerkraft verweilen, richten Sie Ihre Aufmerksamkeit ganz allmählich auf die Bewegungen und die Empfindungen des Atems im ganzen Körper. Lassen Sie den gesamten Körper vom natürlichen Atem wiegen und schaukeln, wenn er sich beim Einatmen ausdehnt und beim Ausatmen zusammenzieht.

Seien Sie für alle Ihre Erfahrungen so offen wie möglich – mental, emotional und physisch –, und achten Sie darauf, ob Sie irgendwo auf Widerstand stoßen. Gibt es Aspekte Ihres momentanen Erlebens, die Sie ablehnen oder gegen die Sie sich verhärten? Wenn das der Fall ist, dann nehmen Sie es mit Akzeptanz und Freundlichkeit zur Kenntnis und werden Sie sich dessen behutsam mit einer weiten und offenen Qualität bewusst, wobei Sie sich von einem freundlichen und sanften Atem wiegen und schaukeln lassen. Ausgehend von dieser Wachheit für alle Erfahrungen dank Ihrer sanften, einschließenden, empfänglichen Bewusstheit, beginnen Sie jetzt auf etwas zu achten, das besonders angenehm oder genussvoll ist, indem Sie Ihre Aufmerksamkeit in den Körper und in die Sinne fließen lassen. Was entdecken Sie? Vielleicht bemerken Sie, dass Ihre Hände weich sind und dass Ihnen dies angenehm ist. Vielleicht ist Ihr Bauch weich, und dies ist angenehm. Vielleicht ist Ihr Gesicht weich, und dies ist angenehm. Bringen Sie eine sanfte freundliche Neugier in Ihre Aufmerksamkeit ein, während Sie lernen, sowohl auf subtile und stille als auch auf starke Erfahrungen zu achten. Vielleicht meinen Sie, es gäbe auf den ersten Blick nichts Angenehmes in Ihrer Erfahrung – aber wenn Sie tiefer in Ihre Bewusstheit eintauchen und sich intensiver auf feine Erfahrungen einstimmen, dann entdecken Sie womöglich, dass es in Ihrer Gesamterfahrung mehr angenehme Dimensionen gibt, als Sie zuvor realisiert haben.

Vielleicht entsteht sogar ein emotional angenehmes Gefühl der Erleichterung, wenn Sie lernen, mit dem, was Sie erfahren, in Freundlichkeit und Akzeptanz zu leben, statt in einem Zustand gefangen zu sein, in dem Sie sich nach einer anderen Art der Erfahrung sehnen. Ihre Erfahrung ist in jedem Augenblick das, was sie ist, und es kann sehr erleichternd sein, sich ihr zu ergeben und nicht gegen sie zu kämpfen oder gegen sie anzugehen – also sich nicht im Krieg mit dem Leben zu befinden.

Wie sieht es mit Geräuschen aus? Vielleicht gibt es ein angenehmes und erfreuliches Geräusch innerhalb oder außerhalb des Raums. Oder Sie befinden sich womöglich an einem sehr stillen Ort, und das ist angenehm. Lassen Sie die Geräusche auf sich zukommen, und schließen Sie sie in Ihre Erfahrung des gegenwärtigen Augenblicks mit ein. Wenn Sie angenehme Geräusche wahrnehmen, achten Sie darauf, dass Ihre Aufmerksamkeit nicht dem Geräusch entgegen aus dem Fenster fliegt, sondern lassen Sie die Geräusche vielmehr zu Ihrem Gehör und in Ihren Körper kommen. Verweilen Sie auf diese Weise in einer weiten und offenen Bewusstheit, und gestatten Sie es allem Angenehmen, zu kommen und zu gehen – während Sie es genießen, wertschätzen, darin ruhen und für seine fließende, wandelbare Natur offenbleiben.

Wenn es Ihnen schwerfällt, etwas Angenehmes zu finden, besteht kein Grund, sich Sorgen oder Vorwürfe zu machen. Versuchen Sie einfach, gegenüber allen Erfahrungen, die Sie machen, eine freundliche, annehmende Aufmerksamkeit zu kultivieren. Es ist wichtig, daran zu denken, dass wir bei dieser Meditation lernen, subtile Erfahrungen zu erkennen, statt nur sehr laute oder dominante Erfahrungen zu bemerken. Die angenehmen Erfahrungen, auf die Sie sich einstimmen, mögen sogar relativ unspektakulär sein – etwa wie die Abwesenheit von Hunger oder ein winziges Vibrieren in Ihrem Körper. Aber es ist wichtig zu lernen, diese Erfahrungen zu erkennen, anzunehmen und sie zu genießen.

Was geschieht eben jetzt? Finden Sie noch immer angenehme Dimensionen des Augenblicks, bei denen Sie verweilen können? Wenn Sie feststellen, dass Ihr Geist abschweift, dann denken Sie daran, dass das normal ist. Das tut der Geist eben. Aber jeder Augenblick, in dem Sie sich dessen bewusst werden, dass er abgeschweift ist, ist ein wacher Augenblick, ein magischer Moment. Ehren Sie diese Momente des Erwachens aus dem Abschweifen, wenn sie auftreten, und wenden Sie sich dann wieder freundlich der Übung zu, den Schatz der Freude zu suchen.

Abschluss
Dehnen Sie Ihre Bewusstheit nun so weit aus, dass sie das Gewicht Ihres Körpers, seine Form, den Atem im Körper sowie Klänge und Gerüche umfasst. Beginnen Sie den Körper allmählich behutsam zu bewegen, und öffnen Sie die Augen. Versuchen Sie, diese annehmende Bewusstheit des Angenehmen, ja der Schönheit, mitzunehmen, wenn Sie sich langsam und behutsam wieder Ihren täglichen Aufgaben zuwenden. Nehmen Sie sich genug Zeit für den Übergang von der Meditation zurück zum Alltag – bleiben Sie beispielsweise noch einige Augenblicke sitzen, um diese Erfahrung in sich aufzunehmen.

Operation am Gehirn

Eine weitverbreitete Anfangsreaktion auf die Übung für diese Woche ist die nagende Sorge, dass Sie nichts Angenehmes finden werden, worauf Sie sich konzentrieren können. Dies ist zwar eine nachvollziehbare Befürchtung, aber die Wahrheit ist: Es gibt immer etwas Angenehmes in Ihrem Leben. Das kann der Klang der Stimme eines geliebten Menschen sein, Ihre Lieblingsspeise, ein lang vergessenes Musikstück, der Geruch frisch gemähten Grases, das Gefühl der Sonne auf Ihrer Haut oder das Rauschen des Windes in den Bäumen. Wir sind bislang noch niemandem begegnet, der nicht etwas Angenehmes finden konnte, wenn er bewusst danach geforscht hat.

Der buddhistische Dichter Maitreyabandhu hat das wunderbar in folgenden Worten ausgedrückt:

Es gibt kein Gesetz gegen mein Lauschen
auf die Drossel hinter der Scheune,
der Gesang so laut, dass er hallt wie eine Glocke,
dann weiter weg, noch jenseits der Wiese.
Was es auch sonst noch geben mag, dies gibt es auch.[48]

Craig war skeptisch: «Vor einigen Jahren lag ich mit starken Schmerzen im Krankenhaus. Als der Achtsamkeitslehrer mich aufforderte, mich auf das Angenehme zu fokussieren, war ich erst einmal ratlos: ‹Wie bitte?›, dachte ich. ‹Ich liege doch hier im Krankenhaus!› Ich hatte Schmerzen, und es gab nichts Angenehmes daran, nach einem Motorradunfall auf einer orthopädischen Station zu liegen.

Ich habe es trotzdem versucht. Ich duchforstete meine Erfahrungen, suchte nach Freude und wurde mir plötzlich bewusst, wie schön es war, auf sauberen und glatten Laken zu liegen. Es war überraschend angenehm. Ich verbrachte eine Ewigkeit damit, diese Erfahrung voll auszukosten. Ich konzentrierte mich auf die Beschaffenheit der Laken, das Gefühl, wie sie über meine Haut glitten, und den Geruch des Stoffs. Es war schön, all diese Dinge zu bemerken und sie mir zu Bewusstsein zu bringen. Die Meditation verwandelte meine Gesamterfahrung, sodass sie etwas weniger vom Leiden beherrscht wurde.»

Es fällt sicherlich auch schwer, Freude zu finden, wenn sich das Leben im Allgemeinen gegen einen verschworen zu haben scheint. Wenn Sie müde, deprimiert oder erschöpft sind oder besonders starke Beschwerden haben, mag die Vorstellung, so etwas wie Glück im Augenblick zu suchen, gelinde gesagt abschreckend sein. Unter diesen Umständen kann die Motivation ein echtes Problem werden. Dies liegt im Wesentlichen daran, dass die «Zielsetzung» der Schatz-der-Freude-Meditation dem Fluss Ihrer Erfahrung entgegengesetzt zu sein scheint. Wenn Sie feststellen, dass das bei Ihnen der Fall ist, versuchen Sie sich daran zu erinnern, dass Achtsamkeit keine Ziele hat. Sie ist vielmehr so etwas wie eine Erkundungstour. Sie finden, was Sie finden. Nichts weiter. Sie werden jedoch entdecken, dass Sie Freude finden können, wenn Sie sich im Geiste der *Möglichkeit* öffnen, dass es selbst in diesem Augenblick Freude für Sie gibt. Sie erscheint uns nur deswegen so flüchtig, weil sie vom Negativitätsbias verdunkelt wird, über das wir bereits gesprochen haben. Freude ist immer da und wartet nur darauf, entdeckt zu werden.

Nichtsdestoweniger kann mangelnde Motivation ein echtes Problem sein, wenn das Leben besonders hektisch wird und uns zu entgleiten droht. Celine, eine Skilehrerin aus Chamonix in Frankreich, erzählte uns von der Zeit, als ihre acht Monate alte Tochter um 23.30 Uhr aufwachte und erst um vier Uhr morgens wieder einschlief. Dies wäre für jedes Elternpaar eine schwierige Situation gewesen, aber Celine kurierte gerade ihre äußerst schmerzhaften Sehnenentzündungen in Knien und Ellenbogen nach einem Skiunfall aus. Und als wäre das noch nicht genug, war die Beziehung zu ihrem Partner, mit dem sie sechs Jahre zusammen gewesen war, gerade in die Brüche gegangen.

«Meine Tochter schrie, und ich konnte nichts tun, um sie zu beruhigen. Es war total frustrierend und anstrengend. Ich versuchte, mich in diese Gefühle hinein zu entspannen, aber die Achtsamkeit war schnell wie weggeblasen. Gegen zwei Uhr morgens war ich nur noch ein heulendes Elend und wusste nicht, wie ich das aushalten sollte. Ich hätte meinen Ex-Partner mehr denn je gebraucht, aber er war mit einer anderen auf und davon.

Am nächsten Tag hatte ich extreme Schmerzen und war sehr reizbar. Ich dachte, ich sollte wenigstens zehn Minuten meditieren und versuchen, ruhiger zu werden. Sobald ich mich zur Schatz-der-Freude-Meditation hinlegte, forderte meine Tochter Amelie meine volle Aufmerksamkeit. Sie begann, mit Spielsachen um sich zu werfen und zerrte an mir. Das passierte genau an der Stelle der Audio-

Meditationsanleitung, wo es heißt: ‹Halten Sie nach angenehmen Empfindungen Ausschau.› Ich dachte bei mir: *Was denn? Jetzt? Geht nicht.* Ich dachte, es sei unmöglich, aber dann realisierte ich, dass meine angenehme Erfahrung die Empfindung der Berührung meines kleinen Mädchens sein könnte. Statt ihre Gegenwart als störend anzusehen, dachte ich, werde ich mich auf die Freude konzentrieren, die sie mir bereitet.»

Celine war an die Kreuzung gelangt, an die wir alle jeden Tag viele Male kommen. Sie entschloss sich zu versuchen, sich nicht mehr gegen die Situation zu wehren, sondern sie anzunehmen. Eine Zeitlang fiel ihr das sehr schwer. Sie war schließlich äußerst müde und reizbar. Aber dann erkannte sie, dass sie sich in sekundäres Leiden verstrickte – und dass sie sich daraus befreien konnte.

«Das primäre Leiden war: *Ich bin müde, und ich habe Schmerzen.* Und ich konnte nichts daran ändern. Aber das sekundäre Leiden war meine Gereiztheit: Ich hasste meinen Ex; ich wollte, dass mein kleines Mädchen ruhig ist; ich wollte schlafen; ich wollte dieses, wollte jenes; und ich wollte sozusagen alles andere. Nach einer Weile gelang es mir, den Widerstand, der mein sekundäres Leiden anfachte, fallen zu lassen. Statt mich zu stören, fühlten sich die Hände meiner kleinen Tochter ganz plötzlich so süß an, wenn sie mich berührte. Und ich entspannte mich vollkommen. Die Situation änderte sich wirklich drastisch, einfach dadurch, dass ich meine Gedanken veränderte. Am Ende fühlte ich mich erfrischt, und der ganze Tag war voller kleiner Erfahrungen dieser Art. Ich ärgerte mich, aber dann gelang es mir, das als Gegenwehr zu identifizieren und diese fallen zu lassen. Dieser Prozess schien automatisch zu einer angenehmen Erfahrung zu führen, und ich war sehr angetan, diesen Tag trotz alledem in einen ziemlich netten Tag verwandelt zu haben.»

Das Programm zur Kräfteeinteilung: Die Grundvorgaben festlegen

In der vergangenen Woche haben wir Sie aufgefordert, Ihre Grundvorgaben zu kalkulieren. Auch wenn Ihre Symptome von Tag zu Tag variieren werden, hilft Ihnen das Erstellen einer Grundvorgabe, ein gleichmäßiges Tempo zu halten, das Ihre Probleme nicht noch verschärft.

Diese Woche fordern wir Sie auf, Ihre Grundvorgaben feiner abzustimmen. Sie werden wahrscheinlich entdeckt haben, dass einige Aktivitäten immer noch zu lang sind, während andere kein Problem darstellen. Um diese Ecken und Kanten abzuschleifen, verlangen wir diese Woche von Ihnen, zwei Dinge bewusst zu tun.

Erstens sollten Sie mit jenen Aktivitäten, die Sie leicht ausführen können – also ohne dass Symptome aufflackern –, auf der gleichen Ebene fortfahren. Das heißt, Sie behalten sowohl die Dauer als auch die Intensität bei. (Es wird später noch genug Zeit sein, sie auszudehnen, wenn Sie das möchten.) Zweitens sollen jene Aktivitäten, die ein Wiederauftreten der Symptome bewirken, verkürzt werden. Reduzieren Sie sie einfach auf 80 Prozent Ihrer momentanen Grundvorgabe Sie können Ihre Grundvorgaben auf diese Weise weiter reduzieren, bis Sie ein Niveau gefunden haben, das für Sie angenehm ist. Und denken Sie daran, dass Sie sich nicht zu schämen brauchen, wenn Sie Ihre Grundvorgaben reduzieren. Das Ziel dieser Übung ist, einen Achtsamkeitsrhythmus zu etablieren, der sowohl angenehm als auch nachhaltig ist; seien Sie deshalb bereit, locker und spielerisch zu experimentieren.

Die Kunst des Kräfteeinteilens besteht darin, eine Pause einzulegen, *bevor* Sie sie brauchen. Sie mögen das nicht logisch finden, weil wir alle dazu neigen, etwas so lange zu tun, bis es fertig ist oder uns durch Schmerz, Erschöpfung oder Stress Einhalt geboten wird. Wenn Sie jedoch eine Pause einlegen, bevor Sie sie dringend brauchen, werden Sie das Leben nicht nur schöner finden, sondern Sie werden letztlich auch mehr erreichen. Sie lernen gewissermaßen, Energie zu sparen, statt sich immer bis an die Grenzen Ihrer Leistungsfähigkeit zu verausgaben. Das ist ein wenig so, wie immer etwas Geld auf der Bank oder Benzin im Tank Ihres Autos zu haben. Es schenkt Ihnen einige Reserven, auf die Sie zurückgreifen können, statt plötzlich mit leerem Tank dazustehen.

Doch trotz der besten Absichten kann es manchmal schwer sein, das Kräfteeinteilungsprogramm ins tägliche Leben zu integrieren. Allan hat das am eigenen Leib erfahren. Er konnte es nicht erwarten, wieder zu seiner Arbeit als Geologe bei einer Erdölgesellschaft zurückzukehren. Infolge eines Mountainbike-Unfalls war er drei Monate krankgeschrieben gewesen und hatte das Gefühl, seine Karriere laufe ihm davon. Schon am ersten Tag seiner Rückkehr hatte er eine lange Liste abzuarbeiten und fand wirklich keine Zeit zur Kräfteeinteilung. Er konnte die täglichen Meditationen in seinen Stundenplan einbauen, aber Kräfte einzuteilen, war eine völlig andere Geschichte. Dann dämmerte ihm, dass er niemals die Zeit dafür *haben* würde. Er musste sie sich *nehmen*.

«Ich hasse es, meine Kräfte einzuteilen, aber mir ist klar, wie wichtig das ist», sagt Allan. «Ich finde es äußerst störend und will es überhaupt nicht machen. Aber ich bin häufig mit der Notwendigkeit konfrontiert, es zu tun, wenn ich an das Ende eines besonders geschäftigen Tages gelange. In diesem Moment realisiere ich dann, dass ich mir nicht die Zeit genommen habe, meine Kräfte ordentlich einzuteilen, und ich fühle mich gestresst und mir tut alles weh. Inzwischen habe ich viele, viele Male gelernt, dass ich mir meine Kräfte einteilen muss. Ohne Wenn und Aber – ich muss es einfach tun.

Ich lerne allmählich, gute Entscheidungen in Bezug auf meine Prioritäten im Tagesverlauf zu fällen und sicherzustellen, dass ich mir die Zeit nehme, zur Sammlung auf meinen Körper und Atem zurückzukehren. Manchmal geht das nur einige Augenblicke lang, über den ganzen Tag verteilt. Zu anderen Zeiten sorge ich dafür, dass ich richtige Pausen einlege – das ist am besten. Diese Pausen haben Priorität gegenüber meinem Arbeitsplan. Ja, das bedeutet, dass manche Dinge wegfallen müssen, aber raten Sie mal, was? Ich vermisse sie nicht, denn mir machen meine Arbeit und mein Leben mehr Spaß. Und im Grunde bin ich nun viel produktiver, weil ich mich nicht stresse und damit weniger leistungsfähig werde. Ich habe einmal gelesen, dass Stress bedeutet, man könne keine Prioritäten mehr setzen, und das ist auch meine Erfahrung. Ich werde ein kopfloses Huhn, wenn ich nicht aufpasse. Insofern fälle ich alles in allem bessere strategische Geschäftsentscheidungen, weil mein Geist nicht so schmerzvernebelt ist und ich in der Lage bin, die Menge der Schmerztabletten zu reduzieren.»

Die Kunst, die eigenen Kräfte einzuteilen, besteht in vielerlei Hinsicht darin, sie in Ihr Leben einzubauen. Wenn Sie achtsam einen Schritt zurücktreten, werden Sie häufig feststellen, dass es viele Möglichkeiten dazu gibt – oft auf ziemlich unerwartete Weise. Frank lernte, seine Pausen einzulegen, während er seinen alten Vater, der an Alzheimer litt, im Rollstuhl durch den Park schob. Alle zehn Minuten hielt er inne und sagte etwas wie: «Papa, schau mal da drüben.» Das schenkte ihm eine kurze Pause, in der er sich seiner selbst und seiner Umgebung bewusster werden konnte. Es ermöglichte ihm, seine Reaktion auf seine eigenen Nacken- und Rückenschmerzen weicher ausfallen zu lassen. Was wiederum dazu führte, dass er im Umgang mit seinem Vater fürsorglicher und mitfühlender wurde – und dies half ihm, mit etwas mehr Gleichmut mit dem Riesenstress in seinem eigenen Leben umzugehen.

Tess hat etwas Ähnliches gelernt. Wenn sie ihren Hund Tiffany ausführte, teilte sie ihre Kräfte ein, indem sie Pausen auf Parkbänken einlegte. Anstatt schnell zu gehen, entdeckte sie, dass sie die Schönheit der Welt um sich herum besser schätzen konnte, wenn sie langsamer ging. Infolgedessen kam sie stets mit dem Gefühl nach Hause, glücklicher und weniger gestresst zu sein.

Sie mögen manchmal in Versuchung geraten, im Hinblick auf Ihre Kräfteeinteilung etwas «zwanghaft» und streng zu werden. Versuchen Sie, das zu vermeiden. Zu leiden, sich selbst zu sehr anzutreiben oder sich auf bestimmte Grundvorgaben zu versteifen, ist nicht erstrebenswert. Denken Sie daran, dass die Grundvorgaben lediglich eine Hilfe sind, bewusster und freier zu leben, und keine Rute, mit der Sie sich geißeln sollen. Und scheuen Sie sich nicht, Ihren gesunden Menschenverstand anzustrengen, um andere Wege zu suchen, Ihr Leben zu bewältigen. Finden Sie eine physische Lösung zur Linderung Ihrer Schmerzen, so nutzen Sie sie auf jeden Fall. Steff zum Beispiel entdeckte, dass ein geneigter Schreibtisch ihr Leiden erheblich reduzierte. Experimentieren Sie auf gleiche Weise mit Ihrer Umgebung, wenn Sie Ihre Kräfte einteilen: Probieren Sie unterschiedliche Stühle, Kissen, Matratzen, Tastaturen, Becher und Pfannen aus – die Liste ist endlos. Versuchen Sie, zu Fuß zu gehen, statt den Lift zu nehmen (oder umgekehrt). Oder versuchen Sie, Bus oder Bahn zu nehmen, statt mit dem Auto zu fahren. Experimentieren ist hier sehr aufschlussreich, denn es lässt sich manchmal schwer voraussehen, was Ihr Leiden lindern kann.

Soweit es geht, versuchen Sie beim Einteilen der Kräfte achtsam zu bleiben. Dies wird Ihnen unerwartete Einsichten bescheren, die Ihre Schmerzen drastisch reduzieren können. Reina bemerkte, dass es ihre Schmerzen extrem verschlimmerte, mit krummem Rücken auf dem Sofa vor dem Fernseher zu sitzen. Es geschah nicht unmittelbar – sie saß anfangs immer aufrecht, aber innerhalb weniger Minuten sackte sie auf eine Seite. Sie erkannte dann, dass das Sitzen in der Mitte des Sofas das Übel war: Hier war es am weichsten und gab unter ihrem Gewicht stark nach. Es linderte einen großen Teil ihrer «Abendschmerzen», als sie sich auf eine festere Stelle auf dem Sofa setzte. «Es war wirklich so einfach», sagt sie.

Reina bemerkte außerdem, dass sie sich auf der linken Körperseite mehr verspannte, wenn sie dort Schmerzen hatte. Sie packte die Dinge dann fester mit der linken Hand an. Wenn sie Auto fuhr, fiel ihr auf, dass sie das Lenkrad mit der Linken wie mit einem Schraubstock umklammerte; dasselbe war der Fall beim Haarekämmen oder beim Hochheben einer Kaffeetasse. All diese zusätzliche Anspannung verschlimmerte ihre Schmerzen. Sie bemerkte auch, dass ihr Atem im Alltag oft flach, angespannt und verkrampft war – besonders, wenn sie Schmerzen hatte. All diese Erkenntnisse waren eine Offenbarung. Als sie in der Meditation sowie im Alltag allmählich Bewusstheit in ihren Körper und ihre Atmung brachte und dies mit dem Kräfteeinteilen kombinierte, hatte das eine enorme Auswirkung auf ihr ganzes Leben. Sie hat inzwischen zwei Jahre lang Achtsamkeit praktiziert, und ihre Schmerzen sind beinahe verschwunden. Wenn sie doch einmal zurückkommen, weiß sie, was sie verursacht hat: Ihr ist bewusst, wie sehr Stress Anspannung in ihrem Körper verursacht und sich dies als Anspannung beim Atmen manifestiert, was wiederum weitere Schmerzen verursacht. Bei den ersten Anzeichen hierfür nimmt Reina sich eine Auszeit, um ihre Kräfte mit mehr Mitgefühl einzuteilen. Sie führt einen Körperscan durch, achtet auf den Atem und ihre Bewegungen und wählt ihre Haltung sorgfältiger. Und sobald sie all das tut, beginnen ihre Schmerzen sich langsam wieder aufzulösen.

GEFÄHRLICHE VERGLEICHE

Emily lebte mit heftigen Schmerzen und Kopfschmerzen, seit sie mit dem Gesicht voran auf eine Treppenstufe gestürzt war, weil sie ihren Zug noch bekommen wollte. Sie landete auf dem Kinn, wobei das Gewicht ihres Rucksacks den Aufprall noch verstärkte. Seither hatte sie ständig mit Wut und Depressionen zu kämpfen. Sie empfand tiefe Frustration, dass ihre Schmerzen dem Leben im Wege standen, das sie sich wünschte. Auf einer Breathworks-Klausur sprach sie unlängst über ihre Reise und wie sie sich selbst quälte, indem sie ihr Leben ständig mit dem makellosen Phantasieleben verglich, das genau vor ihr lag, zum Greifen nahe und doch immer außer Reichweite. Sie hat inzwischen erkannt, dass diese ständigen Vergleiche – nicht nur mit ihrem eigenen Phantasieleben, sondern auch mit dem Leben anderer – weitaus schmerzhafter waren als die Schmerzen ihrer Verletzung.

Sie hat zudem gelernt, dass sie dann, wenn sie sich mit anderen verglich, diesen immer «Perfektheit» unterstellte, während diese Menschen natürlich, wenn sie darüber nachdachte, ebenfalls mit Schwierigkeiten im Leben zu kämpfen hatten. Die Leute, mit denen sie sich verglich, waren in ihrer Vorstellung zu einer Art Phantasiefigur mit den Qualitäten mehrerer Menschen geworden, obwohl niemand wirklich so ist – niemand ist die ganze Zeit erfolgreich und glücklich und perfekt. Sie war Opfer dessen geworden, was die Psychologen einen «aufwärts gerichteten Vergleich» nennen, und sehnte sich nach einem Leben, das besser als die Realität ihres eigenen Lebens war.

Emily begann, jeden Tag etwas Zeit darauf zu verwenden, sich auf angenehme Erfahrungen zu konzentrieren, die für sie echt waren, statt sich von unangenehmen Erfahrungen oder Phantasien beherrschen zu lassen. Hier ist eine ihrer Listen, die sie im Frühling geschrieben hat: «In Regenbogenfarben schillernde Taubenfeder; inmitten all der Geschäftigkeit innehalten; Licht auf dem Bahnhofsdach von York; durch die Wolken brechender Sonnenschein; gepflügte Felder; die ersten Narzissen; Fotos ansehen; in einer Pfütze aus Sonnenlicht liegen; Familienmitglieder umarmen; tolles Essen; indischer Chai-Tee; Kerzen; das Gewicht an den Boden abgeben; Licht an der Wand; bunte Kissen; Orchideenblütenblätter; leuchtend gelbe Rosen, in die ich mich am

liebsten hätte hineinfallen lassen; Freunde treffen; der Geruch von Holzspänen; leise Verkehrsgeräusche; Vogelgesang.»
Solche kleinen, aber schönen Dinge können Ihren Tag verwandeln.

Gewohnheitsbrecher: Schreiben Sie zehn gute Dinge auf

Das Leben kann so voller hektischer «Geschäftigkeit» sein, dass es schwer wird, die guten Dinge im Leben wahrzunehmen. Und oftmals sind es die kleinen Dinge, die uns glücklich machen: der Duft frisch gemahlenen Kaffees, der Klang der lachenden Stimme eines geliebten Menschen, das Gefühl sauberer Kleidung auf der Haut. Solche winzigen, anscheinend bedeutungslosen Dinge können uns entgehen, ohne dass wir uns ihrer bewusst werden.

Um dieser Tendenz entgegenzuwirken, versuchen Sie, wie Emily in der Box oben, die kleinen Dinge im Alltag wahrzunehmen, die Sie glücklich machen. Wenn Sie sich ihrer bewusst werden, halten Sie einfach einen Augenblick inne, und saugen Sie die Freude dieser Erfahrung in sich auf. Schreiben Sie dann am Ende eines jeden Tages bewusst mindestens zehn Dinge auf, die Sie glücklich gemacht oder die Ihnen Freude bereitet haben. Es müssen keine großartigen oder dramatischen Erfahrungen sein – dazu können auch solch kleine Dinge gehören wie der Anblick des Sonnenlichts, das durch das Fenster hereinströmt, die Freude über das Gespräch mit einem Freund, der Klang von Vogelzwitschern, das Gefühl, seine Arbeit gut erledigt zu haben, oder vielleicht die einfache Wohltat des Atems im Körper.

Es ist wichtig, zehn Dinge aufzuschreiben und nicht nach vier oder fünf aufzuhören. Dies ist das ausdrückliche Ziel dieser Übung:

Sich der kleinen, zuvor unbeachteten Erfahrungen bewusst zu werden, die uns normalerweise entgehen und an die wir nicht denken. Es ist völlig in Ordnung, jeden Tag einige derselben Dinge aufzuschreiben. Das Ziel besteht darin, angenehme Erfahrungen einfach wahrzunehmen und sich an sie zu erinnern, nicht aber eine vollständige Liste zu erstellen. Behalten Sie diese Listen für eine Weile. Vielleicht finden Sie sie auch später noch hilfreich.

Es heißt: «Wobei wir verweilen, zu dem werden wir.» Indem Sie also bei den angenehmen und freudigen Aspekten des Lebens verweilen und lernen, sie wertzuschätzen und ihnen Ihre volle Aufmerksamkeit zu schenken, werden Sie zu einem Menschen, der die angenehmen und liebevollen Seiten des Lebens zu schätzen weiß. Dies wird Ihnen Tag für Tag helfen, dem Kampf gegen Schmerz, Krankheit und Stress zu entfliehen. Vielleicht fühlen Sie sich sogar wie ein Baum, der in Erwartung des Frühlings seine alten Blätter abwirft.

Kapitel 9 ———

Woche 6: Die sanfte Schwerkraft der Freundlichkeit[49]

Es war ein frischer Herbsttag in den Great Smoky Mountains. Eine Gruppe Cherokee-Kinder hatte sich um ihren Großvater versammelt, sie waren voller Neugier und Spannung. Eine Stunde zuvor hatte es einen Kampf zwischen zwei Männern gegeben, und der Dorfälteste war gerufen worden, um den Streit zu schlichten. Die Kinder waren begierig darauf zu erfahren, was der Älteste dazu zu sagen hatte.

«Warum kämpfen die Menschen?», fragte das jüngste Kind.

«Nun», antwortete der Alte. «Wir alle tragen zwei Wölfe in uns, die sich fortwährend bekämpfen.»

«Sind sie auch in uns?», fragte ein anderes Kind.

«Ja, sie sind in uns allen», antwortete er. «Es gibt einen weißen Wolf und einen grauen Wolf. Der graue Wolf ist voller Wut, Angst, Bitterkeit, Neid, Eifersucht, Gier und Arroganz. Der weiße Wolf ist voller Liebe, Frieden, Hoffnung, Mut, Demut, Mitgefühl und Treue. Und die beiden Wölfe liegen ständig im Kampf miteinander.»

«Aber welcher Wolf gewinnt?», fragte ein weiteres Kind.

«Derjenige, den wir füttern», antwortete der Alte.

Da Sie dies gerade lesen: Welchen Wolf füttern Sie in Ihrem Herzen? Denjenigen, der Ihr Leiden lindert, den weißen Wolf, oder den grauen Wolf, der Ihre Energie verzehrt und die Schmerzen verstärkt?

Wenn Sie Schmerzen und Krankheit erfahren, ist es vollkommen normal, über die Ungerechtigkeit, die Ihnen widerfährt, wütend zu werden. Angst kann Ihre Seele aufzufressen beginnen. Bitterkeit kann rosige Erinnerungen einfärben, wenn Sie sich dabei an Zeiten erinnern, in denen Sie glücklicher und gesünder waren. Sie werden vielleicht sogar neidisch auf die Menschen in Ihrer Umgebung, die ein sorgloseres Leben zu führen scheinen. Obwohl das völlig normal ist, kann der graue Wolf schnell anfangen, Ihre Lebensqualität zu beeinträchtigen, denn er ist ein wichtiger Motor hinter dem sekundären Leiden. Er ist das Negativitätsbias in großem Stil. Und auch wenn das bereits an sich beklagenswert ist, schafft es noch weitaus größere Probleme, denn solche Geisteshaltungen verhindern eine Heilung des Körpers. Das liegt daran, dass der Stress, den der graue Wolf erzeugt, das Immunsystem schwächt und damit die Fähigkeit des Körpers zur Selbstheilung reduziert. Er behindert außerdem die Ausschüttung der körpereigenen natürlichen Schmerzmittel, was das Leiden noch weiter steigert.

Wir kennen alle das Schlagwort vom «Überleben des Stärkeren» – so gut, dass wir tatsächlich annehmen, dieser Blick auf die Welt sei zu 100 Prozent zutreffend. Weniger bekannt ist jedoch, dass das «Überleben des Freundlichsten»[50] genauso zutreffend einen Grundsatz der Evolution beschreibt. Um das zu verstehen, müssen wir die Ursprünge des Negativitätsbias unseres Gehirns, das wir im vorigen Kapitel erörtert haben, etwas näher betrachten. Es wird, wie Sie sich erinnern, vom Überlebenstrieb befeuert und entspricht diesem häufig durch Vorsicht – zur Vermeidung der «Stöcke» des Lebens. Dies ist das «Vermeidungssystem». Eine weitere Seite des Überlebensinstinkts besteht darin, dass nach neuen Möglichkeiten und Ressourcen gesucht wird, die sozusagen die «Möhren» des Lebens darstellen. Das ist das «Erlangungssystem». Beide Triebkräfte sorgten dafür, dass nur die schlauesten und anpassungsfähigsten unserer Vorfahren überlebten.

Es gibt jedoch noch eine dritte Facette unseres Überlebensinstinkts, die ebenfalls unseren Umgang mit der Welt steuert: Sie wird das «Beruhigungs- und Zufriedenheitssystem» genannt.[51] Wenn wir nicht mehr das Bedürfnis haben, uns ständig gegen Gefahren zu verteidigen, und wenn die Ressourcen im Überfluss vorhanden sind, sodass wir nicht mehr ums nackte Überleben kämpfen müssen, dann empfinden wir eine angenehme, durch und durch gehende Zufriedenheit. Wir fühlen uns innerlich ruhig, besänftigt, zufrieden und friedlich. Das ist ein Zeichen dafür, dass uns die Dinge, wie sie sind, gefallen und wir im Einklang mit unserer Umgebung sind. Und wenn wir uns sicher fühlen, sind wir zuversichtlich genug, über den Tellerrand der Grundbedürfnisse hinauszublicken, und sind deshalb in der Lage, uns enger und harmonischer mit den Menschen um uns herum zu verbinden. Dadurch können wir freundlicher zu uns selbst und zu anderen sein. Dies stärkt die sozialen Bande, die uns dazu ermuntern, mit anderen zu kooperieren, statt mit ihnen zu konkurrieren. Und eine solche Kooperation war für unsere Vorfahren wesentlich, denn diejenigen, die freundlich miteinander umgingen und kooperierten, überlebten eher als jene, die isoliert lebten und Konflikte miteinander austrugen. Daher der Ausdruck «Überleben der Freundlichsten».

Dieses Beruhigungs- und Zufriedenheitssystem ist für die moderne Welt gleichermaßen wichtig, weil es uns hilft, ein Gefühl emotionaler «Balance» zu finden, die unseren Tunnelblick schrittweise erweitert und damit zu einem besseren Durchblick führt. Dieser innere Frieden und Durchblick unterscheiden sich vollkommen von den überdrehten Erfahrungen, die für viele von uns in der modernen Welt typisch sind. Er mag «verweichlicht» erscheinen, beinahe wie ein Zeichen von Schwäche, aber im Grunde hat er auf lange Sicht eine enorme Wirkung auf den Körper, da er eng mit Gesundheit und Wohlbefinden verbunden ist.

Das Beruhigungssystem wird vom «Kuschelhormon» Oxytocin sowie von einer Gruppe von Substanzen, die als Endorphine bekannt sind, beherrscht. Oxytocin erzeugt «liebevolle» Gefühle der Behaglichkeit und Sicherheit; es wird von Müttern bei der Geburt ausgeschüttet und von Babys, wenn sie umarmt und geküsst werden. Wann immer wir von jemandem berührt werden oder uns wahrhaft geliebt und gebraucht fühlen, wird Oxytocin ausgeschüttet. Es schafft ein Gefühl von Gemeinschaft, Zugehörigkeit, Liebe und Sicherheit. Hinzu kommen die Endorphine – die natürlichen Schmerzmittel des Körpers –, die ähnlich wirken wie Opiate, etwa Morphium und Kodein. Der Körper wird nach einem Unfall oder einer Verletzung mit Endorphinen überschwemmt, die in der Lage sind, Schmerz beträchtlich zu dämpfen. Aber Endorphine wirken nicht nur als Schmerzdämpfer, sie lassen uns auch ruhige Zufriedenheit und Glück spüren.

Dieses Beruhigungs- und Zufriedenheitssystem bewirkt nicht nur, dass Sie sich besser fühlen, sondern es fördert auch Gesundheit und Heilung. Wenn es aktiv wird, signalisiert das dem Körper, dass er sich in aller Sicherheit auf seine Selbstheilungsressourcen konzentrieren kann. Auf diese Weise wird Heilung gefördert. Dies steht in starkem Kontrast zur Wirkung der Stresshormone, die das Immunsystem dämpfen und die Selbstheilung hemmen, damit der Körper seine Ressourcen auf den unmittelbaren Überlebenskampf konzentrieren und entweder kämpfen oder sich der Gefahr durch Flucht entziehen kann.

Das Beruhigungssystem des Körpers ist eng mit Freundlichkeit, Zuneigung und Mitgefühl verbunden. Solche Emotionen des weißen Wolfs fördern wiederum das Beruhigungssystem, sodass es in einem positiven und sich selbst verstärkenden Kreislauf noch mehr Oxytocin und Endorphine ausschüttet. Das ist das Gegenteil eines Teufelskreises, der Schmerzen und Leiden mit den damit verbundenen Gefühlen von Angst, Stress, Depression und Erschöpfung füttert.

Es lohnt sich, stets daran zu denken, dass alle drei emotionalen Regulierungssysteme für Überleben, optimale Gesundheit und Wohlbefinden notwendig sind.

Die drei emotionalen Regulierungssysteme[52]

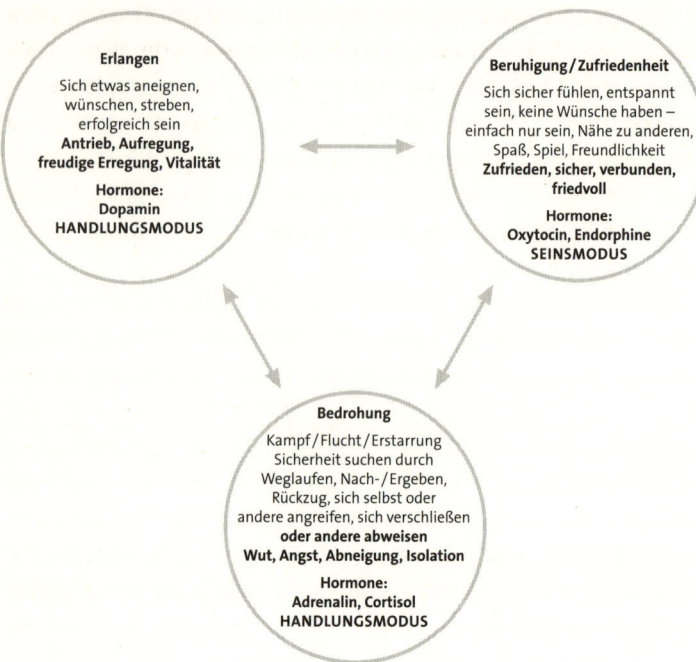

Probleme entstehen nur dann, wenn diese Regulationssysteme nicht mehr im Gleichgewicht miteinander sind, was bei chronischen Schmerzen, Krankheit oder länger anhaltendem Stress der Fall sein kann. Wenn beispielsweise das System zur Vermeidung von Bedrohung überaktiv wird, können wir vom Kampf-Flucht-Modus umgetrieben werden, verzweifelt unseren Erfahrungen trotzen und zunehmend hektisch werden. Wenn das Erlangungssystem überaktiv ist, dann mögen wir uns heftig und gnadenlos antreiben und in dem Maß, in dem Stress und Depression zunehmen, nach immer mehr Ablenkung suchen. Diese beiden Systeme sind der Handlungsmodus, wie er im Buche steht. Dies bedeutet jedoch auch, dass das Beruhigungs- und Zufriedenheitssystem inaktiv ist – also gerade das System, das wir fördern sollten, weil es für Gesundheit und Wohlbefinden sorgt. Das in diesem Buch vorgestellte Programm stimuliert dieses System, indem Freundlichkeit und Mitgefühl bewusst kultiviert werden. Außerdem hilft es Ihnen, den Seinsmodus zu kultivieren – mit all den erfreulichen Nebenwirkungen, die er mit sich bringt.

Klinische Studien zeigen immer deutlicher, wie machtvoll Freundlichkeit, Mitgefühl und Liebe sein können. Die Studien zeigen, dass Menschen, die einen niedrigen Grad an Achtsamkeit aufweisen und Mühe haben, sich selbst Mitgefühl und Freundlichkeit zu erweisen, an Schmerzen von weitaus größerer Intensität leiden.[53] Ihre allgemeine physische und mentale Gesundheit scheint ebenfalls schwächer zu sein. Forschungen, die am Medical Center der Duke University in den Vereinigten Staaten durchgeführt wurden, stellten fest, dass allein schon die Kultivierung von «liebender Güte» durch Meditation die Schmerzen erheblich senken konnte.[54] Eine andere Studie, die an der Emory University in den USA durchgeführt wurde, stellte fest, dass dies Entzündungen zu reduzieren vermag (besonders wichtig für Krankheiten wie Arthritis) und das Immunsystem ankurbeln kann.[55,56] Sich selbst einfach nur mit etwas mehr Freundlichkeit und Mitgefühl zu behandeln, kann signifikante Besserung bringen. Die am Medical Center der Duke University durchgeführte Forschung hat gezeigt, dass die Personen, die ihre Situation eher annahmen – und mitfühlender mit sich selbst waren –, weit weniger unter mentalen und körperlichen Schmerzen litten. Sie stellte außerdem fest, dass die «Schmerzbehinderung» – das ist das Ausmaß, in dem Schmerzen das Leben beeinträchtigen – bei denjenigen, die die Dinge eher akzeptierten, weitaus geringer war.[57] All diese Belege kommen zu der Vielzahl an klinischen Daten hinzu, die die Vorzüge von Achtsamkeit für die allgemeine Gesundheit und das Wohlbefinden unterstreichen.

Das wohl Erstaunlichste ist, dass diese positiven Auswirkungen bereits acht Minuten nach Beginn einer bestimmten Meditation einsetzen können.[58] Und dieser Meditation wollen wir uns jetzt zuwenden.

DIE ÜBUNGEN FÜR WOCHE 6

- 10 Minuten Im-Rhythmus-des-Atems-Meditation (siehe Seite 116, Audiodatei 2) an 6 Tagen dieser Woche.
- 10 Minuten Meditation des weiten Herzens (siehe Seite 218, Audiodatei 6 auf www.rowohlt.de/schmerzfrei) an 6 Tagen dieser Woche (idealerweise zu einem anderen Zeitpunkt als die Im-Rhythmus-des-Atems-Meditation).
- Sie können auch eine zusätzliche Meditation wie etwa den Körperscan direkt vor der Meditation des weiten Herzens ausführen, um den Geist ruhiger werden zu lassen.
- Arbeiten Sie weiter mit Ihren «Grundvorgaben».
- Gewohnheitsbrecher: Halten Sie inne, um zu schauen und zu lauschen (siehe Seite 229).

Eine mitfühlende Sicht auf das Leben entwickeln

Ein zentrales Element dieses Programms war bislang die Entwicklung des Schlüsselvermögens, Ihren Geist achtsam auf eine einzige Erfahrung in einem Moment zu fokussieren. Dies wird als «gesammelte Aufmerksamkeit» bezeichnet. Sie beruhigt und festigt den Geist und reduziert dadurch Angst, Stress, Depression und sekundäres Leiden. In der vierten Woche haben Sie außerdem gelernt, Ihren Erfahrungen mit Mitgefühl zu begegnen. Dieses «Weichwerden» hat Ihnen geholfen, die wechselnden Schmerzempfindungen zu akzeptieren, ohne automatisch ein zusätzliches Maß an Leiden und Stress hinzuzufügen. In der fünften Woche haben Sie gelernt, die angenehmen und freudvollen Seiten des Lebens zu entdecken. Dies hat dazu beigetragen, dass Sie Ihr Leben wieder in vollen Zügen genießen können.

Diese Woche werden Sie ein zweites Schlüsselvermögen von Achtsamkeit lernen, das «offenes Zurkenntnisnehmen» genannt wird.[59] Dabei betrachten Sie, wie sich Ihre Erfahrung von Augenblick zu Augenblick verändert. Dies ist ein Thema, das wir bereits mehrfach berührt haben, doch diese Woche werden wir es durch die Meditation des weiten Herzens etwas mehr in den Vordergrund rücken. Diese Meditation fördert einen offenen und empfänglichen Geist – einen Geist, der ausgeglichen und stabil ist und nicht aktiv reagiert – und wird außerdem Ihre Erfahrung einer dritten und wesentlichen Meditationsfertigkeit vertiefen, die in der buddhistischen Tradition «liebende Güte» *(metta)* genannt wird.

Die Wochen 4 und 5 haben Sie ermuntert, Ihre Gefühle und Empfindungen von Schmerz und Freude mit großer Genauigkeit und im Detail zu untersuchen, beinahe so, als würden Sie sie unter einem Mikroskop betrachten. Diese Woche fordern wir Sie auf, eine offenere Perspektive ins Spiel zu bringen, nämlich sich vorzustellen, dass Sie Ihre Erfahrungen durch ein Weitwinkelobjektiv betrachten. Wir bitten Sie, die ganze Spannbreite Ihrer Aufmerksamkeit auszunutzen, sodass Sie alles zur Kenntnis nehmen, ohne sich auf einen bestimmten Aspekt zu versteifen. Eine gute Möglichkeit ist, sich vorzustellen, dass Ihr Geist als Behälter für Ihre Bewusstheit größer wird. Dann werden Sie dieser Bewusstheit ein Gefühl von Wärme und Mitgefühl hinzufügen.

Die Meditation des weiten Herzens lehrt Sie in Ihrem tiefsten Inneren, dass jeder Bereich Ihres Lebens sich in ständigem Fluss befindet. Das Leiden kommt und geht wie Ebbe und Flut. Berge werden abgetragen und ins Meer gespült. Selbst das Universum – und die Zeit an sich – werden schließlich aufhören zu existieren. Indem Sie in diesem Gefühl der Oszillation verweilen, werden Sie lernen, angenehme und unangenehme Erfahrungen entstehen und wieder vergehen zu lassen wie Wellen im Meer. Dann werden Sie sich nicht mehr genötigt fühlen, gewohnheitsmäßig nach den angenehmen Erfahrungen zu greifen und die unangenehmen abzulehnen. Und sobald Sie in der Lage sind, dies zu tun, werden Sie vom Klammergriff des Leidens befreit sein.

An diesem Punkt mag Ihnen das noch sehr vage erscheinen, aber machen Sie sich keine Sorgen – wir werden Sie Schritt für Schritt durch diesen Prozess führen. Diese Ideen müssen erlebt werden, bevor Sie sie wirklich begreifen können. Und das ist das zentrale Ziel der Meditation des weiten Herzens.

DIE MEDITATION DES WEITEN HERZENS

Audiodatei 6

Diese Meditation wird Ihnen helfen, eine stabile, offene, freundliche Aufmerksamkeit Ihrer Erfahrung gegenüber zu entwickeln.

Vorbereitung

Beginnen Sie wie üblich, indem Sie Ihre Meditationshaltung einnehmen. Richten Sie Ihren Körper, so gut es geht, aus, ob Sie nun sitzen, liegen oder stehen, und finden Sie eine möglichst angenehme Position.

Vertrauen Sie das Gewicht Ihres Körpers der Schwerkraft an. Lassen Sie den ganzen Körper in den Stuhl, das Bett oder den Boden sinken.

Die Meditation

Verweilen Sie mit Ihrer Aufmerksamkeit sanft im Inneren des Körpers, und spüren Sie den Empfindungen und Bewegungen des Atems nach. Können Sie fühlen, wie sich der Atem sowohl im Innern des Körpers als auch in seinen äußeren Bereichen bewegt? Können Sie die Vorderseite, Rückseite und die Seiten des Körpers durch den sanften Rhythmus des natürlichen Atems massieren lassen?

Wenn sich Ihre Aufmerksamkeit in der Meditation stabilisiert, überprüfen Sie, ob Sie nicht unangenehme oder schmerzhafte Anteile in Ihrem momentanen Erleben blockieren oder sich ihnen widersetzen. Scannen Sie Ihren Körper danach ab, ob irgendwo Gefühle von Festhalten oder Widerstand vorhanden sind. Versuchen Sie diese Empfindungen ebenso wie Schmerz oder Unbehagen mit einem Gefühl der Freundlichkeit sanft und zärtlich in Ihr Bewusstsein aufzunehmen. Reagieren Sie auf Ihre Schmerzen oder Ihr Unbehagen, wie Sie auf einen geliebten Menschen, der Schmerzen hat, reagieren würden. Verweilen Sie hierbei einige Augenblicke, und wiegen Sie Ihr Unbehagen in einem weichen und liebevollen Atem. Sollten Sie starken Widerstand oder Aversion gegenüber den Schmerzen oder dem Unbehagen verspüren, oder sollte sich Ihr Erleben hart und defensiv anfühlen, dann nehmen Sie dies so an, wie es im Augenblick ist, und wiegen Sie diese Empfindung in einem weichen und liebevollen, akzeptierenden Atem. Geben Sie Ihr Körpergewicht mit jedem Ausatem immer mehr Richtung Erde ab.

Richten Sie Ihre Aufmerksamkeit nun ganz sanft auf die angenehmen Aspekte dieses Augenblicks. Lassen Sie Ihre Bewusstheit federleicht bei allem Angenehmen verweilen, ganz gleich, wie subtil es auch sein mag: etwa bei der Sonne, die auf Ihre Haut fällt, Ihrem weichen Gesicht, Ihren warmen Händen, einem angenehmen Klang oder vielleicht einfach der Feststellung, dass es momentan nichts Unangenehmes gibt – zum Beispiel, dass Sie keinen Hunger haben. Achten Sie sorgfältig darauf, dass Sie nicht nur große, intensive Erfahrungen zur Kenntnis nehmen. Denken Sie daran, die kleinen, feinen oder sogar ganz gewöhnlichen angenehmen Erfahrungen zu beachten und wertzuschätzen, die immer da sind und nur darauf warten, wahrgenommen zu werden, wenn Sie sie in das rechte Licht der Bewusstheit rücken. Scannen Sie also all Ihre Erfahrungen im Körper und in den Sinnen ab, und verweilen Sie bei den angenehmen und freudigen Erfahrungen.

Und nun stellen Sie sich vor, dass Sie sich eben noch dank eines präzisen Vergrößerungsglases auf die unangenehmen und angenehmen Aspekte des Augenblicks fokussiert haben, dass Sie Ihren Blickwinkel jetzt aber ganz sanft öffnen und weiten, um Bewusstheit mit der Perspektive eines Weitwinkelobjektivs zu entwickeln. Verweilen Sie in Ihrer Erfahrung, verweilen Sie in Ihrem Körper, und lassen Sie alle unangenehmen Aspekte Ihrer Erfahrung aufsteigen und wieder verschwinden, von Augenblick zu Augenblick, ohne Widerstand oder Festhalten. Lassen Sie ebenfalls alle angenehmen und freudigen Aspekte Ihrer Erfahrung aufsteigen und verschwinden, von Augenblick zu Augenblick, ohne an ihnen zu haften. So, wie der Atem kommt und geht, von Augenblick zu Augenblick, in einem kontinuierlichen Fluss von Bewegungen und sich wandelnden Empfindungen, lassen Sie das Unangenehme und Angenehme kommen und gehen.

Sollten Sie Bilder hilfreich finden, dann können Sie sich vorstellen, dass die angenehmen und unangenehmen Erfahrungen wie Wellen eines Ozeans sind, die ständig aufsteigen und wieder fallen. Wenn Sie auf jede Welle von Freude oder Schmerz mit Ablehnungs- oder Festhaltereflexen reagieren, ist Ihr Geist wie eine kleine Jolle oder ein Ruderboot, das dem Auf und Ab der jeweiligen Welle, der jeweiligen vergehenden Empfindung hilflos aus-

geliefert ist. Hegen Sie jedoch eine breite, stabile, nicht reagie-
rende Bewusstheit, die all Ihre Erfahrungen mit einem Gefühl von
Ganzheit und Ausgeglichenheit umfasst, dann wird Ihr Bewusstsein wie eine schöne stromlinienförmige Yacht, die elegant durch
Wellen und Meer pflügt. Eine Yacht wird durch Ballast und ihren
in die Tiefe reichenden Kiel stabilisiert und hat außerdem einen
langen Mast, der für Höhe und Perspektive sorgt. Können Sie ein
Gefühl für Ihr Bewusstsein als diese prächtige Yacht bekommen,
während Sie ruhen, ein- und ausatmen und all Ihre Erfahrungen
von Augenblick zu Augenblick in eine offene, fließenden Gesamt-
schau mit hineinnehmen?

Geben Sie dem natürlichen Atem eine freundliche, zärtliche
Qualität. Beim Einatmen atmen Sie Freundlichkeit und Akzeptanz für all Ihre Erfahrungen ein, und beim Ausatmen atmen Sie
Freundlichkeit und Zärtlichkeit all Ihren Erfahrungen gegenüber
aus.

Verweilen Sie einige Augenblicke in dieser offenen, weiten, stabilen, freundlichen Bewusstheit all Ihren Erfahrungen gegenüber.
Statt Ihr Bewusstsein von den Wellen flüchtiger Empfindungen
von Schmerz und Freude an der Oberfläche beherrschen zu lassen,
versuchen Sie, Ihr Bewusstsein die Perspektive des ganzen Ozeans einnehmen zu lassen – weit, tief, flüssig und voller Freundlichkeit sich selbst gegenüber. Ist Ihr Atem voller Freundlichkeit
Ihnen selbst gegenüber, so wie der Ozean voller Salz ist?

Abschluss
Schließen Sie die Meditation ganz langsam ab. Nehmen Sie sich
vor, diese weite und stabile, fließendere Perspektive in Ihren Alltag mitzunehmen. Lassen Sie Ihren Körper geerdet, fest und dem
freundlichen Atem gegenüber empfänglich sein, während Sie
weiter alle Erfahrungen als einen Fluss vorübergehender Empfindungen, Gedanken und Emotionen betrachten. Bleiben Sie in

Beziehung zu Ihren Erfahrungen, wenn sie aufsteigen und wieder vergehen, ohne Schmerzen automatisch abzuwehren oder an Freuden festzuhalten.

Wenn Sie bereit sind, bewegen Sie Ihren Körper behutsam wieder, und nehmen Sie den freundlichen Atem mit, wenn Sie zu Ihrem Tagwerk zurückkehren.

Neue Blickwinkel

Es ist häufig nicht einfach, sich selbst und anderen gegenüber Mitgefühl zu entwickeln. Das bedarf womöglich eines inneren Kampfes darum, den Blickwinkel unserer Gedanken und Erfahrungen auszuweiten. Das Geheimnis besteht darin zu akzeptieren, dass es wirklich schwer *ist* – zu akzeptieren, dass diese Schwierigkeit eben das ist, wie die Dinge in diesem Augenblick *sind*.

Jamie sprach gnadenlos offen über seinen Kampf mit der Freundlichkeit und dem Mitgefühl: «Ich fühlte mich wie ein Trottel, um ehrlich zu sein», sagte er. «Ich will damit sagen, ich bin in Salford groß geworden, einer schmutzigen Industriestadt. Die Vorstellung, dass ich Mitgefühl haben könnte, erschien mir einfach idiotisch. Mitgefühl stand für ‹Schwäche› und ‹Schwulsein›. Seien wir ehrlich, wenn Sie weich sind oder irgendein Zeichen von Schwäche zeigen, dann wird man Sie übers Ohr hauen, nicht wahr? Für wen sollte ich Mitgefühl haben? Für die Gemeinde, die meine Wohnung nicht renovieren lässt? Fürs Elektrizitätswerk, das mir den Strom abstellt? Für die Mistkerle draußen, die versuchen, mir Drogen anzudrehen? Ja, ich hatte wirklich Probleme mit dieser Woche ... Ich hatte echt Probleme mit dieser Meditation.»

Jamie machte jedoch beharrlich weiter – nicht, weil er das unbedingt wollte, sondern weil ihn die Schmerzen in seinem zerquetschten linken Fuß dazu zwangen. Die ersten fünf Wochen des Programms hatten ihm erheblich geholfen, aber nachdem er den Kurs an diesem Punkt abgebrochen hatte, schlichen sich die Schmerzen wieder ein. Nach einigen Wochen begann er das Programm noch einmal mit der Meditation des weiten Herzens.

«Ich habe einfach nur gesessen und die Meditationen gemacht. Ich wollte einfach nur diese Woche hinter mich bringen, das ist alles.» Doch als er halbwegs durch war, realisierte er, dass er es sich nun leisten konnte, sich selbst gegenüber Mitgefühl zu zeigen. Sein Kopf gehörte ihm, und niemand musste wissen, was in seinem Innern vor sich ging, also konnte er so freundlich zu sich sein, wie er wollte. Jamie blieb äußerlich gesehen der Gleiche, aber innerlich begann er, «etwas nachsichtiger mit mir zu sein», wie er es nannte. Nach einigen weiteren Tagen konnte er nachvollziehen, was sein Lehrer ihm gesagt hatte, dass nämlich «Akzeptieren nicht das Gleiche ist wie Aufgeben». Es ist keine passive Resignation oder Gleichgültigkeit. Es ist vielmehr die *aktive* Qualität, sich der wirklichen Welt und dessen, was um einen herum und in einem selbst geschieht, vollkommen bewusst zu sein. Das führte ihn zu der Erkenntnis, dass sein dauerndes Ringen darum, ein harter Bursche zu sein, ihn im Grunde schwächte. Die ständige Wachsamkeit und Sorge hatten in seinem Innern ungeheuren Stress aufgebaut und verhinderten, dass sein Körper sich selbst heilen konnte. Sein Fuß, der von einem Gabelstapler zerquetscht worden war, würde womöglich niemals wieder ganz heil werden, aber das musste nicht bedeuten, dass er mit unablässigen Schmerzen würde leben müssen.

Anne begriff ebenfalls, dass ihr Mangel an Mitgefühl für sich selbst ihrer Gesundheit schadete. Sie war so sehr von ihrem Leiden eingenommen, dass ihr Leben unerträglich hektisch geworden war. Deshalb fällte sie die strategische Entscheidung, es mit Meditation zu versuchen. Sie machte sich klar, dass ihr Gehirn sich ständig neu vernetzte, sich an jeden ihrer Gedanken und jede ihrer Erfahrungen anpasste. Also, so sagte sie sich, konnte sie es genauso gut dabei unterstützen, sich in die richtige Richtung zu entwickeln.

«Ich erinnere mich daran, dass der Meditationslehrer uns gesagt hat, man werde zu dem, womit man sich ständig beschäftigt. Also beschloss ich, mein Leben Stück für Stück umzukrempeln. Ich wollte von einem Leben, das auf Schmerz und «Unwohlsein» ausgerichtet war, wegkommen und zu einem Leben gelangen, das von ruhiger Gelassenheit und stiller Zuversicht erfüllt war. Ich wollte von meinem Leiden und meinen Kämpfen einen Schritt zurücktreten, damit sie mir nicht mehr so zu schaffen machten. Ich fing an, mir mich selbst als eine schnittige und stabile Yacht vorzustellen, die durch die Wellen von Freude und Schmerz pflügt, statt eine kleine Jolle zu sein, die vom Meer hin und her geworfen wird. Das hat mir geholfen.

Ich will nicht behaupten, dass das leicht war oder über Nacht geschah, aber es *ist* geschehen. Ich habe jetzt das Gefühl, an einem ruhigeren Ort zu sein. Die Schmerzen von meiner Fibromyalgie sind nur noch ein Bruchteil dessen, was sie vorher waren. Ich fühle mich einfach so viel mehr in Kontakt mit dem Leben. Das ist für mich unbezahlbar.»

Anne lernte, einen Schritt zurückzutreten, dem weißen Wolf in ihrem Innern zuzuhören – jener Stimme, die voller Freundlichkeit und Mitgefühl ist. Sie entdeckte, dass sie nur dann wahren Frieden finden konnte, wenn sie dieser leisen Stimme lauschte und die lauteren Stimmen der Angst, Schuld und Scham ignorierte. Achtsamkeit kann uns helfen, doch solange sie nicht von Freundlichkeit und Mitgefühl getragen ist, fühlt sie sich hohl an. Es ist beinahe so, als bliebe sie nicht wirklich «hängen», als dämpften Sie damit zwar den Lärm, blieben zugleich aber taub für ein besseres, ganzheitlicheres Leben. Und es ist genau diese bessere Lebensqualität, die Ihr Leiden auflöst und Ihrem Körper hilft zu heilen.

Megan stieß an diesem Punkt im Programm gegen eine Wand,

sodass ihre Krankheit erneut aufflackerte und sie sich bei der Meditation sehr anstrengen musste. Ihr Kopf war von den Medikamenten vernebelt, und ihr war übel. Sie hatte enorm von dem Programm profitiert und wollte es fortsetzen, war aber einfach nicht dazu in der Lage. Statt jedoch aufzugeben, fand sie es hilfreich, sich den Kurs als aufwärts drehende Spirale vorzustellen und nicht als Gerade, auf der man lineare Fortschritte macht, wie sie es erwartet hatte. Auch wenn sie einen Rückfall erlitten hatte – so wurde ihr klar – war sie doch nicht auf null zurückgefallen. Das Ganze war eher ein Prozess von zwei Schritten vorwärts und einem zurück. Nach einiger anfänglicher Irritation und Enttäuschung begann sie sich mit der Situation besser zu fühlen. Auch wenn ihre Krankheit besonders schmerzhaft geworden war, wusste sie, dass sie selbst bewusster und freundlicher geworden war als zu Beginn des Kurses. Sie hielt an ihrer Gewohnheit fest, zwei Mal am Tag zu meditieren, ganz gleich, wie sie sich bei jeder einzelnen Meditation fühlen mochte. Sie verstand, dass schon die bloße Disziplin des Meditierens ihr half, das Leiden zu lindern, selbst wenn sie sich dabei «völlig daneben» fühlen mochte. Sie experimentierte auch damit, die Meditationen zu verschiedenen Tageszeiten auszuführen. Sie erinnerte sich an die Worte ihres Lehrers, dass man bei der Meditation «nichts falsch machen kann» – was sie besonders hilfreich fand, wenn Zweifel und Verzweiflung ihren Geist umwölkten. Und jedes Mal, wenn sie sich dessen bewusst wurde, dass ihr Geist abgeschweift war, erinnerte sie sich daran, dass dies kein Fehlschlag war, sondern sie im Grunde erfolgreich einen magischen Augenblick der Bewusstheit erlebte. Allmählich kehrte ihre Zuversicht zurück, und ihr Leiden begann sich erneut aufzulösen.

Das Programm zur Kräfteeinteilung:
Verweilen und Aufbauen

An diesem Punkt des Programms haben sich die meisten Menschen die Kräfteeinteilung zur regelmäßigen Gewohnheit gemacht. Sie haben begonnen, aktive Phasen mit Ruheperioden abzuwechseln. Dabei haben Sie womöglich festgestellt, dass Sie mehr schaffen, obwohl Sie häufiger zu ruhen scheinen. Wenn Sie einen so tragfähigen Rhythmus geschaffen haben, dann möchten Sie Ihre Grundvorgaben möglicherweise steigern. Aber denken Sie daran, kleine Schritte zu machen. Ein vernünftiges Ziel wäre, Ihre Grundvorgaben höchstens bis zu fünf Prozent pro Woche zu erhöhen. Sie können dies errechnen, indem Sie Ihre momentane Grundvorgabe durch 20 dividieren und das Ergebnis zu Ihrer Grundvorgabe hinzufügen. 20 Minuten Spaziergang würden sich beispielsweise auf 21 Minuten erhöhen. Dies mag zwar nicht nach viel klingen, aber Sie werden überrascht sein, wie schnell Sie Ihre Kraft und Kondition durch regelmäßige schrittweise Steigerungen wie diese ausbauen können – und es hilft Ihnen zu vermeiden, in die Falle der Überforderung zu tappen und dadurch in einen Boom-Bust-Zyklus zu geraten. Denken Sie daran, dass Marathonläufer einem Burnout vorbeugen, indem sie die Trainingsintensität um weniger als zehn Prozent pro Woche erhöhen. Seien Sie also vorsichtig, und ernten Sie die Belohnung.

Wenn die Steigerung Ihrer Grundvorgaben zu übermäßigem Unbehagen führt, dann schrauben Sie diese etwas zurück. Es hat keine Eile. Denken Sie daran, dass dies kein Fitnessprogramm ist: Das Ziel besteht darin, Ihre allgemeine Lebensqualität zu verbessern, und jede Zunahme an körperlicher Fitness sollten Sie als begrüßenswerte Nebenwirkung betrachten. Wenn Sie das Gefühl haben, Ihre Grundvorgaben seien für den Moment ausreichend, dann bleiben Sie eine weitere Woche lang dabei. Noch einmal: Es besteht kein

Grund zur Eile. Sie werden noch genügend Gelegenheiten haben, die Messlatte höher zu legen, wenn Sie es wollen. Sollten Ihre Grundvorgaben noch zu hoch angesetzt sein, dann reduzieren Sie sie um etwa 20 Prozent. Das ist keine Schande. Denn Sie «erfühlen» sich schließlich Ihren Weg; daher ist es vollkommen in Ordnung, etwas mehr Zeit mit Experimenten zu verbringen.

Die Augenblicke des Alltags würdigen

In diesem Stadium des Kurses stellen viele Menschen fest, dass sie auch im täglichen Leben grundsätzlich achtsamer werden. Vielleicht bemerken Sie, dass Sie im Laufe des Tages öfter innehalten, um die Sonne, den Himmel, das Licht, die Atembewusstheit zu genießen ...

Diese erweiterte Bewusstheit stellte sich allmählich auch bei Jill ein. Sie bemerkte das daran, dass sie begann, die Anspannung in ihren Schultern und in der Brust zu beobachten, wenn sie beim Einkaufen war. Sie lernte allmählich, ihre Schultern fallen zu lassen, ihren Kiefer etwas zu lockern und den Atem weicher werden zu lassen. Dann konzentrierte sie sich auf das «Erdungsgefühl» in ihren Füßen. Sie überprüfte ihre Gedanken dahingehend, ob sie sich gegen irgendetwas sträubte, und entspannte sich dann wieder. Jedes Mal, wenn sie sich dabei ertappte, hektisch umherzurennen, fragte sie sich: «Weshalb habe ich es so eilig?», und prüfte, ob diese Eile wirklich notwendig war. Für gewöhnlich war sie es nicht. Dann hielt sie Ausschau nach angenehmen Empfindungen. Das half ihr, im gegenwärtigen Augenblick anzukommen und sich daran zu erinnern, dass man das Leben genießen und nicht durch es hindurchhetzen sollte. Jill versuchte auch daran zu denken, bei Aktivitäten, die angesichts ihrer Sehnenscheidenentzündung schmerzhaft waren – wie etwa

Zähneputzen, Haarebürsten oder Händewaschen –, besonders achtsam zu sein. Wenn sie sich nur ein wenig mehr Zeit für diese Dinge nahm, nahm der Schmerz ab. Sie entdeckte außerdem noch etwas: Wenn sie sich etwas mehr Zeit bei täglichen Erledigungen wie diesen nahm, machten sie mehr Spaß.

«Wer hätte gedacht, dass das Zähneputzen oder Haarebürsten so angenehm sein kann?», sagte sie. «Ich hatte das Gefühl, mein Zahnfleisch würde massiert. So habe ich die Schmerzen infolge meiner Sehnenscheidenentzündung nicht mehr so stark wahrgenommen. Jetzt freue ich mich fast darauf, meine Zähne zu putzen, denn ich tue es nun langsamer, die Haltung, es bloß hinter mich zu bringen, ist nicht mehr da – und das ist wirklich angenehm.»

Auch Lizzie lernte, Spaß an der alltäglichen Achtsamkeit zu haben: «Ich habe begonnen, mehr Tage in großer Achtsamkeit zu leben. Ich lasse in allem, was ich zu tun habe, mehr Sanftheit und Geräumigkeit zu, ohne mich wie sonst getrieben zu fühlen. Der unterschwellige Ärger, der in mir herrschte und der hinter allem lauerte, scheint einfach nicht mehr vorhanden zu sein. Ich bin netter im Umgang mit anderen geworden, was auch für meinen Partner sehr erfreulich ist. Es ist schön, einen Tag der Freundlichkeit zu mir selbst zu leben. Je mehr ich in der Lage bin, so kommt es mir vor, von Augenblick zu Augenblick in meinem Körper präsent zu sein, desto mehr von mir steht zur Verfügung, um zu erkennen, was in der großen Welt vor sich geht. Jedes Mal, wenn ich mich dabei ertappe, das Tempo hochzujagen, weiß ich, dass ich gerade auf Autopilot gehe, und so schalte ich bewusst einen Gang herunter, besonders, wenn es darum geht, wie ich mich bewege. Ich weiß, das klingt etwas verrückt, aber ich sage tatsächlich zu mir: ‹Ich gehe, ich hebe, ich tue.› Das ist eine wunderbare Methode, mich wieder in den gegenwärtigen Augenblick zurückzubringen. Wenn ich beispielsweise nach dem Waschen meine Wäsche sortiere, versuche ich, das sehr langsam zu tun. Ich fühle die Beschaffenheit der Textilien.

Das ist herrlich. Das Langsamerwerden ist der Schlüssel – und nicht auf die harte Tour durchs Leben zu hetzen, wie ich es früher getan habe. Ich habe auch einen Zettel an meinen Kühlschrank geklebt: ‹Langsamer werden. Atmen. Füße in den Boden. Atmen. Widerstand aufweichen. Atmen. Den Augenblick genießen.› Ich finde diese einfachen Dinge wirklich sehr hilfreich.»

Gewohnheitsbrecher: Halten Sie inne, um zu schauen und zu lauschen

Der Gewohnheitsbrecher für diese Woche ist, jeden Tag fünf Minuten innezuhalten und sich einfach umzuschauen oder den Umgebungsgeräuschen zu lauschen. Nehmen Sie eine bequeme Haltung ein – sitzend, liegend oder stehend –, und lassen Sie Ihre Sinne die Erfahrungen aufnehmen, ohne dass Sie sich eine Geschichte *über* das Erblickte oder Gehörte erzählen. Experimentieren Sie an einem Tag mit Geräuschen oder Klängen und am nächsten mit Anblicken – es sei denn, Sie haben eine Behinderung; dann wählen Sie den Sinn, der für Sie am lebendigsten ist.

Prüfen Sie, ob Sie die Geräusche so mit Ihrem Gehör aufnehmen können, wie sie sind – wie sie auftauchen und wieder vergehen, Augenblick für Augenblick, einfach als Geräusche, als Sinneseindrücke. Nehmen Sie jede Neigung zur Kenntnis, Geräusche, die Sie nicht mögen, abzuwehren oder zu blockieren. Achten Sie auch auf die Geräusche, die Sie *anziehend* finden, sodass Ihre Aufmerksamkeit vom Körper weg und zu den Geräuschen hin fliegt. Sie bemerken vielleicht, dass Sie versuchen herauszufinden, was das für Geräusche sind, oder wie Sie Geschichten darüber erfinden und sich in Tagträumen verlieren. Die Übung besteht darin, Geräusche *als* Geräusche wahrzunehmen, als wechselnde Erfahrungen, während Sie in Ihrem

Körper bleiben und in einer tiefen Bewusstheit verankert sind. Nehmen Sie die Geräusche an, die Sie nicht mögen, und genießen Sie diejenigen, die Sie mögen. Nehmen Sie alle an und lassen Sie sie gehen, von Augenblick zu Augenblick. Achten Sie darauf, wie sie sich ständig verändern. Sie werden dabei womöglich unruhig oder sind gelangweilt oder werden sich Ihrer selbst bewusst – das gehört alles zu dem Prozess und ist völlig normal. Können Sie sich der Langeweile öffnen, statt eilig etwas anderes zu tun?

Tun Sie genau dasselbe, wenn Sie sich für das Schauen öffnen. Bleiben Sie für alles offen, was sich in Ihrem Blickfeld befindet. Vielleicht mögen Sie aus dem Fenster blicken oder sich im Raum umsehen, oder es gefällt Ihnen, sich draußen hinzulegen und zu den Bäumen und dem Himmel aufschauen. Versuchen Sie, zu einer weiten Bewusstheit zu gelangen, die offen ist für die vielfältigen Formen und Farben. Können Sie diese Eindrücke aufsteigen und verschwinden lassen, ohne sich auf einen einzelnen davon zu fixieren? Achten Sie auf all die verschiedenen Eigenschaften dessen, was Sie sehen, und auf Ihre eigenen mentalen und emotionalen Prozesse.

Jean saß in ihrem Zimmer in Manchester und widmete sich gerade visuellen Eindrücken. Draußen war es grau und nass; daher beschloss sie, sich einen Druck an ihrer Wand anzusehen. Sie fand es faszinierend zu sehen, wie ihr Verstand begann, Geschichten über das Gemälde zu erfinden. Das Erste, was geschah, war, dass sie sich an den Urlaub erinnerte, in dem sie den Druck gekauft hatte. Dann fiel ihr auf, dass sie auf verschiedene Elemente des Bildes reagierte und versuchte, sie zu einer Geschichte zu verbinden – und sich fragte, was der Maler sich wohl gedacht haben könnte, als er es malte. Sie ertappte ihren Geist dabei und kehrte zum «bloßen Schauen» zurück. Sie stellte fest, dass der denkende Teil ihres Gehirns nun zumindest ein wenig loszulassen begann, und es gelang ihr, sich lediglich die verschiedenen Schattierungen von Blau anzusehen und zu bemerken, wie schön sie waren. Sie fühlte sich zunehmend in das

Gemälde und die schönen Farben hineingezogen. Sie fand zu einem inneren Freiheitsgefühl, indem sie einfach nur still dasaß und das Gemälde betrachtete, und zwar ohne das ständige Geschnatter des «denkenden Geistes».

Jeremy war fasziniert von dem, was geschah, wenn er den Geräuschen lauschte: «Ich hörte einen Presslufthammer auf der Straße vor meinem Zimmer, und sofort war mein Geist auf der Straße und ereiferte sich: ‹Können Sie nicht damit aufhören? Das ist ein schrecklicher Krach. Warum bohren Sie hier überhaupt? Diese Stadtverwaltung ist zu nichts nutze. Nie wird etwas richtig repariert.› Ich ertappte mich bei diesem Vorhaben und musste lachen! Ich hatte eine ganze Geschichte über die Stadtverwaltung erfunden, obwohl alles, was ich sicher wusste, war, dass es das Geräusch des Presslufthammers da draußen gab – ich hatte keine Ahnung, wer die Arbeiten veranlasst hatte. Es hätte ja auch das Wasserwerk sein können, das das Leck reparieren ließ, über das ich mich beschwert hatte. Ich lenkte meine Aufmerksamkeit zurück in den Körper und ließ die Geräusche des Presslufthammers kommen und gehen, einfach nur als Geräusche – ohne irgendeine Geschichte. Ich entdeckte, dass es Aspekte dieser Geräusche gab, die durchaus angenehm waren. Das war vielleicht eine Überraschung, das kann ich Ihnen sagen! Als das Bohren aufhörte, freute ich mich an der Stille, und dann kehrte das Vogelzwitschern zurück und war ebenfalls angenehm. Doch ich achtete darauf, dass die Geräusche zu mir in den Raum kamen, anstatt meinen Geist nach draußen fliegen zu lassen.»

Kapitel 10

Woche 7: Du bist nicht allein

Ein Mensch ist ein Teil des Ganzen, das von uns «Universum» genannt wird, ein Teil, der in Zeit und Raum begrenzt ist. Und wenn er sich selbst, seine Gedanken und Gefühle, als etwas vom Rest Getrenntes erlebt, ist dies eine Art optischer Täuschung des Bewusstseins. Diese Täuschung ist wie ein Gefängnis für uns, das uns auf unsere persönlichen Wünsche und Zuneigung zu den uns am nächsten stehenden Menschen beschränkt. Unsere Aufgabe muss es sein, uns aus diesem Gefängnis zu befreien, indem wir den Kreis unseres Mitgefühls ausdehnen, um alle lebendigen Geschöpfe und die ganze Natur in ihrer Schönheit anzunehmen.[60]

Albert Einstein

Roseto in Pennsylvania, USA, sieht genauso aus wie jede andere amerikanische Kleinstadt. Ziegelsteinhäuser und holzverschalte Häuser säumen die Straßen; an jeder Straßenecke sieht man leuchtend rote Hydranten. Roseto ist in jeder Hinsicht völlig gewöhnlich, bis hin zu den häufigsten Todesursachen. Doch das war nicht immer so. Bis vor nicht allzu langer Zeit litten die Menschen aus Roseto unter sehr wenig Stress und hatten eine erstaunlich niedrige Sterberate infolge Herzinfarkts. Sie war so niedrig, dass Wissenschaftler aus ganz Amerika jahrzehntelang jeden Aspekt der Stadt untersuchten, um herauszufinden, weshalb die Roseter so gesund waren. Und was sie herausgefunden haben, macht deutlich, welche Ursachen viele der körperlichen und mentalen Gesundheitsprobleme haben, die die zivilisierte Welt heimsuchen.

Die Geschichte beginnt im Jahre 1964, als das *Journal of the American Medical Association* die Ergebnisse der ersten systematischen Studie zur Sterblichkeit in Roseto vorlegte.[61] Die von Dr. Stewart Wolf, Direktor des Department of Medicine an der Universität von Oklahoma, angeführten Forscher entdeckten, dass Rosetos Sterblichkeitsrate infolge Herzinfarkts bei den Bürgern unter 45 gleich null war. Bei den Männern in der «kritischen Phase», also mit Ende 50, lag sie kaum höher, und sogar bei den Männern über 65 entsprach die Rate lediglich der Hälfte des USA-Durchschnitts. Was die Sache noch rätselhafter machte, war die Tatsache, dass die Sterberaten infolge Herzinfarkts in den Städten in der Umgebung von Roseto erheblich höher lagen. Weitere Studien schlossen genetische oder andere körperliche Gründe für die gute Gesundheit und das allgemeine Glücksgefühl der Roseter aus. Sie pflegten auch keinen besonders gesunden Lebensstil. Sie neigten vielmehr dazu, filterlose Zigaretten zu rauchen, und sowohl Männer als auch Frauen tranken ziemlich unbekümmert Wein. Und obgleich die Roseter italienischen Ursprungs waren, hatten sie seit langem das gesunde Olivenöl durch Speck ersetzt. Selbst ihre Frikadellen und Würste wurden in Speck gebraten, außerdem wurden massenweise fetter Käse und Salami gegessen. Auch ihre Arbeit konnte man kaum als ruhigen Job ansehen. Viele arbeiteten in den nahegelegenen Schiefersteinbrüchen, die für Arbeitsunfälle und giftige Staub- und Rauchschwaden berüchtigt waren. Angesichts all dieser Umstände hätte die Sterblichkeitsrate der Roseter erheblich höher und nicht niedriger als der nationale Durchschnitt liegen müssen. Zwei weitere Statistiken in Roseto stachen heraus: Die Kriminalitätsrate war bei null, und Anträge für Sozialhilfebezüge lagen nicht viel höher.

Die Wissenschaftler machten schließlich die Gründe für den «Roseto-Effekt» an der starken und fürsorglichen Gemeinschaft fest, die aus eng miteinander verbundenen Familien bestand. Andere von den Wissenschaftlern herausgearbeitete Faktoren waren geringe

Einkommensunterschiede, die Ablehnung einer demonstrativen Zur-
schaustellung von Wohlstand und das aktive Vermeiden einer «Kon-
sumkultur». Diese Faktoren waren zusammengenommen mindestens ebenso effektiv wie die üblichen Merkmale eines gesunden
Lebensstils, etwa Nichtrauchen oder regelmäßiger Sport. Am Ende
ihrer Analyse stellten die Wissenschaftler eine Prognose: Die Sterberaten würden ansteigen, sobald die Bewohner anfingen, ihre traditionelle eng zusammengewachsene Kultur aufzugeben und eher
einen für die zivilisierte Welt typischen Lebensstil anzunehmen.

Im Laufe der Jahre entwickelte sich Roseto allmählich von einer
kleinen, isolierten Stadt im ländlichen Pennsylvania zu einem Fle-
cken im Einzugsgebiet der nahen Großstädte. Einige Bewohner pen-
delten sogar nach New York, das etwa 100 Kilometer entfernt liegt.
Große Häuser mit hohen Zäunen entstanden am Stadtrand. Die
Menschen fuhren mehr Auto, und die, die es sich leisten konnten,
ersetzten ihren Ford oder Cadillac durch einen BMW oder Mercedes.
Parallel zu diesem Wandel fand ein Niedergang des Vereinswesens
statt, und die Familien hörten auf, an warmen Sommerabenden
gemeinsame Spaziergänge zu machen. Die Kirchenbesuche – einst
ein zentraler Brennpunkt des sozialen Lebens – nahmen ab. Innerhalb einer Generation wandelte sich Roseto – und es veränderten
sich damit auch die Gesundheit und das Wohlbefinden derer, die
dort lebten. Das ging so weit, dass dort im Jahre 1971 zum ersten Mal
ein Mensch unter 45 Jahren an einem Herzinfarkt starb. Rosetos Wandel wurde 1992 durch eine Studie dokumentiert, die im *American
Journal of Public Health* veröffentlicht wurde.[62] Dr. Wolfs ursprüng-
liche Prognose hatte sich als richtig erwiesen: In dem Maße, in dem
die Menschen von Roseto den typischen «individualistischen» und
stressbelasteten westlichen Lebensstil annahmen, nahmen ihre
Gesundheit und ihr Wohlbefinden ab.

Der Roseto-Effekt war eigentlich völlig vorhersehbar. Wie wir
in den vorangegangenen Kapiteln gesehen haben, ermutigt uns

unser Instinkt, Liebe und Unterstützung von Seiten der Familie, der Freunde und der Gemeinschaft zu suchen und zurückzugeben. Wenn also die Gesellschaft sich aufzulösen beginnt und das unsichtbare, unterstützende Netzwerk wegbricht, nimmt die Stressbelastung zu, und die allgemeine Gesundheit leidet darunter. Dieser Prozess ist in der zivilisierten Welt weit verbreitet, war aber in Roseto bis vor wenigen Jahrzehnten nicht anzutreffen. Studien in aller Welt haben diese Forschungsergebnisse bestätigt: Menschen, die sich einer Gesellschaft zugehörig fühlen, die glauben, dass ihr Leben einen immanenten Sinn und Zweck hat und die großzügig Hilfe und Unterstützung geben und von anderen annehmen, neigen dazu, glücklicher und gesünder zu sein.

Auch wenn Roseto ganz offensichtlich eine glückliche und gesunde Stadt gewesen war, so war es doch kein Utopia. Für die in den Schiefersteinbrüchen Arbeitenden war das Leben zweifellos hart, die Frauen werden wohl von der patriarchalischen Kultur frustriert gewesen sein, und die jungen Leute waren durch einen Mangel an beruflichen Möglichkeiten sehr eingeschränkt. Nichtsdestoweniger wurden diese Nachteile, zumindest was die Gesundheit anging, durch den Familien- und Gemeinschaftssinn aufgewogen.

Sicherlich ist es fruchtlos, die Vergangenheit zu idealisieren oder zu versuchen, eine idealisierte Version von Roseto neu zu erschaffen. Der Versuch ist jedoch sinnvoll, den Roseto-Effekt neu zu schaffen, ohne die Schattenseiten zu übernehmen. Das ist glücklicherweise möglich, selbst wenn Sie allein leben oder sich von der Mainstream-Gesellschaft isoliert fühlen. In den vergangenen Kapiteln haben wir gesehen, dass es für die allgemeine Gesundheit und das Wohlbefinden gut ist, sich selbst mit etwas mehr Freundlichkeit, Mitgefühl und Akzeptanz zu begegnen. Sie haben wahrscheinlich bereits bemerkt, welche Vorzüge das hat (auch wenn es mehrere Wochen dauern kann, bevor sie sich zeigen). Aber die Stadt Roseto beweist, dass das noch nicht alles ist. Wir müssen auch unseren Kreis des Mitgefühls etwas erweitern, um all jene mit hineinzunehmen, die unser Leben teilen, wenn auch vielleicht nur vorübergehend. Und genau dem werden wir uns diese Woche zuwenden.

DIE ÜBUNGEN FÜR WOCHE 7

- 10 Minuten Meditation des weiten Herzens (siehe Seite 218, Audiodatei 6 auf www.rowohlt.de/schmerzfrei) an 6 Tagen dieser Woche.
- 10 Minuten Verbundenheitsmeditation (siehe Seite 205, Audiodatei 7) an 6 Tagen dieser Woche. Sie können in dieser Woche auch zusätzlich einen Körperscan oder die Im-Rhythmus-des-Atems-Meditation durchführen oder jede andere Meditation, die Ihnen besonders passend erscheint.
- Kräfteeinteilung mit der Drei-Minuten-Atemraum-Meditation, die mindestens 2 Mal am Tag geübt werden sollte (siehe Seite 250, Audiodatei 8).
- Gewohnheitsbrecher: spontane Gesten der Freundlichkeit (siehe Seite 252).

Von Isolation zur Verbundenheit

Bislang haben Sie in diesem Programm in erster Linie Bewusstheit und Freundlichkeit gegenüber sich selbst kultiviert. Sie haben die Fähigkeit entwickelt, von Augenblick zu Augenblick zu erkennen, welche Gedanken, Gefühle und Empfindungen durch Ihren Körper und Geist fließen. Dies hat Ihnen wiederum geholfen, auf diese Gedanken und Empfindungen einzugehen, statt automatisch auf sie zu reagieren. Sie haben außerdem aus erster Hand die Macht von Akzeptanz und Mitgefühl erlebt, und dies wird Ihnen wiederum geholfen haben, die einfachen Freuden des Lebens zu genießen. Das Entscheidende ist jedoch, dass Sie auch gelernt haben, Ihr Bewusstsein mit Wärme und Freundlichkeit zu erfüllen und sich selbst so zu behandeln wie einen geliebten Menschen, der leidet.

Diese Woche werden Sie diese Fertigkeiten anwenden und den Kreis des Mitgefühls etwas ausweiten, um andere Menschen, mit denen Sie im Leben zu tun haben, mit einzuschließen – und Sie werden idealerweise noch darüber hinausgehen. Wir möchten, dass Sie den Roseto-Effekt in die Praxis umsetzen. Die Meditation verlangt von Ihnen, Liebe, Freundlichkeit und soziale Verbundenheit zu entwickeln und sie immer weiter nach außen zu tragen. Wie isoliert Sie sich anfangs auch fühlen mögen, diese Meditation wird Ihnen helfen, heil, geerdet und ganz zu werden.

Wie in der vergangenen Woche fordern wir Sie auf, zwei zehnminütige Übungen am Tag durchzuführen – vorzugsweise die Meditation des weiten Herzens am Morgen und die Verbundenheitsmeditation am Nachmittag oder am Abend. Wenn Sie über etwas mehr Zeit verfügen, wäre es überaus förderlich, eine zusätzliche Meditation des weiten Herzens direkt vor der Verbundenheitsmeditation zu machen. Dies wird es Ihnen ermöglichen, Freundlichkeit sich selbst gegenüber aufzubringen, bevor Sie sie nach außen zu anderen ausstrahlen. Und nun, da Sie mehr Erfahrung besitzen, fühlen Sie sich bitte frei, mit nicht geführten Meditationssitzungen zu experimentieren, wenn Sie mögen.

Einige warnende Worte in Bezug auf die vor uns liegende Woche: Wenn das eigene Leben von Problemen und Leiden dominiert ist, kann es schwierig sein, Wärme und Mitgefühl anderen entgegenzubringen. Schmerz und Leiden können ein Gefühl großer Isolation erzeugen. Dies ist lediglich ein weiteres Symptom von Stress. Und im Laufe der Monate und Jahre kann dieses Symptom zunehmend *realer* werden, denn physischer Schmerz kann Sie in der Tat isolieren. Deshalb ermutigt der Gewohnheitsbrecher dieser Woche Sie dazu, konkrete Schritte zu unternehmen, um diese Neigung umzukehren, indem Sie spontan anderen Menschen gegenüber freundlich handeln. Wenn Sie jedoch wirklich isoliert *sind* und sich allein und verlassen fühlen, dann könnten Sie die Verbundenheitsmeditation anfangs als abschreckend empfinden. Sollte das bei Ihnen der Fall sein, dann gehen Sie eben in winzigen Schrittchen, so weit es geht, voran. Es hat keine Eile. Und denken Sie wie immer daran, dass es bei der Meditation kein Versagen gibt. Niemand bewertet Sie, und Sie sollten das ebenso wenig tun. Niemand erwartet von Ihnen, ganz plötzlich die ganze Welt zu lieben. Wir fordern Sie vielmehr auf, einfach nur den Anweisungen so weit wie möglich zu folgen. Verweilen Sie in dem Wissen, dass eine angenehme Nebenwirkung dieser Meditation darin besteht, dass Sie sich mit der Zeit weniger einsam fühlen werden. Eine gute Herangehensweise an diesen Prozess wäre es, sich vorzustellen, dass Sie aus einem langen Schlaf erwachen. Sie würden dann auch nicht plötzlich aus dem Bett springen, sondern eher behutsam auf den Boden treten, bevor Sie sich langsam erheben. Auf ähnliche Weise sollten Sie sich auch dieser Meditation nähern. Es genügt, wenn Sie den Geist ganz allgemein auf Wärme und Mitgefühl für andere ausrichten. Das wird langsam die tektonischen Platten des Geistes in Richtung Freundlichkeit und Offenheit verschieben. Es ist eine machtvolle Meditation, die Ihr Leben mit der Zeit transformieren wird.

Dr. Barbara Fredrickson von der University of North Carolina in Chapel Hill in den USA hat viele Jahre die auf liebender Güte basierenden Meditationen erforscht, zu denen auch die Verbundenheitsmeditation gehört. Ihr Team hat herausgefunden, dass Symptome von chronischen Schmerzen und Leiden besonders gut darauf ansprechen.[63] Sie beschreibt den Prozess folgendermaßen: «Wenn Menschen ihr Herz für positive Emotionen öffnen, bereiten sie den Boden für ihr eigenes Wachstum, das sie zum Besseren hin verändert.»

Mehr noch als bei allen anderen Meditationen lohnt es sich bei der Verbundenheitsmeditation daran zu denken, dass Perfektion unmöglich ist. Wichtig ist einzig und allein, dass Sie, so gut Sie können, Ihre warmen Gedanken und Gefühle auf andere ausdehnen, während Sie darüber meditieren, was Sie alles mit ihnen gemeinsam haben. Mehr als das können Sie nicht tun.

DIE VERBUNDENHEITSMEDITATION

Audiodatei 7

Diese Meditation unterstützt Sie dabei, Liebe, Freundlichkeit und soziale Verbundenheit zu entwickeln.

Vorbereitung

Nehmen Sie Ihre Meditationshaltung ein. Richten Sie Ihren Körper so aus, dass Sie es so bequem wie möglich haben, dabei jedoch in den nächsten zehn Minuten entspannt und wach bleiben können. Lassen Sie Ihren Körper in Ihren Stuhl, das Bett oder den Boden sinken, sodass die Schwerkraft Ihren ganzen Körper trägt.

Die Meditation

Verweilen Sie mit Ihrer Aufmerksamkeit bei den Bewegungen und Empfindungen des Atems im ganzen Körper, und spüren Sie den Atem an der Vorderseite, im Rücken und an den Seiten, im Inneren und auf der Oberfläche des Körpers. Lassen Sie den Atem von Freundlichkeit und Zärtlichkeit sich selbst gegenüber durchdrungen sein, so wie das Wasser des Ozeans von Salz durchdrungen ist. Gelingt es Ihnen, alle angenehmen und unangenehmen Seiten dieser Erfahrung in jedem Moment in einem weiten und offenen Bewusstseinsfeld aufsteigen und vergehen zu lassen, ohne dabei die unangenehmen Erfahrungen zu unterdrücken und sich an die angenehmen zu klammern? Können Sie in einigem Abstand von Ihren Erfahrungen innerhalb eines weiten, stabilen, freundlichen Bewusstseinsfeldes verweilen, das alles mit einer fließenden und empfänglichen Qualität umfängt?

Nun denken Sie an einen Freund oder eine Freundin, jemanden, für den Sie echte Sympathie oder Freundschaft empfinden. Wählen Sie diesen Menschen stellvertretend für alle Menschen aus, die Sie in Ihrem Leben mögen. Stellen Sie sich jetzt vor, wie Sie ihn in Ihr Bewusstseinsfeld einladen, entweder als ein Bild oder ein Gefühl oder in anderer Form, die für Sie funktioniert. Bleiben Sie in Ihrer eigenen Erfahrung verankert, und dehnen Sie Ihre Bewusstheit so weit aus, dass sie Ihren Freund mit einschließt. Sitzen Sie still mit ihm zusammen, und atmen Sie mit ihm zusammen. Denken Sie an alles, was Sie mit Ihrem Freund verbindet. Obgleich Sie unterschiedlich aussehen und verschiedene Leben führen, atmen Sie beide auf genau dieselbe Weise ein und aus, und auch unterhalb aller relativ oberflächlichen Unterschiede sind Sie sich sehr ähnlich. Auch Ihr Freund wird unangenehme Erfahrungen machen, bei denen er dazu neigt, sich ihnen zu widersetzen oder sie wegzustoßen oder sich von ihnen überwältigen zu lassen. Ebenso neigt er dazu, sich an angenehme Erfahrungen zu klammern, genau wie Sie. Versuchen Sie also, sich in Ihrer Vorstellung über dieses Gefühl der Unterschiedlichkeit und Getrenntheit, das wir normalerweise anderen gegenüber empfinden, hinwegzusetzen, und konzentrieren Sie sich stattdessen auf die mit Ihrem Freund geteilte Menschlichkeit. Nehmen Sie ein Gefühl der freundlichen Zugewandtheit gegenüber Ihrem Freund in Ihren Atem auf. Beim Einatmen atmen Sie ein so starkes Gefühl der Verbundenheit mit Ihrem Freund ein, wie Sie können, und beim Ausatmen atmen Sie Zugewandtheit und Wohlwollen Ihrem Freund gegenüber aus. Alles, was Sie sich für sich selbst wünschen – Mitgefühl, Zufriedenheit, vielleicht auch

Erfüllung –, können Sie jetzt Ihrem Freund wünschen. Stellen Sie sich vor, wie er bei jedem Ausatem in diesen Qualitäten gebadet wird.

Dehnen Sie Ihre Bewusstheit nun noch mehr aus, sodass sie andere Menschen mit einschließt. Lassen Sie sie von Ihrer Körpermitte her ausstrahlen und Sie und Ihren Freund umfangen, und denken Sie dabei auch an andere Menschen aus Ihrer Umgebung – vielleicht andere Menschen in Ihrem Haus oder in der Nachbarschaft. Lassen Sie sie in Ihrer Vorstellung lebendig werden. Sie alle sind lebendige, atmende menschliche Wesen, wie Sie es sind. Sie atmen in jedem Moment ein und aus, genau wie Sie. Sie haben unangenehme Erfahrungen, die sie nicht mögen, und angenehme, erfreuliche Erfahrungen, an denen sie sich erfreuen, die sie aber häufig zunichtemachen, indem sie sie festhalten wollen – genau wie Sie. Bleiben Sie einige Augenblicke dabei, die Gemeinsamkeit mit all diesen Menschen zu empfinden.

Jetzt dehnen Sie Ihre Bewusstheit noch weiter aus, sodass sie immer mehr Menschen mit einschließt. Probieren Sie aus, ob Sie Ihre Ich-Bewusstheit als Maßstab für die Empathie mit der gesamten Menschheit nutzen können. Können Sie, statt sich in Ihrer Erfahrung isoliert zu fühlen, Empathie mit anderen Menschen empfinden, wenn Sie sich vor Augen führen, dass wir uns alle im Grunde gleichen? In dem Maße, in dem wir uns aufrichtig und authentisch selbst erkennen, erkennen wir die Menschheit. In dem Maße, in dem wir unser eigenes Leiden zur Kenntnis nehmen, erkennen wir, was es für andere heißt, zu leiden. In dem Maße, in dem wir unsere eigene Offenheit des Herzens sowie Freude und Glück erkennen, wissen wir auch, wie es für andere ist, Freude und Glück zu empfinden, und können uns daran mitfreuen.

Und jetzt bringen Sie Güte und Wohlwollen in Ihren Atem mit ein, während Sie daran denken, was Sie alles mit anderen gemeinsam haben. Beim Einatmen atmen Sie Empathie für die ganze Menschheit ein, beim Ausatmen atmen Sie Güte und Wohlwollen der ganzen Menschheit gegenüber aus. Statt sich auf die Unterschiede zwischen Ihnen und anderen zu konzentrieren, fokussieren Sie sich auf die Gemeinsamkeiten. Statt sich auf Isolation zu konzentrieren, fokussieren Sie sich auf Verbundenheit. Atmen Sie ein Gefühl des Interesses an der Menschheit und der Verbundenheit mit ihr ein, und atmen Sie Güte und gute Wünsche für die ganze Menschheit aus.

Lassen Sie Ihren Atem der guten Wünsche gleichermaßen zu jedem Menschen fließen, ohne jemanden zu bevorzugen: zu Menschen, die Sie mögen, und zu Menschen, die Sie nicht mögen; zu Menschen, die Sie kennen, und zu Menschen, die Sie nicht kennen; zu Menschen, die wach sind, und zu Menschen, die schlafen; zu Menschen in der Nähe und zu Menschen in der Ferne; zu Menschen, die in befriedeten Gegenden leben, und zu Menschen, die in Kriegsgebieten leben. Sie alle sind Menschen. Wir sind uns alle so ähnlich. Keiner von uns möchte leiden, wir alle wollen glücklich sein.

Verweilen Sie in einem weiten und offenen Bewusstseinsfeld, wobei Sie zentriert und in Ihrer eigenen Erfahrung geerdet bleiben und Ihre Bewusstheit immer weiter ausdehnen, um alles Lebendige überall mit einzuschließen. Bleiben Sie in den Bewegungen und Empfindungen des Atems in Ihrem eigenen Körper, und stellen Sie sich vor, wie die ganze Welt atmet – indem sie sich ausdehnt und zusammenzieht, ausdehnt und zusammenzieht. Es ist eine ununterbrochene, sanft fließende Bewegung. Lassen Sie die ganze Welt von einem freundlichen, liebevollen Atem gebadet und erfüllt werden – der ein- und ausgeht.

Abschluss

Schließen Sie die Meditation nun ganz gemächlich ab. Bewahren Sie sich mit einem Gefühl der Weichheit in Ihrem Körper und Ihrem Atem das Gefühl von Offenheit sich selbst und anderen gegenüber. Öffnen Sie langsam die Augen, und bewegen Sie sich sanft. Versuchen Sie, diese Qualität der Verbundenheit mit den anderen Menschen in Ihre Aktivitäten mitzunehmen, wenn Sie sich jetzt wieder Ihrem Tagwerk zuwenden. Nehmen Sie sich Zeit, wenn Sie aus dem Meditationsraum wieder in Ihren Alltag eintreten.

Heimkommen zu dem, der Sie sind

Hinsichtlich der Verbundenheitsmeditation tauchen immer wieder Befürchtungen auf, diese Form der Meditation könne zu «weich» oder zu «schwach» machen. Wenn Sie monate- und jahrelang mit Schmerzen, Krankheit oder Stress zu kämpfen hatten, werden Sie Schutzmauern um sich herum aufgebaut haben. Einfach nur den Tag zu überstehen, kann einem die größte Willensanstrengung abverlangen. Deshalb müssen Sie hart im Nehmen sein, nicht wahr?

Auch wenn dies ein Körnchen Wahrheit enthält, ist es nicht die ganze Geschichte. Sie brauchen ein gewisses Maß an Stärke, um mit dem Leiden umzugehen, und Achtsamkeit verhilft Ihnen ganz bestimmt dazu – aber sie hilft Ihnen auch, geschickter mit den Widrigkeiten des Lebens umzugehen.

Joe hatte diese Bedenken während des ganzen Kurses, und seine Befürchtungen erreichten ihren Höhepunkt, als wir bei der Verbundenheitsmeditation ankamen. Er sah ein, dass er sich selbst mit etwas mehr Freundlichkeit und Mitgefühl behandeln sollte, scheute aber davor zurück, sie auch anderen entgegenzubringen. Die Vorstellung, Gleichmut zu entwickeln, war besonders beunruhigend für ihn. «Ist das nicht ein bisschen fade und langweilig?», fragte er. Joe lebte leidenschaftlich gern, und er befürchtete, diese Meditation könnte ihn etwas zu ruhig und, wie er offen gestand, dumpf machen. Er wusste, dass es nicht ideal war, auf seine Erfahrungen zu reagieren, statt darauf einzugehen, und dass das Gefühl, ständig im Hintertreffen zu sein, seinen Schmerz und seinen Stress nur vergrößerte – doch zumindest fühlte er sich auf diese Weise lebendig. Trotz seiner Bedenken übte er weiter. Nach einer Weile realisierte er, dass er Schmerz und Freude gleichzeitig erleben konnte. Dies milderte seinen Schmerz ein wenig. Er erkannte außerdem, dass es eine Art Freude gab, die direkt unter der Oberfläche lag. Als sich sein Stress aufzulösen begann, fing er an, andere Menschen als Mitreisende durch das Leben zu betrachten statt als feindlich gesinnte Gegner, die überlistet werden mussten. Dieser Perspektivwechsel führte zu einer weiteren Reduzierung von Stress und Leiden. Als die wohltuenden Wirkungen der Meditation anhielten, begann Joe als Freiwilliger in einem karitativen Second-Hand-Shop zu arbeiten, der Obdachlose unterstützte. Eigentlich wollte er das nicht. Anfangs hasste er die Vorstellung sogar, aber er entschloss sich, dem Rat seines Achtsamkeitslehrers zu folgen und sich mehr in seiner Gemeinde zu engagieren. Also ging er die Wohlfahrtsarbeit mit so viel Wärme und Offenheit im Geiste an, wie er aufbringen konnte. Er erinnerte sich an die Worte seines Lehrers: «Es genügt bereits, den Geist auf Wärme und Mitgefühl für andere auszurichten. Der Rest folgt von selbst.»

Als er dies in die Tat umsetzte, war es für Joe eine Offenbarung herauszufinden, dass er zu allen Menschen, denen er begegnete, offen sein konnte, statt zu versuchen, die Begegnung mit ihnen zu vermeiden oder sie aufgrund eines anfänglichen oberflächlichen Eindrucks zu verurteilen: «Manchmal mochte ich einfach ihre Kleidung nicht», sagte er. «Das kann zu einem ziemlichen Problem werden, wenn Sie in einem Laden mit viel Publikumsverkehr arbeiten. Nachdem mir einige Tage lang solche Gedanken durch den Kopf gegangen waren, begriff ich, wie kleinlich und engstirnig sie mich machten. Es war nicht leicht, aber ich öffnete mich – selbst wenn es nur Millimeterschritte waren.»

«Es war komisch», sagte er, «aber ich brauchte irgendwie die ‹Erlaubnis›, andere mit etwas mehr Freundlichkeit und Respekt zu behandeln. Das hat mir der Achtsamkeitskurs gebracht. Ich hätte niemals daran gedacht, mich in der Gemeinde zu engagieren, bevor ich den Kurs gemacht habe. Das war einfach nicht mein Ding. Aber ich habe es versucht, weil man mich dazu anhielt. Das hat wahnsinnig viel bei mir bewirkt. Ich fühle mich nicht mehr so allein. Es hat mir so viel Abstand zu mir selbst gebracht, dass ich gar nicht mehr zu meinem alten Ich zurückkehren möchte.»

Lisas Geschichte ist der von Joe ähnlich, aber sie fühlte sich durch den Schmerz ihres Lupus und die damit einhergehende Isolation noch mehr überfahren und chronisch schikaniert. Dies hatte zu einem wachsenden Zynismus in ihrem Herzen geführt. Sie schaffte es so gerade, Freundlichkeit und Mitgefühl sich selbst gegenüber zu zeigen, hatte aber Mühe, dies auch auf andere auszuweiten. Lisa öffnete sich schließlich doch der leisen, tröstenden Stimme in ihrem Innern. Sie hatte allerdings so viele Jahre in dem Gefühl der Isolation und Angst verbracht, dass ihr das schwerfiel. Sehr schwer. Sie lernte allmählich, dass die in ihr vorherrschenden Stimmen – die der Angst und Schuld – die leisenden Stimmen von Wärme und Freundschaft übertönten. Sie lernte, was zahllose andere Menschen vor ihr bereits herausgefunden haben – dass man, um wahren Frieden finden zu können, der leisen Stimme des Mitgefühls lauschen muss und nicht den bellenden Stimme der Angst und Wut. Meditation kann uns dabei helfen, aber es ist notwendig, auch Wärme und Mitgefühl für andere einfließen zu lassen. Sonst laufen wir Gefahr, nur zeitweilig eine Ruhepause, aber keinen echten Frieden zu finden. Viele Studien haben dies mittlerweile bestätigt. Wenn wir Achtsamkeit mit Freundlichkeit und Mitgefühl anreichern, schaltet das die Gehirnkreisläufe aus, die Anspannung und Stress erzeugen. Und dies dämpft letztlich Schmerz und Leiden. Das hat Lisa für sich herausgefunden. Als Angst und Isolation dahinschmolzen, begann sie, sich weniger gestresst und «ganzer» zu fühlen, und hatte beträchtlich weniger Schmerzen.

Belinda machte sich ebenfalls Gedanken wegen dieser Meditation. Sie hatte Angst, dass die Konzentration auf sich selbst – um den Horizont der Ich-Bewusstheit dann auf andere auszudehnen – ihr Gefühl der Isolation nur noch verstärken würde. Isolation war für sie eine hartnäckige Quelle von Schmerzen. Sie hatte mehrere Jahre unter chronischem Erschöpfungssyndrom infolge einer Krebs-Chemotherapie gelitten. Nach ihrer Entlassung aus dem Krankenhaus war sie mehrere Monate vorwiegend bettlägerig gewesen, betreut von Pflegekräften, die zu ihr ins Haus kamen. Sie war jung, intelligent und zuvor voller Lebenslust gewesen, und sie empfand ihre Situation daher als äußerst schwierig. Sie fühlte sich von ihrem Leiden wie in einer Falle gefangen.

Die positiven Auswirkungen der Verbindung mit anderen Menschen im Geiste waren für Belinda eine Offenbarung. Am Ende jeder Meditationssitzung war sie immer noch dieselbe Frau in derselben physisch isolierten Situation, und doch hatte sie das Gefühl, ihr Geist und Herz seien transformiert worden. Sie erkannte, dass ihre Gefühle von Neid und «Anderssein» sie in der Vergangenheit von der Welt isoliert hatten. Dies änderte sich grundlegend, als sie anfing, eine Verbundenheit mit anderen zu empfinden. Ihr half es sich vorzustellen, dass alle anderen Menschen ebenso atmeten wie sie selbst; dass sie sich wie sie selbst nach Glück sehnten und Unglück vermeiden wollten; und dass es eine Tatsache war, dass alle anderen Menschen ebenfalls litten und nicht nur sie. Dies gab ihr das Gefühl, offener und mitfühlender den wenigen Menschen gegenüber zu sein, mit denen sie in Kontakt kam. Doch was für sie noch wichtiger war: Sie fühlte sich auch weniger allein.

Eines Abends lag sie auf ihrem Bett und sah zum Fenster hinaus. Sie sah die Lichter in den Fenstern der Häuser am anderen Ende des Tales funkeln. Dabei dachte sie, dass all diese Menschen dort atmeten; dass all diese Menschen ein Leben lebten, das sich nicht so sehr von dem ihren unterschied. Sie spürte den Atem in ihrem eigenen Körper, als sei er der Kern des Daseins aller anderen. Sie fühlte sich plötzlich als Teil der Welt. Das war eine völlig neue Erfahrung für sie.

John fand, dass die Verbundenheitsmeditation seinen Umgang mit den Menschen in seiner Umgebung auf subtile und unerwartete Weise veränderte. Anfangs bemerkte er keinerlei positive Wirkungen. Aber dann fiel ihm auf, dass er sich einer Frau an der Kasse des Supermarkts gegenüber offener und freundlicher fühlte. Als er dann die Straße entlangging, sah er andere Menschen plötzlich als Menschen wie er selbst – und ihm wurde klar, dass er andere Menschen bisher oft nur als Objekte gesehen hatte. Das war ein ziemlicher Schock. Er hatte niemals wirklich darüber nachgedacht, wie er andere Menschen sah, aber jetzt erkannte er, dass er sich so wenig um sie gekümmert hatte, dass sie von ihm aus auch ein Baum oder ein Auto hätten sein können. Nun sah er sie in einem neuen Licht: als Menschen wie er – das Zentrum ihres eigenen Beziehungsnetzes, ihrer Hoffnungen und Ängste, Leiden und Freuden. Als ihm diese Erkenntnis dämmerte, begann John sich ihnen gegenüber verbundener und fürsorglicher zu fühlen. Er ertappte sich dabei, wie er lächelte, während er in diesem neuen Gefühl der Verbundenheit mit anderen die Straße entlangging. Im Laufe der nächsten Tage spürte er, wie der Würgegriff des Stresses sich lockerte, und damit begann sein Schmerz weiter abzunehmen.

Das Programm zur Kräfteeinteilung: Drei-Minuten-Atemraum

Sie werden inzwischen wahrscheinlich zunehmend sensibler in Bezug auf die Auswirkung geworden, die Ihre Ruhe- und Aktivitätsmuster auf das Ausmaß Ihrer Schmerzen haben. Wenn Sie noch keine angenehme Balance gefunden haben, dann experimentieren Sie diese Woche weiter mit Ihren Grundvorgaben, um ein für Sie passendes Muster zu finden. Es hat keine Eile. Sie streben kein bestimmtes Ziel an; Ihre Grundvorgaben zu finden und anzupassen, sollten Sie eher als Prozess einer fortlaufenden Justierung ansehen.

Wenn Sie ein angenehmes Gleichgewicht gefunden haben, dann ziehen Sie in Erwägung, Ihre Grundvorgaben leicht anzuheben. Denken Sie immer daran, dass es keine Eile hat. Gehen Sie einfach in einem Tempo vor, das Ihnen entspricht. Es empfiehlt sich auch daran zu denken, dass Sie Ihre Grundvorgaben nicht mehr als fünf Prozent pro Woche anheben sollten.

Haben Sie womöglich den nagenden Wunsch, das Kräfteeinteilungsprogramm abzubrechen und Ihr Leben einfach ohne Rücksicht darauf fortzusetzen? Wenn Sie sich glücklich, ohne Schmerzen und voller Energie fühlen, kann es schwerfallen, immer daran zu denken, weshalb Sie sich an Ihre Grundvorgaben halten sollten. Das Gegenteil ist ebenso wahr: Wenn Sie von Schmerzen, Stress oder Angst überwältigt sind, dann kann die Motivation ein großes Problem sein. Das ist kaum verwunderlich. Denn wenn Sie Schmerzen haben, wollen Sie nur, dass sie aufhören. Wenn Sie unglücklich sind, wollen Sie bloß, dass es vorbeigeht. Und wenn Sie Stress haben oder wütend sind, ist es schwer, sich daran zu erinnern, weshalb Sie ruhig bleiben sollten. In solchen Zeiten laufen Sie Gefahr, dass Ihre achtsame Bewusstheit sich in Luft auflöst, und das Letzte, was Sie wollen, ist, achtsam zu sein. Es ist daher nicht überraschend, wenn träge alte Gewohnheiten sich zurückmelden. Der Drei-Minuten-Atemraum ist für solche Zeiten wie geschaffen. Er ist eine «Mini-Meditation», die als Brücke zwischen längeren und angeleiteten Meditationen und den Anforderungen des Alltags dienen soll. Er ermöglicht Ihnen, sich regelmäßig auf sich selbst zu besinnen und unangenehme Gedanken und Empfindungen dabei zu beobachten, wie sie entstehen und dann wieder vergehen. Auf diese Weise hilft Ihnen der Atemraum, wieder ein Gefühl dafür zu bekommen, in Wärme, Freundlichkeit und Sicherheit geerdet zu sein. Für manche Menschen ist dies eine der wichtigsten Fertigkeiten, die sie im Achtsamkeitskurs lernen.

Diese Meditation hat drei wesentliche Vorzüge. Erstens dient sie dazu, den Tag rhythmisch zu gestalten, sodass es leichter wird, Ihr Programm zur Kräfteeinteilung aufrechtzuerhalten. Zweitens hilft sie, negative Geisteshaltungen zu entschärfen, bevor sie eine unaufhaltsame Dynamik entwickeln. (Wenn sie sich selbst überlassen bleiben, können sie eskalieren und sekundäres Leiden verstärken.) Drittens ist sie eine Notfallmeditation, die Sie in akuten Krisen oder Schmerzen anwenden können, um Ihr Leiden zu lindern.

Die Meditation besteht aus drei Stufen von jeweils etwa einer Minute. Sie komprimiert gewissermaßen die wesentlichen Elemente des Achtsamkeitsprogramms in drei Minuten. Stellen Sie sich dabei vor, dass Ihre Aufmerksamkeit die Form einer Sanduhr durchläuft, während die Meditation voranschreitet. Zu Anfang werden wir Sie auffordern, sich der Gedanken, die Ihnen durch den Kopf gehen, und der Empfindungen in Ihrem Körper in ganzem Umfang bewusst zu werden. Dann bitten wir Sie, Ihre Aufmerksamkeit auf die Empfindungen des in Ihren Körper einströmenden und aus ihm ausströmenden Atems zu sammeln und zu fokussieren. Und schließlich fordern wir Sie auf, Ihre Aufmerksamkeit wieder nach außen auszudehnen, sodass sie Ihren ganzen Körper umfängt und das, was Sie vorfinden, mit Wärme und Mitgefühl durchdringt. Dann weiten Sie Ihre Bewusstheit noch weiter aus, um sich wieder auf die Welt einzulassen.

Diese Meditation sollte mindestens zwei Mal am Tag praktiziert werden, vorzugsweise jedoch drei Mal oder noch öfter.

Das Schöne an der Atemraum-Meditation ist, dass sie sich praktisch überall durchführen lässt. Sie funktioniert gleichermaßen gut am Arbeitsplatz, zu Hause, beim Schlangestehen oder im Zug, in der U-Bahn oder im Bus. Sie braucht auch nicht auf Ihr Kräfteeinteilungsprogramm beschränkt zu bleiben. Wann immer Sie sich überfordert fühlen, steht Ihnen der Atemraum zur Verfügung.

DREI-MINUTEN-ATEMRAUM-MEDITATION[64]

Audiodatei 8

Erster Schritt: Ankommen

Wo immer Sie sich gerade befinden mögen, werden Sie zuerst ruhig – entweder im Liegen, Sitzen oder Stehen. Wählen Sie eine Position, die so angenehm wie möglich ist. Schließen Sie dann sanft die Augen. Richten Sie Ihre Aufmerksamkeit auf das, was bei Ihnen gerade geschieht.

Überlassen Sie das Gewicht Ihres Körpers der Schwerkraft. Lassen Sie Ihr Gewicht in die Kontaktpunkte zwischen Ihrem Körper und dem Boden, Stuhl oder Bett sinken, ob es nun die Füße, die Gesäßbacken oder Ihr Rücken sind.

- Welche **Empfindungen** sind genau in diesem Augenblick vorhanden? Wenn Sie irgendeine Spannung oder einen Widerstand gegenüber schmerzhaften oder unangenehmen Empfindungen wahrnehmen, dann wenden Sie sich diesen sanft zu. Nehmen Sie sie an, so gut es Ihnen möglich ist. Wenn Sie beginnen, sich um den Atem herum anzuspannen, dann lassen Sie mit jedem Ausatem etwas mehr los. Lassen Sie sich weich in die Schwerkraft fallen.

- Achten Sie auf alle **Gedanken**, die im Geist aufsteigen und vergehen. Versuchen Sie, sie kommen und gehen zu lassen, ohne sich zu sehr mit ihrem Inhalt zu identifizieren. Schauen Sie auf Ihre Gedanken, nicht von ihrer Warte aus. Beobachten Sie sie, als wären sie Wolken am Himmel. Betrachten Sie sie als einen Fluss mentaler Ereignisse. Denken Sie daran: «Gedanken sind keine Tatsachen.»
- Nehmen Sie alle **Gefühle** und **Emotionen** wahr, die eventuell aufsteigen. Können Sie sie kommen und gehen lassen, ohne jene abzuwehren, die Sie nicht mögen, oder sich an jene zu klammern, die Sie mögen? Betrachten Sie alles in Ihrer Wahrnehmung mit einer freundlichen Einstellung.

Zweiter Schritt: Sammlung

Sammeln Sie Ihre Aufmerksamkeit nun auf die Erfahrung des Atems im Körper. Lassen Sie Ihre Bewusstheit in das Innere des Atems einsinken, und spüren Sie die verschiedenen Empfindungen in der Vorderseite, dem Rücken sowie in den Seiten und auf der Oberfläche des Rumpfes. Spüren Sie all die verschiedenen Empfindungen des Atems, während er in den Körper ein- und aus ihm herausströmt. Können Sie innerhalb des Atemflusses verweilen? Lassen Sie alles sich von Augenblick zu Augenblick wandeln. Nutzen Sie den Atem, um Ihre Bewusstheit im gegenwärtigen Augenblick und im Körper zu verankern. Denken Sie daran, dass Sie jedes Mal, wenn Sie bemerken, dass Ihr Geist abgeschweift ist, einen «magischen Augenblick» der Bewusstheit erleben. Sie sind «aufgewacht». Lenken Sie Ihre Aufmerksamkeit dann sanft wieder auf den Atem tief im Körper zurück.

Dritter Schritt: Ausdehnen

Weiten und dehnen Sie Ihre Bewusstheit sanft aus, sodass sie den ganzen Körper umfasst. Spüren Sie das Gewicht und die Form des Körpers, wie er sitzt, steht oder liegt. Spüren Sie den Atem im ganzen Körper. Stellen Sie sich vor, Sie atmeten in alle Himmelsrichtungen ein und aus: 360-Grad-Atmung. Wenn Sie irgendwelche Schmerzen oder Unbehagen empfinden, stellen Sie sicher, dass Ihre Bewusstheit dafür offen bleibt, um sie mit Mitgefühl zu umfangen. Weichen Sie Anspannung und Widerstand mit jedem Atemzug auf. Kultivieren Sie Akzeptanz für Ihre gesamte Erfahrung. Freunden Sie sich mit ihr an. Weiten Sie nun Ihre Bewusstheit noch weiter aus, sodass Sie sich der Geräusche sowohl innerhalb als auch außerhalb des Raumes bewusst werden. Achten Sie auf andere Menschen in Ihrer Umgebung. Dann stellen Sie sich vor, wie Sie Ihre gesamte Bewusstheit nach außen hin ausdehnen, sodass sie die ganze Menschheit mit einschließt. Stellen Sie sich die ganze Welt atmend vor.

Nun öffnen Sie sanft die Augen und bewegen den Körper. Wenn Sie sich nun wieder den Aktivitäten des Alltags zuwenden, versuchen Sie die Bewusstheit, die Sie kultiviert haben, mitzunehmen.

Gewohnheitsbrecher: Spontane Gesten der Freundlichkeit

Eine der wunderbarsten Möglichkeiten, das Leben eines anderen Menschen zu verschönern, ist, ihm eine unerwartete Freundlichkeit zu erweisen. Tun Sie deshalb jeden Tag dieser Woche eine kleine gute Tat für jemand anderen. Wenn Sie sich besonders wagemutig fühlen, könnten Sie freundlich zu jemandem sein, den Sie normalerweise schwierig im Umgang finden oder den Sie nicht mögen. Vergessen

Sie nicht, dass die Freude im Schenken liegt, nicht in der Dankbarkeit, die Sie als Gegenleistung erhalten. Sie brauchen keine großen Geschenke oder extravaganten Gesten zu machen. Jemandem die Tür aufzuhalten oder einem Freund oder Kollegen einen Drink zu spendieren, zählt auch zu den Akten der Freundlichkeit. Denken Sie an Ihre Freunde, Familienmitglieder und Arbeitskollegen. Wie können Sie deren Leben ein wenig verschönern? Jemand anderem eine ganz kleine Freundlichkeit zu erweisen, kann ihm den ganzen Tag aufhellen. Wenn Sie zum Beispiel wissen, dass eine Kollegin wegen einer besonderen Aufgabe gerade unter Druck steht, könnten Sie gleich am Morgen eine kleine Aufmerksamkeit auf ihrem Schreibtisch hinterlassen: Ein Blumenstrauß oder ein Schokoriegel könnten ihren Tag retten. Oder vielleicht mögen Sie Ihr helfen, ihren Schreibtisch aufzuräumen. Oder Sie kochen vielleicht öfter den Tee oder Kaffee für die Kollegen, als es die übliche Fairness verlangt.

Zu Hause können Sie etwas erledigen, wovon Sie wissen, dass Ihr Partner es selbst nicht gern tut. Oder Sie können ihm sein Lieblingsessen kochen. Sie könnten für einen Freund oder Nachbarn babysitten. Wenn Sie ein gutes Buch durchgelesen haben, warum es nicht auf einer Parkbank oder im Bus «vergessen»? Oder stiften Sie es einer öffentlichen Bücherei. Warum nicht etwas «ausmisten» und sich Ihrer unerwünschten (oder nicht mehr gebrauchten) Besitztümer durch Spenden an eine Wohlfahrtseinrichtung entledigen? Sie könnten auch Freecycling ausprobieren (www.de.freecycle.org ist eine internationale gemeinnützige Organisation, die Ihnen hilft, Ihr altes Zeug loszuwerden und es an Bedürftige weiterzugeben).

Wir halten uns oft aus Schüchternheit oder aus Angst, uns lächerlich zu machen oder gar als schwach dazustehen, davon zurück, anderen zu helfen. Wenn das bei Ihnen der Fall ist, richten Sie Ihr Augenmerk auf diese flüchtigen Empfindungen. Nehmen Sie sie an. Bleiben Sie einen Augenblick dabei, bevor Sie dessen ungeachtet fortfahren. Wann immer es um Freundlichkeit geht, wagen Sie etwas.

Kapitel 11

Woche 8: Das Leben lebt durch Sie

«Der Brief kam neulich mit der Post. Als ich den Umschlag sah, wusste ich, von wem er war. Ich beschloss, einen ruhigen Ort aufzusuchen, um genügend Zeit für mich allein zu haben, die Worte auf mich wirken zu lassen.»

Lotty hatte kürzlich einen Achtsamkeitskurs absolviert und wusste daher, wie man sich mental auf die Nachrichten in einem solchen Brief vorbereitet. Dennoch brauchte sie einige Augenblicke, um ihre Gedanken zu sammeln und sich auf das vorzubereiten, was der Brief enthielt. Sie wusste, dass es vielleicht keine leichte Lektüre sein würde.

«Ich ging nach unten in die Toilette – den einzigen sicheren Hafen in meinem Haus, wo die Jungs nicht nach mir suchen würden. Manche Frauen haben ein Ankleidezimmer – ich habe ein Klo.

Ich saß in meiner Toilette und las langsam die vertraute Handschrift auf den Blättern. Ich dachte über den von Herzen kommenden, wichtigen und weisen Rat, der mir hier gegeben wurde, nach und mir war klar, wie wesentlich es für mich sein würde, ihn anzunehmen. Sehen Sie, der Brief war von mir. Nein, ich habe keine multiple Persönlichkeitsstörung und bin auch nicht total neben der Spur. Ich habe diesen Brief als Abschlussübung eines Kurses für Achtsamkeit geschrieben – eines Kurses, der mein Leben zum Besseren verändert hat. Der Brief diente dazu, all das, was wir in acht Wochen gelernt hatten, zu festigen. Wir sollten etwas schreiben, das uns daran erinnert, weshalb es so wichtig ist, achtsam zu sein, und warum es notwendig ist, Zeit dafür zu schaffen.

Ich steckte den Brief in einen Umschlag, klebte ihn zu und gab ihn meiner Lehrerin, und sie versprach, ihn nach einem Monat an mich abzuschicken. Folgendes habe ich mir selbst geschrieben ...»

Liebe Lotty,

das Leben ist zu kurz und zu kostbar, um sich über all die kleinen Dinge Sorgen zu machen. Fühle jeden Augenblick und sei darin präsent, damit du keinen vergeudest. Wenn du Schmerzen hast oder dich in einer Situation befindest, in der du nicht sein willst, oder wenn dich etwas ängstigt/stresst/unglücklich macht, dann prüfe entweder, was du tun kannst, um es zu ändern, oder verändere deine Reaktion darauf.

Du bist in deinem Herzen ein guter Mensch, der viel Mitgefühl und Empathie für andere hat und sehr zärtlich sein kann. Es ist an der Zeit, dir selbst ein wenig von diesem Mitgefühl und dieser Zärtlichkeit zu geben.

Befreie dich von Leiden und Schuld – sie sind dir in keinerlei Hinsicht zuträglich.

Nimm dir Zeit, jeden Tag zu meditieren, egal, ob 5 oder 40 Minuten lang. Das ist für deine Gesundheit und dein Wohlbefinden wichtig und verdient höchste Priorität in deinem Leben.

Denke, bevor du in einer schwierigen Situation reagierst. Halte inne, atme durch und triff eine gute Entscheidung.

Du verdienst Gesundheit, Glück, Liebe, Freude und alles, wovon du geträumt hast. Du bist von Reichtum und Freude umgeben, wenn du wirklich hinschaust und es zu schätzen weißt.

Mit liebevoller Freundlichkeit

    Lotty

Lottys Brief an sich selbst zeigt sehr schön die universellen positiven Auswirkungen von Achtsamkeit. Am Ende dieses Kapitels werden wir Sie einladen, einen ähnlichen Brief an sich selbst zu schreiben, ihn in einen Umschlag zu stecken, ihn zuzukleben und einen Freund zu bitten, ihn nach einem Monat an Sie abzuschicken. Dies wird Ihnen helfen, sich daran zu erinnern, weshalb Sie Ihre Achtsamkeitspraxis fortsetzen sollten.

Auch wenn dies die letzte Woche des achtwöchigen Achtsamkeitsprogramms ist, markiert sie doch den Anfang vom Rest Ihres Lebens. In dieser Hinsicht ist Woche 8 ein Meilenstein. In diesem Kapitel werden wir alles wiederholen, was Sie im Laufe der vergangenen Wochen gelernt haben, und wir werden Ihnen zeigen, wie Sie Ihre Übungspraxis aufrechterhalten können, sodass Sie, wenn Sie wollen, Ihre Reise zu einer sich immer weiter vertiefenden Achtsamkeit fortsetzen können.

Im Verlauf des Kurses haben Sie drei grundlegende Achtsamkeitsfertigkeiten erlernt:

- **Fokussierte Aufmerksamkeit** – Lernen, sich in einem Moment auf eine einzige Sache zu sammeln, um eine ruhige Stabilität zu entwickeln.
- **Offene Kenntnisnahme** – Lernen, den Geist in einem weiten und offenen Feld der Bewusstheit verweilen zu lassen und zu beobachten, wie die Erfahrung des Lebens sich von Augenblick zu Augenblick ständig verändert.
- **Freundlichkeit und Mitgefühl voller Liebe** – Entwickeln von Akzeptanz und Fürsorge gegenüber sich selbst und anderen. Dies offenbart die Ähnlichkeiten und Verbindungen zwischen uns allen und löst Stress und Reaktivität auf, sodass das Leben wieder liebevoll und gesund wird.

Beim Durcharbeiten des Programms haben Sie jedoch womöglich den Überblick über die allgemeine Struktur des Programms und die Verknüpfung seiner einzelnen Teile verloren. Daher hier eine kurze Übersicht zur Erinnerung:

In den ersten Wochen des Programms haben Sie gelernt, die Aufmerksamkeit auf Ihren Atem und Ihren Körper zu fokussieren. Sie lernten, Ihr Gewicht der Schwerkraft anzuvertrauen, anstatt mehr Spannung zu erzeugen, indem Sie sich ihr widersetzen. In dem Maße, in dem Sie mehr Übung bekamen, wurden die beiden Arten von Leiden sanft voneinander unterschieden und offenbart: primäres Leiden und sekundäres Leiden. Obwohl primäres Leiden kurzfristig unausweichlich sein mag, gilt das nicht für sekundäres Leiden. Der Großteil der Schmerzen und des Stresses, die Sie tatsächlich *fühlen*, ist sekundäres Leiden. Als Sie das erkannt haben, begann Ihr Leiden abzunehmen.

Die ersten Wochen offenbarten auch den Handlungsmodus des Geistes. Dies ist die logische, rationale, problemlösende Herangehensweise an die Welt. Auch wenn der Handlungsmodus eine der großartigsten Errungenschaften der Menschheit ist, kann er Schwierigkeiten bereiten, wenn er sich für eine Aufgabe meldet, die er einfach nicht erledigen kann – etwa zu versuchen, eine Emotion oder einen beunruhigenden Geisteszustand logisch zu «lösen» oder chronische Schmerzen oder Krankheit «loszuwerden». Solche Versuche gehören zu den Hauptmotoren hinter dem sekundären Leiden und rufen außerdem Angst, Stress, Depression und Erschöpfung hervor.

Es kann diese Probleme lösen, auf den Seinsmodus des Geistes umzuschalten. Im Laufe der Wochen kamen Sie zu der Erkenntnis, dass der Seinsmodus der Zustand reiner Bewusstheit ist, der hinter allen Wolken von Gedanken und Emotionen liegt. Er gestattet Ihnen, Ihre Gedanken in all ihrer launenhaften Schönheit zu betrachten, wenn sie in Ihrem Geist auftauchen. Wenn Sie sich der «negativen» Gedanken und Emotionen bewusst werden, lösen sie sich oft ganz von selbst auf, zusammen mit Angst, Stress, Depression und Leiden, die Sie möglicherweise empfinden. Auf diese Weise haben Sie gelernt, eher «auf» Ihre Gedanken zu blicken, als «aus ihrer Perspektive» zu sehen. Dadurch haben Sie gelernt, dass Gedanken keine Fakten sind – selbst jene, die das für sich beanspruchen.

Sie sind dann dazu übergegangen, den natürlichen Fluss des Atems durch die Übung Achtsamer Bewegung in die größeren Bewegungen des Körpers auszudehnen. Diese Übung bringt Achtsamkeit in alle Bewegungen des täglichen Lebens, sowohl kleine als auch große. Als Nächstes haben Sie sich auf eine Reise begeben, um mit Hilfe der Einteilung Ihrer Kräfte Ihren eigenen Achtsamkeitsrhythmus zu entdecken. So konnten Sie vermeiden, in einen Boom-Bust-Kreislauf zurückzufallen, und haben einer Überbeanspruchung Ihres Körpers und Geistes vorgebeugt.

Während die Wochen vergingen, haben Sie gelernt, der Neigung entgegenzuwirken, zu hart oder zu kritisch gegenüber sich selbst zu sein, indem Sie Akzeptanz und Mitgefühl für sich selbst entwickelten. Und Sie haben gelernt, sich einem etwaigen Unbehagen mit Freundlichkeit und Zärtlichkeit zuzuwenden. Dies hat Ihnen geholfen, tief in Ihrem Innern die Dinge zu akzeptieren, die Sie nicht ändern können (primäres Leiden), und diejenigen zu verändern, die Sie ändern können (sekundäres Leiden).

Das hat erneut eine Tür zur Wertschätzung der Freude für Sie geöffnet. Sich wieder mit den freudvollen Aspekten des täglichen Lebens zu verbinden, war eine der wichtigsten Fertigkeiten, die Sie gelernt haben.

Dann haben Sie entdeckt, wie Sie Ihre Bewusstheit ausweiten können – so als würden Sie das Objektiv einer Kamera zur Weitwinkeleinstellung aufziehen –, um mehr Raum für Ihre Erfahrungen zu schaffen. Dies hat Ihnen die Fähigkeit geschenkt, sowohl Freude als auch Schmerz gleichzeitig zu erleben und dabei die fließende und sich wandelnde Natur der Erfahrung zu erkennen. Und durch diese erweiterte Perspektive lernten Sie, die automatische Neigung, den Schmerz wegzuschieben und sich an Freude festzuklammern, aufzulösen und mehr in einem Gefühl des «Fließens» zu leben. Dies hat

Ihren Kampf gegen die Realität des Lebens beendet und ein Gefühl von Gleichgewicht und Stabilität hergestellt.

Aber selbst dieses Gefühl von Wärme und Mitgefühl hat noch nicht *ganz* ausgereicht. Obwohl es Ihr Leiden und Ihren Stress transformiert hat, genügte es nicht, Ihr Wohlbefinden komplett zu machen. Um dies zu erreichen, mussten Sie den Kreis Ihres Mitgefühls erweitern, um andere Menschen mit einzuschließen. Auf diese Weise haben Sie gelernt, den Horizont Ihrer Bewusstheit über sich selbst hinaus auf andere auszudehnen. Dies hat Ihnen geholfen, Ihre Erfahrung des Getrenntseins und der Isolation in die Erfahrung von Verbundenheit zu transformieren.

All diese Schritte haben Ihnen erlaubt, einen der wesentlichen Grundsätze der Achtsamkeit umzusetzen: Sie können die Welt nicht daran hindern, sich zu ändern, aber Sie können die Richtung Ihrer eigenen Reise durch Ihr Verhalten ändern. Sie haben die Wahl, welche Richtung Sie auf Ihrer Reise durch das Leben einschlagen, auch wenn die Straße oft kurvenreich und manchmal anstrengend ist. Zu lernen, wie man auf die eigenen Erfahrungen mit Wärme und Mitgefühl *eingeht* – anstatt auf sie zu *reagieren* –, kann zu einem reicheren und erfüllteren Leben führen. Schroffe Reaktionen führen nur zu weiteren Schwierigkeiten und Schmerzen. Es wird eine Menge Übung nötig sein, damit diese Einstellung Ihr Leben vollkommen durchdringt, aber jede Sekunde der Achtsamkeit wird Ihnen dabei helfen.

Und genau hier beginnt Woche 8: Sie ist der Anfang vom Rest Ihres Lebens. Mit ihrer Hilfe werden Sie beginnen, das Leiden und den Stress, die noch übrig sind, aufzulösen.

DIE ÜBUNGEN FÜR WOCHE 8

- 10 Minuten Körperscan-Meditation (siehe Seite 85, Audiodatei 1) an 6 Tagen dieser Woche.
- 10 Minuten Im-Rhythmus-des-Atems-Meditation (siehe Seite 116, Audiodatei 2 auf www.rowohlt.de/schmerzfrei) an 6 Tagen dieser Woche. Vielleicht möchten Sie auch eine der anderen Meditationen wiederholen, die Ihnen für diese Woche besonders relevant erscheint.
- Setzen Sie die Kräfteeinteilung mit dem Drei-Minuten-Atemraum fort (siehe Seite 248).
- Schreiben Sie sich selbst einen Brief (siehe Seite 254).

Sobald das Programm dieser Woche absolviert ist, werden Sie eine gute Motivation brauchen, um mit Ihrer Übungspraxis fortzufahren. Denn schließlich investieren Sie den kostbarsten Rohstoff unserer schnelllebigen Welt: Zeit. Es ist sinnvoll, jetzt über Ihre Motivation nachzudenken, denn sonst könnte Ihre Übungspraxis hinter andere, scheinbar höhere Prioritäten zurücktreten. Nehmen Sie sich daher einige Momente Zeit, und überlegen Sie, warum Sie mit dem Üben fortfahren wollten. Vielleicht möchten Sie Ihre Augen schließen ...
... und nachdenken ...

Stellen Sie sich vor, dass Sie einen Stein in einen tiefen Brunnen werfen und auf die davon hervorgerufenen Echos lauschen. Diese Echos enthalten möglicherweise einen Hinweis auf die wichtigsten Beweggründe für eine Fortsetzung Ihrer Übungspraxis, etwa der Wunsch,

- den Schmerz unter Kontrolle zu halten,
- trotz anhaltender Schmerzen ein erfülltes Leben zu führen,

- den Stress und das allgegenwärtige Unglücklichsein zu reduzieren,
- es für Ihre Familie zu tun,
- ruhig und energiegeladen bleiben zu können,
- weniger unter Wut, Bitterkeit und Zynismus zu leiden,
- jeden Tag mit Wertschätzung und Offenheit zu leben.

An dieser Stelle laden wir Sie ein, Ihre wichtigsten Wünsche und Beweggründe für die Fortsetzung Ihrer Übungspraxis zu erforschen. Einigen Menschen mögen einer oder zwei der oben angeführten Gründe ausreichen. Andere müssen etwas tiefer schürfen.

Welche Gründe Sie auch entdecken mögen, Sie werden sich entscheiden müssen, welche Meditationen Sie auf lange Sicht weiterüben können. Denken Sie daran, dass Ihre Entscheidungen nicht in Stein gemeißelt sind. Sie können sich von Tag zu Tag ändern und von Jahr zu Jahr. Manchmal mögen Sie das Bedürfnis verspüren, sich einfach mit dem Körperscan (siehe Seite 38) auf den Atem und den Körper zu fokussieren oder die Im-Rhythmus-des-Atems-Meditation (siehe Seite 116) zu üben. Zu anderen Zeiten fühlen Sie sich vielleicht einsam und wollen sich mit der Verbundenheitsmeditation (siehe Seite 239) wieder mit dem Leben verbinden. Wenn sich Stress oder Schmerzen wieder einstellen, dann wäre die Meditation des mitfühlenden Akzeptierens vielleicht besonders hilfreich (siehe Seite 163). Es steht Ihnen frei, diese Übungen so miteinander zu kombinieren, wie es für Sie am hilfreichsten ist.

Wie lange sollten Sie im Einzelnen meditieren?

Lassen Sie sich das von der Übungspraxis selbst sagen. An den meisten Tagen sollten Sie 10 bis 20 Minuten Meditation in Betracht ziehen. An manchen Tagen möchten Sie vielleicht länger üben (längere Meditationen finden Sie auf www.breathworks.org.uk und http://franticworld.com). Meditation kann man ebenso wie das Heranwachsen einer köstlichen Frucht nicht beschleunigen. Sie ist ein Prozess, der sich über Monate und Jahre entfaltet. Sie braucht tägliche Pflege. Wenn Sie noch nicht wissen, wie lange Sie meditieren sollen, warum gehen Sie nicht in den Garten Ihres Geistes und finden es selbst heraus?

Yoga-Lehrer sagen, die schwierigste aller Bewegungen sei die, sich auf die Übungsmatte zu begeben. Erinnern Sie sich daran, wenn Sie beim Üben auf Widerstand stoßen. Fangen Sie einfach an. Treffen Sie die Übereinkunft mit sich selbst, nur eine Minute lang zu meditieren ... Es geschieht dann nicht selten, dass Sie unversehens länger üben.

Welche Meditation Sie auch auswählen mögen, seien Sie kreativ und flexibel. Jedes Mal, wenn Sie üben, versuchen Sie sich den Übungen mit einer frischen Geisteshaltung und mit Staunen zu nähern. Es gibt einen wunderbaren Ausdruck für dieses frische und unschuldige Bewusstsein: «der Anfängergeist». Diese Einstellung wird Ihnen helfen, sich Ihre Demut und Lernbereitschaft zu bewahren. Der Zen-Meister Shunryu Suzuki hat dies folgendermaßen zusammengefasst: «Der Geist des Anfängers hat viele Möglichkeiten, der des Experten nur wenige.»[65]

Denken Sie auch daran, dass Achtsamkeit weitaus mehr ist als die zehnminütigen Meditationen, die Sie in diesem Buch vorfinden. Sie ist die Qualität von Bewusstheit, die Sie in Ihr ganzes Leben einbringen. Vielleicht ist es für Sie hilfreich, sich Ihren eigenen «Werkzeugkasten» der Achtsamkeit einzurichten, in dem Sie alles zur Hand haben, was Sie gelernt haben – damit Sie vorbereitet sind, wenn das Leiden zurückkehrt oder wenn Ihnen das Leben entgleitet. Im folgenden Kasten finden Sie einige Anregungen dafür.

DER WERKZEUGKASTEN DER ACHTSAMKEIT

Es ist immer gut, im Notfall einen Werkzeugkasten zur Hand zu haben, der alles enthält, was Sie brauchen, um auf den richtigen

Kurs zurückkehren zu können, wenn das Leben aus dem Ruder läuft. Und es ist wichtig, dass alles im Vorhinein vorbereitet ist, damit es im Notfall sofort zur Verfügung steht.

Nehmen Sie sich etwas Zeit, setzen Sie sich ruhig hin, und lassen Sie all jene Techniken und Ideen aus unserem Programm, die Sie am nützlichsten fanden, vor Ihrem geistigen Auge Revue passieren. Schreiben Sie sie auf. Es geht darum, eine Liste von Ideen, Sätzen und Techniken zu erstellen, die Sie innehalten, pausieren und etwas achtsamer werden lassen. Diese Liste sollte auch einige kurze Praktiken enthalten, die Sie dabei unterstützen, sich wieder dem Leben – und der Achtsamkeit – zuzuwenden.

Wählen Sie so viele Werkzeuge, wie Sie mögen. Sie können etwa je eines den einzelnen Wochen des Programms entnehmen und auch selbst einige hinzufügen. Oder Sie wählen nur eine Handvoll, die Sie besonders nützlich gefunden haben. Nehmen Sie eine ganz Palette an Ideen und Übungen auf, die die meisten Situationen abdecken, mit denen Sie künftig wahrscheinlich konfrontiert sein werden. Und um einer etwaigen Unentschlossenheit vorzubeugen, schreiben Sie oben auf die Liste: «Unschlüssig? Dann wähle etwas aufs Geratewohl aus!»

Sobald Sie Ihren Werkzeugkasten zusammengestellt haben, möchten Sie die Liste vielleicht immer bei sich tragen oder sie irgendwo aufhängen, wo Sie sie ständig sehen. Achten Sie auch darauf, Ihren Werkzeugkasten gelegentlich zu überprüfen. Sie werden dabei vielleicht entdecken, dass neue Punkte hinzugekommen sind.

Hier einige Maßnahmen, die Sie möglicherweise ebenfalls aufnehmen möchten:

• Nehmen Sie sich einen Drei-Minuten-Atemraum: Vergessen Sie nicht, im Alltag regelmäßig innezuhalten und zur Aufmerksamkeit auf den atmenden Körper zurückzukehren.

- Denken Sie daran, dass Gedanken keine Tatsachen sind und dass Sie auf Ihre Gedanken blicken sollten, anstatt aus ihrer Perspektive zu sehen. Nehmen Sie Ihre Gedanken und Emotionen nicht so ernst – besonders nicht die negativen.
- Legen Sie Pausen ein, bevor sie notwendig werden. Denken Sie daran, sich Ihre Kräfte einzuteilen.
- Denken Sie an den Unterschied zwischen primärem und sekundärem Leiden.
- Nehmen Sie wahr, was Ihnen angenehm ist. Stellen Sie sich die Frage: «Wie viele angenehme Dinge kann ich in diesem Augenblick bemerken?»
- Spricht hier gerade der Handlungsmodus? Will er eine Aufgabe in Angriff nehmen, die er nicht bewältigen kann?
- Lächeln Sie, selbst wenn es ein gezwungenes Lächeln ist. Atmen Sie. Gibt es Spannungen in den Schultern, im Nacken, in den Armen, Händen ...?
- Beginnen Sie den Tag mit Achtsamkeit. Wenn Sie die Augen öffnen, nehmen Sie Ihre Umgebung in sich auf ... die Decke, die Wände ... Was können Sie fühlen, hören, riechen?
- Bewegen Sie sich langsam. Achten Sie auf Ihre Bewegung und den Atem.
- Freunden Sie sich mit Ihren Gefühlen an. Bringen Sie selbst den schwierigsten Emotionen eine freundliche und herzliche Aufmerksamkeit entgegen.
- Wenn Sie müde, frustriert, gestresst, ängstlich, voller Schmerzen sind – oder irgendwelche anderen schwierigen Gefühle oder Empfindungen haben –, halten Sie inne und üben Sie den Atemraum.
- Achtsame Bewegung: Machen Sie einige achtsame Bewegungen, auch wenn es nur eine Minute mit Schulterkreisen sein mag.
- Denken Sie daran, dass Glücklichsein und Unglücklichsein

Zwillinge sind; sie koexistieren in uns allen und lösen sich beide letztlich auf.

- Achtsames Handeln: Was Sie in diesem Augenblick auch tun mögen, tun Sie es achtsam, mit voller Bewusstheit.

- Seien Sie eine Yacht und keine Jolle. Segeln Sie ruhig durch die Wogen des Lebens, anstatt sich von ihnen hin und her werfen zu lassen.

- Denken Sie an die drei Säulen Fürsorge, Mitgefühl und Hingabe an das Leben, wie es ist, nicht so, wie Sie es haben wollen.

- Lassen Sie alle Anspannung los: Gibt es irgendeine Spannung im Kiefer, im Nacken, in den Schultern, Händen oder anderswo? Atmen Sie dorthin, um die Spannung aufzuweichen.

- Gehen Sie weder der Vergangenheit noch der Zukunft in die Falle. Alle Gedanken sind vergänglich. Lassen Sie sie vorüberziehen.

- *Agieren* Sie gegenüber machtvollen Gedanken und Emotionen, anstatt auf sie zu *reagieren*. Wenn Sie spüren, dass sie sich aufstauen, dehnen Sie Ihre Bewusstheit aus.

- Baut sich Widerstand auf? Wogegen? Wollen Sie irgendwo anders sein als hier in diesem Augenblick? Seien Sie weich, seien Sie freundlich. Wenn Sie sich taub fühlen, gehen Sie näher heran. Wenn Sie sich überfahren fühlen, gehen Sie eher auf Abstand.

- Denken Sie daran, die Dinge, die Sie nicht unmittelbar ändern können, zu *akzeptieren*, und die zu *ändern*, die Sie ändern können. Machen Sie jeweils nur einen Schritt. Seien Sie zu Ihren Gefühlen des «Nicht-Akzeptierens» freundlich. Nehmen Sie sie an. Versprechen Sie, sich morgen, nächste Woche, nächsten Monat oder nächstes Jahr die Situation noch einmal aufs Neue anzusehen.

- Denken Sie daran, dass Ihr Atem immer bei Ihnen ist.

- Denken Sie an andere. Üben Sie sich in spontanen Gesten der Freundlichkeit.
- Halten Sie inne, atmen Sie und denken Sie daran, wie verbunden wir alle sind.
- Trinken Sie eine Tasse Tee, essen Sie einen Keks, und setzen Sie sich fünf Minuten hin.

Für welche Übungspraxis Sie sich letztlich auch entscheiden mögen, versuchen Sie stets sicherzustellen, dass Sie Ihren Achtsamkeitsrhythmus im täglichen Leben aufrechterhalten, und fahren Sie fort, sich Ihre Kräfte einzuteilen, wenn das für Sie sinnvoll ist. Sie werden wahrscheinlich feststellen, dass Sie Ihre Grundvorgaben Schritt für Schritt erweitern können – aber achten Sie darauf, nicht in einen Boom-Bust-Zyklus abzurutschen. Seien Sie vorsichtig im Umgang mit den Grundvorgaben.

In dem Maße, in dem Ihre Achtsamkeitspraxis sich vertieft, werden Sie feststellen, dass der Drei-Minuten-Atemraum zu einem Ihrer engsten Freunde wird. Wenn die Welt auseinanderfällt, wenn Leiden und Stress unüberwindlich erscheinen, wenn Depression und Erschöpfung an jeder Ecke lauern, wird es sich auszahlen, Ihren Tag durch einige Atemräume zu unterbrechen. Wenn es nur eine Sache sein sollte, die Sie aus diesem Programm mitnehmen, dann lassen Sie es den Atemraum sein.

Und was ist mit den Gewohnheitsbrechern? Gewohnheitsmäßiges Denken und Verhalten tragen tendenziell dazu bei, Leiden zu zementieren; deshalb sollten Sie es in Ihren Alltag integrieren, den Klammergriff der Gewohnheiten sanft zu lösen. Bisher haben Sie gelernt, dass das durch so simple Maßnahmen geschehen kann, wie für einige Augenblicke innezuhalten und Ihr Gewicht der Schwerkraft zu überlassen, eine Tasse Tee für einen Freund zuzubereiten (lassen Sie das Wasser kochen, bis der Kocher von allein ausschaltet), einen anderen Weg ins Büro zu nehmen oder einen Sonnenuntergang von einer Parkbank aus zu betrachten. Die bloße Veränderung Ihrer routinemäßigen Weise, Dinge zu erledigen, wird helfen, den Stress und die Anspannung zu reduzieren, die das Leiden verschärfen. Sie wird Ihnen ermöglichen, aus dem Autopilotmodus und dem gewohnheitsmäßigen und zwanghaften Handlungsmodus auszubrechen und ein Leben im Seinsmodus mit Wahlmöglichkeiten anzusteuern. Gewohnheitsbrecher sind eine wunderbar einfache Methode, achtsame Bewusstheit ins tägliche Leben zu integrieren. Wenn Sie also eine zweite Sache aus diesem Kurs mitnehmen, sollte es das Brechen mit den Gewohnheiten sein.

Wahres Wohlbefinden finden

Wenn Sie an chronischen Schmerzen, Krankheit oder Stress leiden, kann das Leben unerträglich werden. Fast scheint es, als hätte sich die Welt gegen Sie verschworen – so als wäre sie nur zu dem einen Zweck erschaffen worden, Ihnen das Leben so schwer wie möglich zu machen. In Ihren finstersten Stunden können Hoffnungslosigkeit und Verzweiflung Sie heimsuchen. Aber gerade in diesen Stunden lassen sich auch die größten Lektionen lernen. Denn wenn es Ihnen gelingt, für einige Augenblicke einen Schritt von dem Getümmel zurückzutreten – lange genug, um einen einzigen Atemzug zu tun –, dann erhaschen Sie einen Blick auf ein besseres Leben. Wenn Sie sich innerlich selbst zulächeln können, sich Freundlichkeit erweisen können, beginnen Sie, eine winzige Strömung in sich selbst zu erzeugen, die hin zu größerer Bewusstheit und tieferem Mitgefühl fließt. Auf diese Weise ist jeder Augenblick der Bewusstheit wie Morgentau, der in ein Rinnsal tropft. Dieses Rinnsal schwillt schließlich zu einem kleinen Bach an ... zu einem Fluss. Nach einiger Zeit wird das Fließen von selbst so stark, dass Wärme und Mitgefühl sich selbst und anderen gegenüber einfach zu einem natürlichen Zustand werden. Diese Wärme löst Leiden und Stress auf und hinterlässt ein echtes Gefühl des Wohlbefindens.

Schreiben Sie sich einen Brief

Jetzt können Sie sich endlich einen Brief schreiben. Er kann ähnlich wie Lottys Brief werden oder auch vollkommen anders. Es gibt keine Vorschriften – kein Richtig oder Falsch. Schreiben Sie einfach den Brief, den zu erhalten Sie sich wünschen und der Sie an all die Dinge erinnert, die Sie aus diesem Kurs mitnehmen; erwähnen Sie vielleicht auch all Ihre guten Eigenschaften und Ideale. Wir geben Ihnen ein völlig weißes Blatt Papier. Und niemand sonst muss sehen, was Sie geschrieben haben.

Sobald Sie Ihren Brief geschrieben haben, stecken Sie ihn in einen Umschlag, kleben Sie ihn zu, und versehen Sie ihn mit einer Briefmarke und Ihrer Anschrift. Dann geben Sie ihn einem Freund, damit er ihn in einem Monat an Sie absendet.

Anhang

Medien und Hilfsmittel

Meditationszubehör

Achtsamkeit und Meditationspraxis fallen Ihnen leichter, wenn Sie Hilfsmittel haben, um es sich dabei so angenehm wie möglich einzurichten. Die folgenden Gegenstände könnten hilfreich sein.

- Für liegende Positionen: eine Meditations- oder Yoga-Matte zur Bequemlichkeit; ein Yoga-Polsterkissen, das hilft, den Druck auf die Wirbelsäule zu lindern, wenn es unter die Knie gelegt wird; ein Augenkissen, das hilft, die Augen zu entspannen.
- Wenn Sie knien oder auf dem Boden sitzen, um zu meditieren, versuchen Sie eine der folgenden Möglichkeiten: ein Meditationskissen (auch «Zafu» genannt), ein Meditationsbänkchen (ein kleiner Hocker mit leicht geneigter Sitzfläche, unter den Sie Ihre Unterschenkel gleiten lassen) oder Yoga-Blöcke (2 Blöcke – 305 mm × 205 mm × 50 mm ist eine gute Größe). Ein Gummikissen zur Stabilisierung (auf die richtige Höhe aufgeblasen und auf die Yoga-Blöcke aufgesetzt) ist ebenfalls eine gute Methode, die Wirbelsäule und das Steißbein zu entlasten. Diese Kissen werden unter den Namen «Stabilitätskissen», «Wobble-Kissen», «Balance-Kissen» oder «Airdisk» verkauft.
- Wenn Sie auf einem Stuhl sitzend meditieren, stellen Sie sicher, dass er eine gerade Lehne wie etwa ein Esszimmer-

stuhl hat. Wenn Sie mögen, können Sie ein Meditationskissen/Zafu unter die Füße legen; ein Stabilitätskissen kann dazu beitragen, den Druck auf das Steißbein und die Sitzhöcker zu reduzieren.

Nehmen Sie Kontakt mit info@breathworks.co.uk auf, um Einzelheiten zu erfragen, wo man diese Gegenstände kaufen kann, oder suchen Sie im Internet nach Lieferanten. Sie können Videos über die verschiedenen Meditationshaltungen und das Meditationszubehör unter www.breathworks.mindfulness.org.uk oder http://frantic world.com ansehen.

Achtsame Bewegung

Die Achtsamen Bewegungen in diesem Buch sind Teil eines größeren, von Breathworks entwickelten Programms. Wenn Sie daran interessiert sind, die gesamte Palette der Übungen kennenzulernen, nehmen Sie bitte Kontakt zu info@breathworks.co.uk auf und fragen Sie nach dem Paket «Achtsame Bewegungen» *(mindful movement pack)*.

Achtsamkeit im täglichen Leben

Es lohnt sich, einen Zeitmesser anzuschaffen, der Ihnen hilft, Ihren Rhythmus beim Kräfteeinteilen einzuhalten. Jeder digitale rückwärtszählende Zeitmesser ist dafür geeignet; doch ideal wäre es, ein Produkt zu finden, bei dem Sie mindestens zwei aufeinanderfolgende Kreisläufe einstellen können, sodass sich Aktivitätsphasen und Ruhepausen abwechseln können – zum Beispiel 15 Minuten Arbeiten und 5 Minuten Ruhen im Liegen in einem fortlaufenden

Zyklus. Timex-Ironman-Uhren haben diese Funktion *(countdown interval timer)*, die Enso Clock ist aber auch sehr gut (www.salubrion. com/products/ensoclock/).

Breathworks-Kurse

Es gibt eine Vielzahl von Möglichkeiten, sich Unterstützung zum Lernen zu holen, während Sie dem Kurs in diesem Buch folgen. Über Breathworks können Sie entweder mit anderen in einer Gruppe arbeiten oder sich einer Onlinegruppe anschließen. Individuelle Begleitung und Unterstützung sind ebenfalls möglich. Sie können sich auch selbst zum Breathworks-Achtsamkeitslehrer ausbilden lassen und das Programm anderen beibringen. Eine Liste akkreditierter Breathworks-Lehrer und Einzelheiten zu Lernmöglichkeiten finden Sie unter www.breathworks.mindfulness.org.uk.

Weiterführende Literatur

Sowohl Vidyamala als auch Danny haben weitere Bücher geschrieben, die für die Thematik dieses Buches relevant sind:

Burch, Vidyamala: *Gut leben trotz Schmerz und Krankheit: Der achtsame Weg, sich vom Leiden zu befreien*, München: Goldmann 2009. Dies ist Vidyamalas erstes Buch, das tief in die Anwendung von Achtsamkeit, um mit Schmerz und Krankheit gut leben zu können, einsteigt. Es sei zur weiteren Lektüre empfohlen.

Williams, Mark, und Penman, Danny: *Meditation im Alltag: Gelassenheit finden in einer hektischen Welt*, München: Arkana 2011. Dieses Buch enthält ein achtwöchiges Programm, das Ihnen helfen soll, aus dem von Unglücklichsein, Stress, Angst und mentaler Erschöpfung geprägten Zyklus auszubrechen, der Ihr Leben blockiert. Auch dies sei zur weiterführenden Lektüre empfohlen.

Die folgenden Literaturempfehlungen sind als Einführung und Einladung zu weiterer Vertiefung des Themas gedacht. Viele der genannten Lehrer und Autoren haben mehr Bücher geschrieben, als hier angeführt werden, und es gibt von einigen auch Meditations-CDs im Handel.

Meditation, Gesundheit und Psychologie

Anderssen-Reuster, Ulrike: *Achtsamkeit in Psychotherapie und Psychosomatik. Haltung und Methode*, Stuttgart: Schattauer 2011

Anderssen-Reuster, Ulrike (Hrsg.): *Psychotherapie und buddhistisches Geistestraining. Methoden einer achtsamen Bewusstseinskultur*, Stuttgart: Schattauer 2013

Bertherat, Thérèse, und Bernstein, Carol: *Der entspannte Körper. Schlüssel zu Vitalität, Gesundheit und Selbstbestimmung*, München: Ehrenwirth 1982

Ennenbach, Matthias: *Buddhistische Psychotherapie. Ein Leitfaden für heilsame Veränderungen*, Oberstdorf: Windpferd 2010

Ennenbach, Matthias: *Praxisbuch buddhistische Psychotherapie. Konkrete Behandlungsmethoden und Anleitung zur Selbsthilfe*, Oberstdorf: Windpferd 2012

Ennenbach, Matthias: *Leben und Sterben. Buddhistische Inspirationen für unseren Weg zwischen Leben und Tod*, Oberstdorf: Windpferd 2014

Epstein, Mark: *Gedanken ohne Denker. Das Wechselspiel von Buddhismus und Psychologie*, Oberstdorf: Windpferd 2011

Germer, Christopher K., und Siegel, Ronald: *Weisheit und Mitgefühl in der Psychotherapie. Achtsame Wege zur Vertiefung der therapeutischen Praxis*, Freiburg im Breisgau: Arbor 2014

Germer, Christopher K.: *Der achtsame Weg zur Selbstliebe. Wie man sich von destruktiven Gedanken und Gefühlen befreit*, Freiburg im Breisgau: Arbor 2011

Gilbert, Paul: *Mitgefühl. Wie wir Mitgefühl nutzen können, um Glück und Selbstakzeptanz zu entwickeln und es uns wohl sein zu lassen*, Freiburg im Breisgau: Arbor 2011

Goewey, Don Joseph: *Das stressfreie Gehirn. Mobilisierung der spirituellen Intelligenz bei Angst, Stress und Burnout*, Oberstdorf: Windpferd 2013

Goleman, Daniel: *Konzentriert euch! Eine Anleitung zum modernen Leben*, München: Piper 2014

Goleman, Daniel: *EQ2. Der Erfolgsquotient*, München: Hanser 1999

Goleman, Daniel: *Emotionale Intelligenz*, München: Hanser 1996

Goleman, Daniel (Hrsg.): *Die heilende Kraft der Gefühle. Gespräche mit dem Dalai Lama über Achtsamkeit, Emotion und Gesundheit*, München: dtv 1998

Hayes, Steven C., mit Smith, Spencer: *In Abstand zur inneren Wortmaschine. Ein Selbsthilfe- und Therapiebegleitbuch auf der Grundlage der Akzeptanz- und Commitment-Therapie (ACT)*, Tübingen: DGVT-Verlag 2007

Heidenreich, Thomas, und Michalak, Johannes (Hrsg.): *Achtsamkeit und Akzeptanz in der Psychotherapie. Ein Handbuch*, Tübingen: DGVT-Verlag 2009

Kabat-Zinn, Jon: *Gesund durch Meditation. Das große Buch der Selbstheilung mit MBSR*, München: Knaur 2013

Kabat-Zinn, Jon: *Zur Besinnung kommen. Die Weisheit der Sinne und der Sinn der Achtsamkeit in einer aus den Fugen geratenen Welt*, Freiamt im Schwarzwald: Arbor 2006

Kornfield, Jack: *Das weise Herz. Die universellen Prinzipien buddhistischer Psychologie*, München: Arkana 2008

Kübler-Ross, Elisabeth: *Interviews mit Sterbenden*, Stuttgart: Kreuz 1971

Levine, Stephen: *Wer stirbt? Wege durch den Tod*, Bielefeld: Context 1991

Levine, Stephen: *Hör auf deinen Kummer. Warum es uns besser geht, wenn wir unsere Sorgen nicht verdrängen*, Freiburg im Breisgau: Herder 2007

Levine, Stephen: *Sein lassen. Heilung im Leben und im Sterben*, Bielefeld: Context 1992

Ott, Ulrich: *Meditation für Skeptiker. Ein Neurowissenschaftler erklärt den Weg zum Selbst*, München: O. W. Barth 2010

Parks, Tim: *Die Kunst stillzusitzen. Ein Skeptiker auf der Suche nach Gesundheit und Heilung*, München: Kunstmann 2010

Santorelli, Saki: *Zerbrochen und doch ganz. Die heilende Kraft der Achtsamkeit*, Freiamt im Schwarzwald: Arbor 2006

Ray, Reginald: *Die Intelligenz des Körpers. Buddhistisch inspirierte Körperarbeit als Schlüssel zur Heilung und Selbstverwirklichung*, Oberstdorf: Windpferd 2010

Rome, David I.: *Dein Körper hat die Antwort. Mit dem Felt Sense Probleme lösen, Veränderungen herbeiführen und Kreativität freisetzen*, Oberstdorf: Windpferd 2014

Segal, Zindel V., J. Williams, Mark G., und Teasdale, John D.: *Die Achtsamkeitsbasierte Kognitive Therapie der Depression. Ein neuer Ansatz zur Rückfallprävention*, Tübingen: DGVT 2008

Thondup, Tulku: *Die heilende Kraft des Geistes. Einfache buddhistische Übungen für Gesundheit, Wohlbefinden und Erleuchtung*, München: Droemer Knaur 1997

Trungpa, Chögyam: *Achtsamkeit, Meditation und Psychothera-pie: Einführung in die buddhistische Psychologie*, Freiamt im Schwarzwald: Arbor 2007

Meditation und Achtsamkeit

Analayo, Bhikkhu: *Der direkte Weg. Satipatthana*, Stammbach: Beyerlein & Steinschulte 2010

Batchelor, Martine: *Meditation*, Freiburg im Breisgau: Arbor 2003

Bauer, Maike: *Achtsamkeit erleben. Meditationen und Übungen für Herz und Geist*, Oberstdorf: Windpferd 2013

Bays, Jan Chozen: *Achtsam durch den Tag. 53 federleichte Übungen zur Schulung der Achtsamkeit*, Oberstdorf: Windpferd 2012

Bodhipaksa: *Leben wie ein Fluss. Gleichmut bewahren in unruhiger Zeit*, München: Goldmann 2011

Chödrön, Pema: *Meditieren. Freundschaft schließen mit sich selbst*, München: Kösel 2013

Chödrön, Pema: *Tonglen. Der tibetische Weg, mit sich selbst Freund-schaft zu schließen*, Freiburg im Breisgau: Arbor 2001

Frantzis, Bruce: *Tao Meditation. Vollkommen im Sein entspannen. Die Wasser-Methode der taoistischen Meditation*, Oberstdorf: Windpferd 2008

Goldstein, Joseph: *Liebende Güte. Die Praxis der Freiheit*, Freiamt im Schwarzwald: Arbor 2009

Gunaratana, Mahathera Henepola: *Die Praxis der Achtsamkeit. Eine Einführung in die Vipassana-Meditation*, Berlin: Kristkeitz Verlag 2000

Hagen, Steve: *Meditation beginnt jetzt genau hier!*, Oberstdorf: Windpferd 2010

Hanson, Rick, und Richard Medius: *Das Gehirn eines Buddha. Die angewandte Neurowissenschaft von Glück, Liebe und Weisheit,* Freiburg im Breisgau: Arbor Verlag 2010

Hart, William: *Die Kunst des Lebens. Vipassana-Meditation nach S. N. Goenka,* München: dtv 2006

Kabat-Zinn, Jon: *Stark aus eigener Kraft. Im Alltag Ruhe finden. Das umfassende Meditationsprogramm für alle Lebenslagen,* Bern/München/Wien: O. W. Barth 1995

Kamalashila: *Buddhistische Meditation. Der Weg zu Glück und Erkenntnis,* Berlin: Theseus 2005

Kornfield, Jack: *Das innere Licht entdecken. Heilende Meditationen für schwierige Lebensphasen,* München: Kösel 2012

Kornfield, Jack, und Goldstein, Joseph: *Einsicht durch Meditation. Die Achtsamkeit des Herzens,* Freiamt im Schwarzwald: Arbor 2006

Rosenberg, Larry: *Mit jedem Atemzug. Buddhas Weg zu Achtsamkeit und Einsicht,* Freiamt im Schwarzwald: Arbor 2002

Rosenberg, Larry, mit Zimmerman, Laura: *Drei Schritte zum Erwachen. Atembewusstheit und Meditation,* Oberstdorf: Windpferd 2015

Salzberg, Sharon: *Metta-Meditation. Buddhas revolutionärer Weg zum Glück (Geborgen im Sein),* Freiamt im Schwarzwald: Arbor 2003

Sangharakshita: *Buddhas Meisterworte für Menschen von heute. Satipatthana-Sutta,* München: Lotos 2004

Suzuki, Shunryu: *Zen-Geist, Anfänger-Geist-Unterweisungen in Zen-Meditation,* Freiburg im Breisgau: Herder 2009

Thich Nhat Hanh: *Das Wunder der Achtsamkeit,* Berlin: Theseus 2009

Thich Nhat Hanh: *Auf dem Weg der Achtsamkeit,* Freiburg im Breisgau: Herder 2012

Tolle, Eckhart: *Jetzt! Die Kraft der Gegenwart. Ein Leitfaden zum spirituellen Erwachen,* Bielefeld: Kamphausen 2000

Williams, Mark, und Kabat-Zinn, Jon (Hrsg.): *Achtsamkeit. Ihre Wurzeln, ihre Früchte*, Freiburg im Breisgau: Arbor 2013

Berichte über die Bewältigung gesundheitlicher Probleme mit Hilfe von Achtsamkeit oder Meditation

Herz, Andreas: *Steh auf und geh weiter! Mein Leben mit Krebs – Achtsamkeit als Weg zur körperlichen und spirituellen Heilung*, Münster: Verlagshaus Monsenstein und Vannerdat 2013

Jones, Linda B.: *Das kleine Handbuch der Trauma-Bewältigung. Seelische Heilung mit dem buddhistischen Geistestraining*, Freiamt im Schwarzwald: Arbor 2003

Kreis, Hans: *Die Espresso-Strategie oder wie ich lernte, das Leben wieder zu lieben. Vom großen Geheimnis der kleinen Pause*, Bielefeld: Kamphausen 2010

Poggel, Manfred J.: *Morbus Parkinson. Meine Heilung ohne Chemie*, Berlin: Pro Business, 2011

Rosenbaum, Elana: *Jetzt spüre ich das Leben wieder. Achtsamkeitsübungen bei chronischen Schmerzen, Krebs und anderen schweren Erkrankungen*, München: Integral 2013

Simonton, O. Carl, und Henson, Reid M.: *Auf dem Weg zur Besserung. Schritte zur körperlichen und spirituellen Heilung*, Reinbek bei Hamburg: Rowohlt 1993

Tollifson, Joan: *Im Auge des Sturms. Erfahrungen einer Zen-Schülerin*, Frankfurt am Main: W. Krüger 1998

Vogelsang, Ronald: *Eine ungewollte Realität ... und andere glückliche Momente. Vom Schlaganfall zur Achtsamkeit im Leben*, Köln: Innenwelt Verlag 2009

Schmerztherapie und Umgang mit Schmerz

Besson, Jean-Marie: *Der Schmerz. Neue Erkenntnisse und Therapien*, München: Artemis & Winkler 1994

Bisswanger-Heim, Thomas: *Schmerztherapie. Was tun, wenn der Schmerz nicht nachlässt?*, Berlin: Stiftung Warentest 2012

Butler, David S., und Moseley, G. Lorimer: *Schmerzen verstehen*, Heidelberg: Springer 2005

Glier, Barbara: *Chronische Schmerzen bewältigen. Verhaltenstherapeutische Schmerzbehandlung*, Stuttgart: Klett-Cotta 2014

Juchli, Liliane: *Wohin mit meinem Schmerz? Hilfe und Selbsthilfe bei seelischem und körperlichem Leiden*, Freiburg im Breisgau: Herder 1994

Mosetter, Kurt, und Mosetter, Reiner: *Schmerzen heilen mit der KiD-Methode. Der achtsame Umgang mit dem eigenen Körper*, Düsseldorf: Patmos 2008

Phillips, Maggie: *Chronische Schmerzen behutsam überwinden. Anleitungen zur Selbsthilfe*, Heidelberg: Carl-Auer-Verlag 2009

Reining, Robert, und Schweiger, Anita: *Endlich weniger Schmerzen*, Stuttgart: Trias 2006

Richter, Jutta: *Schmerzen verlernen. Die erfolgreichen Techniken der psychologischen Schmerzbewältigung. Anleitung und Übungen zur Selbsthilfe*, Heidelberg: Springer 2011

Sattler, Wolfgang: *Wege aus der Schmerzkrankheit. Chronischer Schmerz, seelische Faktoren, Schmerzbewältigung, Autosuggestion*, Leoben: Kneipp-Verlag 2004

Tagebuch der täglichen Aktivitäten

Datum					
Zeit	Aktivität	Dauer	Schmerz (oder anderes bewertetes Symptom) bei Beendigung (1–10)	Anspannung bei Beendigung (1–10)	o (keine Veränderung von Schmerz oder Symptom) + (Zunahme von Schmerz oder Symptom) – (Abnahme von Schmerz oder Symptom) R (Ruhe)

Analyse des Tagebuchs

+ Zunahme Schmerz (oder anderer Symptome)	o Keine Veränderung Schmerz (oder anderer Symptome)	– Abnahme Schmerz (oder anderer Symptome)

Analyse der Ruhephasen

Datum	Dauer	Gesamtzahl	Gesamtzeit

Grundvorgabenbericht

Grundvorgabenniveau:

Datum	Erreichter Grad	Anmerkungen

Danksagung

Ohne ein ausgedehntes Netzwerk von Menschen, die großzügig ihre Zeit, Hilfe und Unterstützung zur Verfügung gestellt haben, hätte dieses Buch nicht geschrieben werden können.

Überaus dankbar sind wir Sheila Crowley bei Curtis Brown und Anne Lawrence und ihrem Team beim Piatkus-Verlag. Vidyamala ist der British Millennium Commission besonders dankbar dafür, dass sie ihr 2001 einen Zuschuss für Behinderte gewährte, die ihren Beitrag zum Gemeinschaftsleben leisten wollen. Ohne diese Initialzündung wäre das «Peace of Mind»-Projekt nicht entstanden, und Breathworks, wie das Projekt seit 2004 heißt, hätte niemals das Licht der Welt erblickt. Besonderer Dank gilt auch den Mitbegründern von Breathworks, Sona Fricker und Gary Hennessey, sowie dem Kern des Teams in Manchester, Colin Duff, Singhashri Gazmuri, Jennifer Jones, Di Kaylor und Karunavajri Morris. Wir sind auch den Hunderten von weltweit arbeitenden Trainern dankbar, die sich der Verbreitung der Botschaft von Breathworks widmen, sowie den Tausenden von kranken und unter Schmerzen leidenden Menschen, die sich über die Jahre an Breathworks beteiligt haben. Ihr Mut und ihre Offenheit haben uns geholfen, das Material für dieses Buch zusammenzustellen. Viele dieser Menschen haben im Laufe der Jahre bereitwillig ihre Geschichte erzählt. Sofern wir sie in dieses Buch aufgenommen haben, haben wir die Namen geändert, damit die Privatsphäre dieser Menschen gewahrt bleibt.

Der größte Teil des Programms in diesem Buch basiert auf einem von Vidyamala erstellten Onlinekurs, der in Zusammenarbeit mit dem von Dr. Ola Schenstrom gegründeten Mindfulness Center in Schweden entwickelt wurde.

Danny ist besonders Mark Jackson und seinem Team vom Bristol Royal Infirmary dankbar, die sein Bein nach einem Paragliding-Unfall wiederhergestellt haben. Dieser Unfall brachte ihn dazu, Achtsamkeit zur Schmerzlinderung und schnelleren Heilung einzusetzen.

Dank gilt auch unserem Team von akademischen und medizinischen Ratgebern, die alle viele Jahre darauf verwendet haben, Menschen im Umgang mit chronischen Schmerzen zu unterstützen: Professor Lance McCracken vom King's College und dem St. Thomas' NHS Foundation Trust, Professor Stephen Morley von der University of Leeds und Dr. Amanda C. de C. Williams vom University College London.

Besonders dankbar sind wir Jon Kabat-Zinn, jenem Wissenschaftspionier vom Medical Center der University of Massachusetts, der Achtsamkeit in das westliche Gesundheitswesen eingeführt hat. Und natürlich geht ein warmer und herzlicher Dank an Professor Mark Williams von der Oxford University, der unsere Arbeit immer sehr unterstützt hat.

Wir danken auch Sona, Vidyamalas Partner, und Bella, Dannys Frau, die uns unermüdlich unterstützt haben. Und Dannys kleine Tochter Sasha May war die ganze Zeit über eine wahre Inspiration.

Anmerkungen

1 **Brown, Christopher A., Jones, Anthony K. P.:** «Psychobiological Correlates of Improved Mental Health in Patients With
   Musculoskeletal Pain After a Mindfulness-based Pain Management Program», in: *Clinical Journal of Pain*, 29/3 (2013),
   S. 233–244.

2 **Baer, R. A., Smith, G. T., Hopkins, J., Kreitemeyer, J., & Toney, L.:**
   «Using self-report assessment methods to explore facets of
   mindfulness», in: *Assessment* 13 (2006), S. 27–45.

3 **Brown, Christopher A., Jones, Anthony K. P.:** «Psychobiological
   Correlates of Improved Mental Health in Patients With Muscu-
   loskeletal Pain After a Mindfulness-based Pain Management
   Program», in: *Clinical Journal of Pain*, 29/3 (2013), S. 233–244.

4 **Zeidan, F., Martucci, K. T., Kraft, R. A., Gordon, N. S., McHaffie, J. G.,
   & Coghill, R. C.:** «Brain Mechanisms Supporting the Modulation
   of Pain by Mindfulness Meditation», in: *Journal of Neuroscience*
   31/14 (2011), S. 5540. Siehe auch die begleitenden Kommentare
   zur Wirksamkeit von Morphium von Fadel Zeidan von der Wake
   Forest University School of Medicine auf http://ow.ly/i8rZs.

5 **Kabat-Zinn, J., Lipworth, L., Burncy, R., & Sellers, W.:** «Four year
   follow-up of a meditation-based program for the self-regulation
   of chronic pain: Treatment outcomes and compliance», in: *Clinical
   Journal of Pain* 2 (1986), S. 159; Morone, N. E., Greco, C. M., &
   Weiner, D. K.: «Mindfulness meditation for the treatment of chronic low back pain in older adults: A randomized controlled pilot
   study», in: *Pain* 134/3 (2008), S. 310–319; Grant, J. A., & Rainville, P.:
   «Pain sensitivity and analgesic effects of mindful states in zen
   meditators: A cross-sectional study», in: *Psychosomatic Medicine*
   71/1 (2009), S. 106–114.

6   **Brown, Christopher A., Jones, Anthony K. P.:** «Psychobiological Correlates of Improved Mental Health in Patients With Musculoskeletal Pain After a Mindfulness-based Pain Management Program», in: *Clinical Journal of Pain*, 29/3 (2013), S. 233–244.

7   **Zeidan, F., Martucci, K. T., Kraft, R. A., Gordon, N. S., McHaffie, J. G., & Coghill, R. C.:** «Brain Mechanisms Supporting the Modulation of Pain by Mindfulness Meditation», in: *Journal of Neuroscience* 31/14 (2011), S. 5540. Siehe auch die begleitenden Kommentare zur Wirksamkeit von Morphium von Fadel Zeidan von der Wake Forest University School of Medicine auf http://ow.ly/i8rZs.

8   **Grossman, P., Tiefenthaler-Gilmer, U., Raysz, A. & Kesper, U.:** «Mindfulness training as an intervention for fibromyalgia: evidence of postintervention and 3-year follow-up benefits in well-being», in: *Psychotherapy and Psychosomatics* 76 (2007), S. 226–233; Sephton, S. E., Salmon, P., Weissbecker, I., Ulmer, C., Floyd, A., Hoover, K., et al.: «Mindfulness meditation alleviates depressive symptoms in women with fibromyalgia: results of a randomized clinical trial», in: *Arthritis & Rheumatism* 57 (2007), S. 77–85; Schmidt, S., Grossman, P., Schwarzer, B., Jena, S., Naumann, J., & Walach, H.: «Treating fibromyalgia with mindfulness-based stress reduction: results from a 3-armed randomized controlled trial», in: *Pain* 152 (2011), S. 361–369.

9   **Morone, N. E., Lynch, C. S., Greco, C. M., Tindle, H. A., & Weiner, D. K.:** «‹I felt like a new person› – the effects of mindfulness meditation on older adults with chronic pain: qualitative narrative analysis of diary entries», in: *Journal of Pain*, 9 (2008b), S. 841–848.

10 **Gaylord, S. A., Palsson, O. S., Garland, E. L., Faurot, K. R., Coble, R. S., Mann, J. D., et al.:** «Mindfulness training reduces the severity of irritable bowel syndrome in women: results of a randomized controlled trial», in: *American Journal of Gastroenterology* 106 (2011), S. 1678–1688.

11   **Grossman, P., Kappos, L., Gensicke, H., D'souza, M., Mohr, D. C.,
      Penner, I. K., et al.:** «MS quality of life, depression, and fatigue
      improve after mindfulness training: a randomized trial», in:
      Neurology 75 (2010), S. 1141–1149.

12   **Speca, M., Carlson, L., Goodey, E., & Angen, M.:** «A randomized,
      wait-list controlled clinical trial: the effect of a mindfulness
      meditation-based stress reduction program on mood and symp-
      toms of stress in cancer outpatients», in: *Psychosomatic Medicine*,
      62, S. 613–622.

13   **Jha, A., et al.:** «Mindfulness training modifies subsystems of
      attention», in: *Cognitive Affective and Behavioral Neuroscience* 7
      (2007), S. 109–119; Tang, Y. Y., Ma, Y., Wang, J., Fan, Y., Feng, S., Lu, Q.,
      et al.: «Short-term meditation training improves attention and
      selfregulation», in: *Proceedings of the National Academy of Sciences
      (US)* 104/43 (2007), S. 17152–17156; McCracken, L. M. , Yang, S.-Y.: «A
      contextual cognitive-behavioral analysis of rehabilitation workers'
      health and well-being: Influences of acceptance, mindfulness
      and values-based action», in: *Rehabilitation Psychology* 53 (2008),
      S. 479–485; Ortner, C. N. M., Kilner, S. J., & Zelazo, P. D.: «Mindfulness
      meditation and reduced emotional interference on a cognitive
      task», in: *Motivation and Emotion* 31 (2007), S. 271–283; Brefczynski-
      Lewis, J. A., Lutz, A., Schaefer, H. S., Levinson, D. B., & Davidson, R. J.:
      «Neural correlates of attentional expertise in long-term meditation
      practitioners», in: *Proceedings of the National Academy of Sciences
      (US)* 104/27 (2007), S. 11483–11488.

14   **Brown, Kirk Warren, Ryan, Richard M.:** «The benefits of being
      present: Mindfulness and its role in psychological well-being»,
      in: *Journal of Personality and Social Psychology* 84/4 (2003),
      S. 822–848; Lykins, Emily L. B., Baer, Ruth A.: «Psychological Func-
      tioning in a Sample of Long-Term Practitioners of Mindfulness
      Meditation», in: *Journal of Cognitive Psychotherapy* 23/3 (2009),
      S. 226–241.

15 **Ivanowski, B., Malhi, G. S.:** «The psychological and neurophysiological concomitants of mindfulness forms of meditation», in: *Acta Neuropsychiatrica* 19 (2007), S. 76–91; Shapiro, S. L., Oman, D., Thoresen, C. E., Plante, T. G., & Flinders, T.: «Cultivating mindfulness: effects on well-being», in: *Journal of Clinical Psychology* 64/7 (2008), S. 840–862; Shapiro, S. L., Schwartz, G. E., & Bonner, G.: «Effects of mindfulness-based stress reduction on medical and premedical students», in: *Journal of Behavioral Medicine* 21 (1998), S. 581–599.

16 Siehe NICE Guidelines for Management of Depression (2004, 2009). Ma, J., & Teasdale, J. D.: «Mindfulness-based cognitive therapy for depression: Replication and exploration of differential relapse prevention effects», in: *Journal of Consulting and Clinical Psychology* 72 (2004), S. 31–40; Segal, Z. V., Williams, J. M. G., & Teasdale, J. D.: *Mindfulness-based Cognitive Therapy for Depression: a new approach to preventing relapse*, Guildford Press 2002; Kenny, M. A., Williams, J. M. G.: «Treatment-resistant depressed patients show a good response to Mindfulness-Based Cognitive Therapy», in: *Behaviour Research & Therapy* 45 (2007), S. 617–625; Eisendraeth, S. J., Delucchi, K., Bitner, R., Fenimore, P., Smit, M., & McLane, M.: «Mindfulness-Based Cognitive Therapy for Treatment-Resistant Depression: A Pilot Study», in: *Psychotherapy and Psychosomatics* 77 (2008), S. 319–320; Kingston, T., et al.: «Mindfulness-based cognitive therapy for residual depressive symptoms», in: *Psychology and Psychotherapy* 80 (2007), S. 193–203.

17 **Bowen, S., et al.:** «Mindfulness Meditation and Substance Use in an Incarcerated Population», in: *Psychology of Addictive Behaviors* 20 (2006), S. 343–347.

18 **Hölzel, B. K., Ott, U., Gard, T., Hempel, H., Weygandt, M., Morgen, K., & Vaitl, D.:** «Investigation of mindfulness meditation practitioners with voxel-based morphometry», in: *Social Cognitive and Affective Neuroscience* 3 (2008), S. 55–61; Lazar, S., Kerr, C.,

Wasserman, R., Gray, J., Greve, D., Treadway, M., McGarvey, M., Quinn, B., Dusek, J., Benson, H., Rauch, S., Moore, C., & Fischl, B.: «Meditation experience is associated with increased cortical thickness», in: *NeuroReport*, 16, S. 1893–1897; Luders, Eileen, Toga, Arthur W., Lepore, Natasha, & Gaser, Christian: «The underlying anatomical correlates of long-term meditation: Larger hippocampal and frontal volumes of gray matter», in: *Neuroimage* 45 (2009), S. 672–678.

19 **Tang, Y., Ma, Y., Wang, J., Fan, Y., Feg, S., Lu, Q., Yu, Q., Sui, D., Rothbart, M., Fan, M., & Posner, M.:** «Short-term meditation training improves attention and self-regulation», in: *Proceedings of the National Academy of Sciences* 104 (2007), S. 17152–17156.

20 **Davidson, R. J.:** «Well-being and affective style: Neural substrates and biobehavioural correlates», in: *Philosophical Transactions of the Royal Society* 359 (2004), S. 1395–1411.

21 **Lazar, S., Kerr, C., Wasserman, R., Gray, J., Greve, D., Treadway, M., McGarvey, M., Quinn, B., Dusek, J., Benson, J., Rauch, S., Moore, C., & Fischl, B.:** «Meditation experience is associated with increased cortical thickness», in: *NeuroReport* 16 (2005), S. 1893–1897.

22 **Davidson, R. J., Kabat-Zinn, J., Schumacher, J., Rosenkranz, M., Muller, D., Santorelli, S. F., Urbanowski, F., Harrington, A., Bonus, K., & Sheridan, J. F.:** «Alterations in brain and immune function produced by mindfulness meditation», in: *Psychosomatic Medicine* 65 (2003), S. 564–570; Tang, Y., Ma, Y., Wang, J., Fan, Y., Feg, S., Lu, Q., Yu, Q., Sui, D., Rothbart, M., Fan, M., & Posner, M.: «Short-term meditation training improves attention and self-regulation», in: *Proceedings of the National Academy of Sciences* 104 (2007), S. 17152–17156.

23 **Epel, Elissa, Daubenmier, Jennifer, Tedlie Moskowitz, Judith, Folkman, Susan, & Blackburn, Elizabeth:** «Can Meditation Slow Rate of Cellular Aging? Cognitive Stress, Mindfulness, and Telomeres», in: *Annals of the New York Academy of Sciences* 1172

(2009); *Longevity, Regeneration, and Optimal Health Integrating Eastern and Western Perspectives*, S. 34–53.

24 **Walsh, R., Shapiro, S. L.:** «The meeting of meditative disciplines and Western psychology: A mutually enriching dialogue», in: *American Psychologist* 61 (2006), S. 227–239.

25 Ebenda.

26 **Kabat-Zinn, J., Lipworth, L., Burncy, R., & Sellers, W.:** «Four year follow-up of a meditation-based program for the self-regulation of chronic pain: Treatment outcomes and compliance», in: *Clinical Journal of Pain* 2 (1986), S. 159; Brown, Christopher A., Jones, Anthony K. P.: «Psychobiological Correlates of Improved Mental Health in Patients With Musculoskeletal Pain After a Mindful-ness-based Pain Management Program», in: *Clinical Journal of Pain* 29/3 (2013), S. 233–244; Lutz, Antoine, McFarlin, Daniel R., Perlman, David M., Salomons, Tim V., & Davidson, Richard J.: «Altered anterior insula activation during anticipation and experience of painful stimuli in expert meditators», in: *Journal NeuroImage* 64 (2013), S. 538–546.

27 **Baliki, Marwan N., Bogdan, Petre, Torbey, Souraya, Herrmann, Kristina M., Huang, Leijan, Schnitzer, Thomas J., Fields, Howard L., & Vania Apkarian, A.:** «Corticostriatal functional connectivity predicts transition to chronic back pain», in: *Nature Neuroscience* 15 (2012), S. 1117–1119.

28 Nach *Meditation im Alltag. Gelassenheit finden in einer hektischen Welt* von Mark Williams und Danny Penman, Arkana 2011.

29 **Wall, Patrick D., Ronald Melzack:** *The Challenge of Pain*, Penguin Books 1982, S. 98; Melzack, R., Wall, P. D.: «Pain Mechanisms: a new theory», in: *Science* 150/3699 (1965), S. 371–379.

30 Cole, Frances, Macdonald, Helen, Carus, Catherine, & Howden-Leach, Hazel, *Overcoming Chronic Pain*, Constable & Robinson 2005, S. 37; Bond, M., Simpson, K., *Pain. Its Nature and Treatment*, Elsevier 2006, S. 16, bietet eine alternative Definition durch

die International Association for the Study of Pain an: Akuter Schmerz (der kürzer als einen Monat anhält), subakuter Schmerz (der einen Monat bis sechs Monate anhält) und chronischer Schmerz (der sechs Monate und länger anhält).

31 «Health Survey for England 2011», *Health, social care and lifestyles*, Kapitel 9: «Chronic Pain», The Information Centre (NHS), 20. Dezember 2012, siehe www.ic.nhs.uk/catalogue/PUB09300.

32 **Gaskin, Darrell J., Richard, Patrick:** «The Economic Costs of Pain in the United States», in: *Journal of Pain* 13/8 (2012), S. 715.

33 «Health Survey for England 2011», *Health, social care and lifestyles*, Kapitel 9: «Chronic Pain», The Information Centre (NHS), 20. Dezember 2012, siehe www.ic.nhs.uk/catalogue/PUB09300.

34 NOP Pain Survey, 23.–25. September 2005, im Auftrag der British Pain Society.

35 **Ploghaus, Alexander, Narain, Charvy, Beckmann, Christian F., Clare, Stuart, Bantick, Susanna, Wise, Richard, Matthews, Paul M., Nicholas, J., Rawlins, P., & Tracey, Irene:** «Exacerbation of Pain by Anxiety Is Associated with Activity in a Hippocampal Network», in: *Journal of Neuroscience* 21/24 (2001), S. 9896–9903.

36 **Zeidan, Fadel, Martucci, Katherine T., Kraft, Robert A., Gordon, Nakia S., McHaffie, John G., & Coghill, Robert C.:** «Brain Mechanisms Supporting the Modulation of Pain by Mindfulness Meditation», in: *Journal of Neuroscience* 31/14 (2011), S. 5540–5548. Siehe auch die Begleitkommentare zur Effektivität von Morphium von Fadel Zeidan von der Wake Forest University School of Medicine unter http://ow.ly/i8rZs.

37 **Donna Farhi:** *The Breathing Book*, Harry Holt and Company 1996.

38 **Roberts, Monty:** *The Man Who Listens to Horses,* Arrow Books 1997.

39   **Zindel V. Segal, J., Mark G. Williams, John Teasdale:** *Mindfulness-Based Cognitive Therapy for Depression: A New Approach to Preventing Relapse,* The Guildford Press 2002.

40   Ebenda.

41   **Zeidan, F., Grant, J. A., Brown, C. A., McHaffie, J. G., & Coghill, R. C.:** «Mindfulness meditation-related pain relief: Evidence for unique brain mechanisms in the regulation of pain», in: *Neuroscience Letters* 520 (2012), S. 165–173. Siehe auch: Brown, C. A., Jones, A. K. P., «Meditation experience predicts less negative appraisal of pain: Electrophysiological evidence for the involvement of anticipatory neural responses», in: *PAIN* (2010), doi:10.1016/j.pain.2010.04.017. Siehe auch den Begleitkommentar von Buhle, J.: «Does meditation training lead to enduring changes in the anticipation and experience of pain?», in: *PAIN* 150 (2010), S. 382–383.

42   **Dickstein, Ruth, Deutsch, Judith E.:** «Motor Imagery in Physical Therapist Practice», in: *Physical Therapy* 87/7 (2007), American Physical Therapy Association, S. 942–953.

43   Als Beispiel: Desbordes, Gaëlle, Negi, Lobsang T.; Pace, Thaddeus W. W.; Wallace, B. Alan; Raison, Charles L., & Schwartz, Eric L.: «Effects of mindful-attention and compassion meditation training on amygdala response to emotional stimuli in an ordinary, non-meditative state», in: *Frontiers in Human Neuroscience Journal* 6/29 (2012), doi:10.3389/fnhum.2012.00292.

44   Zitiert aus Rainer Maria Rilke, *Das Buch der Stunden,* II, «Wenn etwas mir vom Fenster fällt», Insel Taschenbuch 1905.

45   Ebenda.

46   **Hanson, Rick, Medius, Richard:** *Das Gehirn eines Buddha. Die angewandte Neurowissenschaft von Glück, Liebe und Weisheit,* Arbor 2010.

47   **Gilbert, Paul:** *The Compassionate Mind,* Paperbackausgabe 2010, S. 34 (Dt. *Mitgefühl: wie wir Mitgefühl nutzen können, um Glück*

und Selbstakzeptanz zu entwickeln und es uns wohl sein zu lassen, Arbor 2011).

48 Aus «This» von Maitreyabandhu: *The Crumb Road*, Bloodaxe Books 2013.

49 Aus dem Gedicht «Kindness» von Naomi Shihab Nye.

50 Dieser Begriff, der ursprünglich von Dacher Keltner geprägt wurde, wird heute zunehmend auch von anderen Sozialwissenschaftlern verwendet.

51 Ein guter Überblick findet sich im zweiten Kapitel von Gilbert, Paul, *Mitgefühl*, a.a.O.

52 Aus dem zweiten Kapitel von Gilbert, Paul, *Mitgefühl*, a.a.O.

53 **Costa, Joana, Pinto-Gouveia, José:** «Acceptance of Pain, Self-Compassion and Psychopathology: Using the Chronic Pain Acceptance Questionnaire to Identify Patients' Subgroups», in: *Clinical Psychology and Psychotherapy* 18 (2011), S. 292–302.

54 **Carson, J. W., Keefe, F. J., Lynch, T. R., et al.:** «Loving-kindness meditation for chronic low back pain: results from a pilot trial», in: *Journal of Holistic Nursing* 23 (2005), S. 287–304.

55 **Pace, Thaddeus W. W., et al.:** «Effect of compassion meditation on neuroendocrine, innate immune and behavioral responses to psychosocial stress», in: *Psychoneuroendocrinology* 34 (2009), S. 87–98.

56 Ein guter Überblick über diesen Nachweis findet sich bei Halifax, J.: «The Precious Necessity of Compassion», in: *Journal of Pain and Symptom Management* 41/1 (2011), S. 146–153.

57 **Wren, Anava A., et al.:** «Self-Compassion in Patients With Persistent Musculoskeletal Pain: Relationship of Self-Compassion to Adjustment to Persistent Pain», in: *Journal of Pain and Symptom Management* 43/4 (2012), S. 759–770.

58 Audioreihe *The Compassionate Brain*, «Session 1: How the Mind Changes the Brain», www.SoundsTrue.com, 2012. Ein Gespräch von Dr. Rick Hanson mit Dr. Richard Davison.

59 In der meditativen Tradition des Buddhismus wird die «gesam-
    melte Aufmerksamkeit» *shamatha* und die «offene Kenntnis-
    nahme» *vipashyana* genannt.

60 Zitiert aus Calaprice, Alice (Hrsg.): *Dear Professor Einstein: Albert
    Einstein's Letters to and from Children*, Princeton University Press
    2002.

61 **Stout, C., Morrow, J., Brandt, E. N., & Wolf, S.:** «Study of an Italian-
    American community in PA; unusually low incidence of death
    from myocardial infarction», in: JAMA 188 (1964), S. 845–849.

62 **Egolf, B., Lasker, J., Wolf, S., & Potvin, L.:** «The Roseto effect: a
    50-year comparison of mortality rates», in: American Journal of
    Public Health 82/8 (1992), S. 1089–1092.

63 **Fredrickson, Barbara L., Coffey, Kimberly A., Pek, Jolynn, Cohn,
    Michael A., & Finkel, Sandra M.:** «Open Hearts Build Lives: Positive
    Emotions, Induced Through Loving-Kindness Meditation, Build
    Consequential Personal Resources», in: *Journal of Personality and
    Social Psychology* 95/5 (2008), S. 1045–1062.

64 Nach der Achtsamkeitsbasierten Kognitiven Therapie (MBCT).
    Siehe Segal, Zindel V., Williams, J. Mark G., & Teasdale, John D.:
    *Mindfulness-Based Cognitive Therapy for Depression. A New
    Approach to Preventing Relapse*, The Guilford Press 2002, S. 241.

65 Übersetzt nach Suzuki, Shunryu: *Zen Mind, Beginner's Mind*, John
    Weatherhill 1973, S. 17.

Register

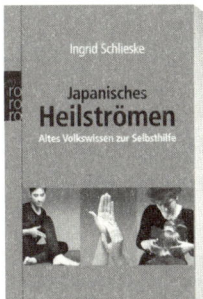

Ingrid Schlieske
Japanisches Heilströmen
Altes Volkswissen zur Selbsthilfe
Dieses Buch lässt Sie mit einfachen «Handgriffen» Ihre Vitalität und Gesundheit wiederfinden: Müdigkeit, Mutlosigkeit und Depression werden geradezu aus dem Körper getrieben. Entdecken Sie Ihre Energiepunkte!
rororo 62056

Heilkunde bei rororo
Altes Volkswissen, aktuelle Trends, Energie für ein vitales Leben

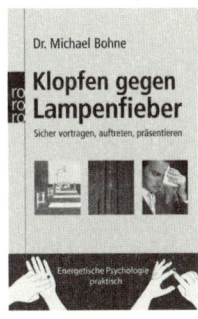

Dr. Michael Bohne
Klopfen gegen Lampenfieber
Sicher vortragen, auftreten, präsentieren. Energetische Psychologie praktisch
Egal, ob Sie im Job etwas präsentieren, einen Vortrag halten oder auf der Bühne glänzen sollen – mit den Klopftechniken der Energetischen Psychologie verscheuchen Sie schnell und sicher Ihr Lampenfieber. rororo 62372

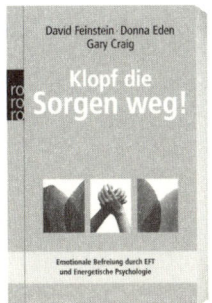

D. Feinstein/D. Eden/G. Craig
Klopf die Sorgen weg!
Emotionale Befreiung durch EFT und Energetische Psychologie
Hier wird das Klopfen mit anderen Energiemethoden wie Kinesiologie und Akupunktur zur Energetischen Psychologie verbunden. Die Autoren zeigen, wie man mit ihrer Hilfe psychosomatische und emotionale Probleme lösen kann.
rororo 62271

S 74/3a

Weitere Informationen in der Rowohlt Revue *oder unter* www.rororo.de

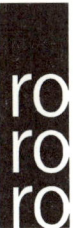

Die neue Methode für mehr Zufriedenheit und Erfolg

Der Begriff der Emotionalen Intelligenz ist uns vertraut – doch was ist Spirituelle Intelligenz? Cindy Wigglesworth versteht darunter die Fähigkeit, sich weise und mitfühlend zu verhalten, indem man inneren und äußeren Frieden wahrt, ganz gleich in welcher Situation. Dafür braucht es nur 21 grundlegende Eigenschaften, die man ebenso wie Muskeln trainieren kann. Ein einzigartiger neuer Ansatz, der auf sympathische Weise die wissenschaftliche Forschung zur Intelligenz mit der Lebenspraxis des modernen Menschen verbindet.

Sb 074/1 · Rowohlt online: www.rowohlt.de · www.facebook.com/rowohlt

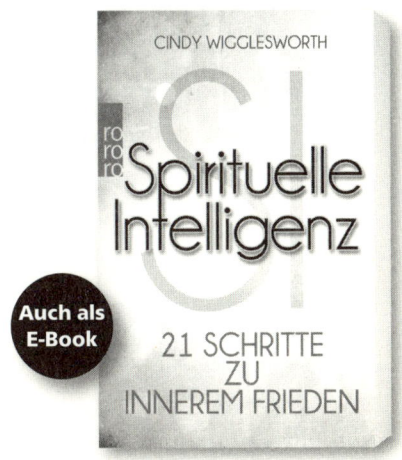

rororo 61372

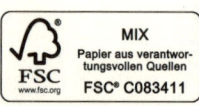